＜Excelによる医用画像処理入門　目次＞

第1章　画像の作成と表示　………… 3

　　第1節　数学と画像の座標系 …………………… 3
　　第2節　画像表示 ……………………………… 4
　　第3節　バーファントム画像 …………………… 5
　　第4節　基本画像 ……………………………… 8
　　第5節　カラーバー付き画像表示 ……………… 28
　　第6節　階調度変換 …………………………… 29

第2章　画像の幾何学的変換 …………………… 33

　　第1節　平行移動 ……………………………… 33
　　第2節　拡大と縮小 …………………………… 39
　　第3節　座標の回転 …………………………… 43
　　第4節　固定座標系と回転座標系 ……………… 46
　　第5節　アフィン変換 ………………………… 51
　　第6節　線形補間 ……………………………… 56
　　第7節　解像度変換 …………………………… 61

第3章　畳み込みと空間フィルタ処理 ………………… 65

　　第1節　インパルス関数と線線源 ……………… 65
　　第2節　線形性と重ね合わせ …………………… 68
　　第3節　被写体の線線源による表現 …………… 73
　　第4節　入出力の畳み込みによる表現 ………… 75
　　第5節　畳み込みの計算過程 …………………… 78
　　第6節　移動平均フィルタ ……………………… 85
　　第7節　微分フィルタ …………………………… 87
　　第8節　畳み込みの動態解析への応用 ………… 94
　　　（1）平均通過時間（mean transit time：MTT）・94
　　　（2）血流量とクリアランス・96
　　　（3）畳み込み（コンボリューション）と逆畳み込み（デコンボリューション）・98

第4章　ラドン変換 ……………………… 105

　　第1節　X線の減弱 …………………………… 105
　　第2節　ラドン変換 …………………………… 108

第 3 節　X 線透過強度のシミュレーション	113
第 4 節　ラドン変換のシミュレーション	118
第 5 節　ラドン変換の性質	123
第 6 節　多次元ラドン変換	128

第 5 章　フーリエ変換　131

第 1 節　1 次元フーリエ変換	131
第 2 節　2 次元フーリエ変換	132
第 3 節　2 次元離散フーリエ変換	142
第 4 節　2 次元離散フーリエ逆変換	148
第 5 節　畳み込み	149
第 6 節　デコンボリューション	153
第 7 節　相関	160
第 8 節　自己相関	169
第 9 節　フーリエ位相相関	170

第 6 章　ウェーブレット変換　175

第 1 節　連続ウェーブレット変換	175
第 2 節　離散ウェーブレット変換	183
第 3 節　多重解像度解析	186
第 4 節　ハール関数を用いたウェーブレット変換	189
第 5 節　ハール関数を用いたウェーブレット逆変換	192
第 6 節　ウェーブレット変換の閾値処理	195

第 7 章　相互情報量　199

第 1 節　1 次元ヒストグラムと 2 次元ヒストグラム　199
　(1) 1 次元ヒストグラム・199
　(2) 2 次元ヒストグラム・200
第 2 節　相互情報量　202
　(1) 情報量・202
　(2) 平均情報量（エントロピー）・203
　(3) 条件付き平均情報量・204
　(4) 相互情報量・206
第 3 節　相互情報量の画像への応用　206
第 4 節　画像の平行移動と回転移動による相互情報量の変化　207
第 5 節　相互情報量の計算　209

第 8 章　MR 画像の成り立ち　………………………… 219

　第 1 節　スピンエコー法 ……………………………………………… 219
　第 2 節　インバージョンリカバリ法 ………………………………… 231
　第 3 節　グラジェントエコー法 ……………………………………… 234

参考文献・237
索引・239
著者略歴・241

<プログラム一覧>

プログラム名	実験内容
第1章	
1-1 画像表示.xlsx	テキストデータで作成した128×128画素のShepp-LoganファントムをExcelで表示する.
1-2 矩形4_T32.xlsx	周期32画素のバーファントム画像.
1-3 矩形8_T16.xlsx	周期16画素のバーファントム画像.
1-4 矩形4_T32_転置.xlsx	周期32画素のバーファントム画像を行と列を入れ換えた転置画像.
1-5 E_moji 加算.xlsx	E文字画像に1を足した画像.
1-6 E_moji 減算.xlsx	E文字画像から1を引いた画像.
1-7 E_moji 乗算.xlsx	E文字画像に2を掛けた画像.
1-8 E_moji 除算.xlsx	E文字画像を2で割った画像.
1-9 circle_32.xlsx	IF関数,複合参照,絶対参照のセル参照を用いた半径32画素の円画像.
1-10 rect_32_16_IF_Nest.xlsx	IF関数を階層構造に2回用いた幅32画素,高さ16画素の矩形画像.
1-11 rect_32_16_AND.xlsx	IF関数とAND（論理積）関数用いた幅32画素,高さ16画素の矩形画像.
1-12 rect_32_16_OR.xlsx	IF関数とOR（論理和）関数用いた幅32画素,高さ16画素の十字形画像.
1-13 ellipse_32_16.xlsx	IF関数,複合参照,絶対参照のセル参照を用いた長径32画素,短径16画素の楕円画像.
1-14 crescent.xlsx	IF関数2回,AND関数,複合参照,絶対参照のセル参照を用いた円の内部に三日月形の領域がある画像.
1-15 disk13.xsls	半径56画素の円の内部に位置と値の異なる13個の小円がある画像.1個ずつ小円を作り最後のsumシートでセル【C7】に＝SUM('img1:img13'!C7)と書き13個の小円を足し算する.
1-16 triangle.xlsx	AND関数の論理式を3つ用いた二等辺三角形の画像.
1-17 2D Gauss_fwhm5.xlsx	半値幅（FWHM）5画素の2次元ガウス関数.
1-18 triangular.xlsx	AND関数の論理式を3つ用いた強度が二等辺三角形状に変化する画像.
1-19 2rect.xlsx	2つのIF関数の和を用いた同じ形状の2つの矩形関数を離して配置した画像.
1-20 odd rect.xlsx	IF関数を階層構造に2回用い,左の矩形関数の値を負,右の矩形関数の値を正にし2つの矩形関数が奇関数になるように配置.
1-21 lozenge.xlsx	IF関数とAND関数を用いた菱形画像.
1-22 Shepp_128.xlsx	11個の楕円を組み合わせたShepp-Loganファントム.
1-23 画像表示_(32〜256)_gray.xlsx	IF, MAX, MIN, ROW()関数を用いたカラーバー付きグレースケール画像表示.
1-24 画像表示_(32〜256)_color.xlsx	IF, MAX, MIN, ROW()関数を用いたカラーバー付き4色カラー画像表示.
1-25 階調度変換.xlsx	IF, INT関数を用いた階調度変換.

第 2 章	
2-1 Shepp_ 平行移動 _ 最近傍補間 .xlsx	最近傍補間を用いた Shepp-Logan ファントムの平行移動.
2-2 Shepp_ 拡大・縮小 _ 最近傍補間 .xlsx	最近傍補間を用いた Shepp-Logan ファントムの拡大・縮小.
2-3 Shepp_ 回転 _ 最近傍補間 .xlsx	最近傍補間を用いた Shepp-Logan ファントムの回転.
2-4 Shepp_ アフィン変換 _ 最近傍補間 .xlsx	最近傍補間を用いた Shepp-Logan ファントムのアフィン変換.
2-5 Lena256_ アフィン変換 _ 線形補間 .xlsx	線形補間を用いた Lena ファントム（256×256 画素）のアフィン変換.
2-6 画像表示（256 平均化）_ color.xlsx	4 色カラー画像表示. 256×256 画素の画像について 4 画素の平均化を行い，128×128 画素の画像，64×64 画素の画像，32×32 画素の画像を表示.
2-7 画像表示（256 平均化）_ gray.xlsx	グレースケール画像表示.
2-8 Shepp256_ アフィン変換 _ 線形補間 .xlsx	線形補間を用いた Shepp-Logan ファントム（256×256 画素）のアフィン変換.
2-9_Shepp128_ アフィン変換 _ 線形補間 .xlsx	線形補間を用いた Shepp-Logan ファントム（128×128 画素）のアフィン変換.
2_10 矩形画像 _ アフィン変換 _ 軸対称 _ 線形補間 .xlsx	線形補間を用いた矩形ファントム（128×128 画素）のアフィン変換. 軸対称の画像を作成.
第 3 章	
3-1 Filter.xlsx	矩形関数の畳み込み，低域通過フィルタと高域通過フィルタの畳み込みから中間域通過フィルタの作成.
3-2 Shepp_averaging_3.xlsx	3×3 の移動平均フィルタ．Shepp-Logan ファントムを用いている．他の画像を貼り付ければ同様に移動平均フィルタの実験を行える.
3-3 Shepp_weighted averaging_3.xls	3×3 の荷重平均フィルタ.
3-4 Shepp_x_dif_a.xlsx	(3-27) 式による微分フィルタ．フィルタ重みを変えることで，(3-28)，(3-29) 式の実験を行える.
3-5 Amoji_ デルタ関数 _ 微分 _ 比較 .xlsx	デルタ関数に慣れるためのプログラムで A 文字について微分を行う.
3-6 Prewitt フィルタの成り立ち .xlsx	微分フィルタと平滑化フィルタの組み合わせから Prewitt フィルタの成り立ちを説明．フィルタ重みを変えることで Sobel フィルタの実験を行える.
3-7 Shepp_Median.xlsx	3×3 のメディアン（中央値）フィルタ処理を行う.
3-8 1 次元畳み込み _ 実空間 .xlsx	線形システムの入力，応答関数，出力の関係が畳み込みで表されることを説明している.

第4章 4-1 矩形_40_10.xlsx	中心が x 軸にある矩形を回転させ線積分しラドン変換を行う. 本章では他の章の実験にも用いることができるように,多くの数値ファントムのラドン変換を載せている.数式で作成している 4-21 crescent_ラドン変換.xlsx のような場合には,128×128 画素の領域について数値のみの貼り付けを選択する.画像の場合は 128×128 画素の領域を選択しそのまま貼り付けられる.
4-2 X線の減弱_関数の例.xlsx	線減弱係数が位置に依存し変化する1次元不均一吸収体について,X線(単一エネルギーを仮定)の減弱を中点法によって11例の関数について計算.
4-3 X線の減弱_例1.xlsx	4-2 の 1 次元関数について y 方向に一定とした 2 次元関数(画像)を作成し X 線の減弱とラドン変換を計算(例1).
4-4 X線の減弱_例2.xlsx	(例2)
4-5 X線の減弱_例3.xlsx	(例3)
4-6 X線の減弱_例4.xlsx	(例4)
4-7 X線の減弱_例5.xlsx	(例5)
4-8 X線の減弱_例6.xlsx	(例6)
4-9 X線の減弱_例7.xlsx	(例7)
4-10 X線の減弱_例8.xlsx	(例8)
4-11 X線の減弱_例9.xlsx	(例9)
4-12 X線の減弱_例10.xlsx	(例10)
4-13 X線の減弱_例11.xlsx	(例11)
4-14 Shepp_ラドン変換.xlsx	Shepp-Logan ファントムのラドン変換.
4-15 A_moji_ラドン変換.xlsx	A 文字ファントムのラドン変換.
4-16 T1 強調画像_ラドン変換.xlsx	T1 強調画像のラドン変換.
4-17 B_moji_ラドン変換.xlsx	B 文字ファントムのラドン変換.
4-18 バーファントム_T32_ラドン変換.xlsx	周期 32 画素のバーファントム_T32 のラドン変換.
4-19 バーファントム_T16_ラドン変換.xlsx	周期 16 画素のバーファントム_T16 のラドン変換.
4-20 C_moji_ラドン変換.xlsx	C 文字ファントムのラドン変換.
4-21 crescent_ラドン変換.xlsx	crescent(三日月状)ファントムのラドン変換.
4-22 disk13_ラドン変換.xlsx	大円の中に強度が異なる 13 個の小円があるファントムのラドン変換.
4-23 E_moji_ラドン変換.xlsx	E 文字ファントムのラドン変換.
4-24 ellipse_ラドン変換.xlsx	楕円ファントムのラドン変換.
4-25 PD 強調画像_ラドン変換.xlsx	プロトン密度強調画像のラドン変換.
4-26 ring_ラドン変換.xlsx	リングファントムのラドン変換.
4-27 square_ラドン変換.xlsx	中抜き矩形ファントムのラドン変換.

4-28 triang_ラドン変換.xlsx	強度が三角形状に変化するファントムのラドン変換.
4-29 Shepp_ラドン変換256.xlsx	256×256画素のShepp-Loganファントムのラドン変換.
第5章	
5-1 2DFT_8.xlsx	8×8画素のデータを用い2次元フーリエ変換の計算過程を説明.
5-2 2DFT_PD_128.xlsx	プロトン密度強調画像の2次元フーリエ変換. 他の画像を貼り付ければ同様にフーリエ変換を行える.
5-3 I2DFT_PD_128.xlsx	5-2 2DFT_PD_128.xlsx で作成したプロトン密度強調画像の2次元フーリエ変換の実部と虚部を img1 シートに複写している. これらをフーリエ逆変換し実空間に戻す. 2次元フーリエ変換_実部, 2次元フーリエ変換_虚部, x方向1次元フーリエ逆変換_実部, x方向1次元フーリエ逆変換_虚部, y方向1次元フーリエ逆変換_実部, y方向1次元フーリエ逆変換_虚部の6つの画像を disp シートで観察を行う. 他の実験においてもこのプログラムのセル配置を保持し処理を書けば, 各処理過程の観察を行える.
5-4 2DFT_リング30-20_畳み込み.xlsx	リングファントムと2次元ガウス関数で表した点広がり関数の畳み込みを行う. 点広がり関数の半値幅が大きくなると出力画像がぼけてくる様子の観察を行える.
5-5 2DFT_mr2_畳み込み.xlsx	MR画像と2次元ガウス関数で表した点広がり関数の畳み込みを行う.
5-6 mr2_fwhm5_dconv_fwhm5.xlsx	点広がり関数の半値幅5画素でぼかした画像からのぼけ補正を逆フィルタで行う.
5-7 mr2_fwhm3_dconv_fwhm3.xlsx	半値幅3画素.
5-8 mr2_fwhm7_dconv_fwhm7.xlsx	半値幅7画素.
5-9 mr2_fwhm9_dconv_fwhm9.xlsx	半値幅9画素.
5-10 反復ぼけ補正_T1.xlsx	反復法(逐次近似法)によるぼけ補正について, 1回目の反復, 2回目の反復について処理過程を詳細に示している(ファイルのサイズが大きく約24 MB).
5-11 相関_幅2_矩形+リング_矩形4.xlsx	矩形とリングからなるファントムと別の矩形(テンプレート用)との相関を求めることで, 形状が類似した対象物を見つけるパターン認識の実験.
5-12 相関_幅2_矩形+リング_矩形8.xlsx	矩形とリングからなるファントムと別の矩形との相関を求めることで, 形状が類似した対象物を見つけるパターン認識の実験. 5-11よりも大きな矩形テンプレート.
5-13 相関_幅2_矩形+リング_リング.xlsx	矩形とリングからなるファントム中のリングを見つけるパターン認識の実験.
5-15 相関_x0.5_0.5_y0.5_0.5.xlsx	正負の値を持つ矩形ファントムを用いたパターン認識の実験.
5-16 相関_幅2_E文字_縦矩形.xlsx	E文字と矩形を用いたパターン認識の実験. E文字の縦成分の検出.

5-17 相関_幅2_E文字_横矩形.xlsx	E文字と矩形を用いたパターン認識の実験．E文字の横成分の検出．
5-18 1DFT_矩形関数_フーリエ変換と逆変換過程のグラフ.xlsx	矩形関数の1次元フーリエ変換を計算する際にデータの周期Tを変化させたとき，実空間の矩形関数の形（サンプリング数）と周波数空間のスペクトルの関係を観察．また，T = 4で計算したフーリエ変換をフーリエ逆変換することで元の矩形関数が復元されていく過程をグラフで示す．図5-30はこれに類似したプログラムから作成している．
5-19 2DFT_8_複合参照.xlsx	5-1 2DFT_8.xlsxのフーリエ変換はSUMPRODUCT関数を用い作成しているが，ここでは複合参照を用いている．入力が多くなるので手間はかかるが，Excelの複合参照を学習するには適している．SUMPRODUCT関数を用いプログラムを書く前に，一度経験しておくとフーリエ変換の計算過程を理解しやすくなる．
5-20 自己相関関数_一様雑音.xlsx	自己相関関数を用い一様雑音の相関はデータ間の相関がないことを観察する．
5-21 自己相関関数_正弦関数.xlsx	自己相関関数を用い周期関数の相関は周期関数になることを観察する．
C言語実行ファイル P4-16fft2d_spectrum.exe	画像のパワースペクトルを計算する実行ファイル．画像のファイル名を入力するとパワースペクトルがs0.csvファイル名で作成される．このファイルはExcelで開くことができる．
第6章	
6-1 WAT_Shepp_128.xlsx	Haar関数を用いたウェーブレット変換．
6-2 WAT_Shepp_128_threshold.xlsx	Haar関数を用いたウェーブレット変換の域値処理．全ウェーブレット係数に域値処理を行う．
6-3 WAT_Shepp_128_threshold_high freq.xlsx	Haar関数を用いたウェーブレット変換の域値処理．高周波成分のウェーブレット係数に域値処理を行う．
6-4 WAT_Shepp_128_threshold_LARGE.xlsx	Haar関数を用いたウェーブレット変換の域値処理．全ウェーブレット係数に域値処理を行う．6-2と異なり域値の設定にLARGE関数を用いている．LARGE関数の学習用．
第7章	
7-1 相互情報量_32.xlsx	32×32画素の数値ファントムを用い相互情報量の計算過程を詳しく説明している．
7-2 相互情報量_128.xlsx	32×32画素の相互情報量の計算過程を128×128画素にした拡張版．
7-3 相互情報量_回転_mri2.xlsx	MR画像（原画像）を回転させたものを観察画像とし，原画像と観察画像との2次元ヒストグラム，相互情報量を計算する．
7-4 相互情報量_アフィン変換_mri2.xlsx	MR画像（原画像）をアフィン変換させたものを観察画像とし，原画像と観察画像との2次元ヒストグラム，相互情報量を計算する．
7-5 相互情報量_アフィン変換_psf64.xlsx	2次元ガウス関数画像（原画像）をアフィン変換させたものを観察画像とし，原画像と観察画像との2次元ヒストグラム，相互情報量を計算する．

第 8 章	
8-1 SE_TE10.xlsx	スピンエコー法で TE = 10 ms に固定し TR を変えたときの信号強度を計算しグラフを作成.
8-2 SE_TR1500.xlsx	スピンエコー法で TR = 1500 ms に固定し TE を変えたときの信号強度を計算.
8-3 SE_disk4.xlsx	白質,灰白質,脳脊髄液,脂肪の各組織を円で表し(disk4 ファントム),それらのスピンエコー法による信号強度を画像化する.頭部 MR 画像のコントラストの理解には各組織の解剖学的形状の知識が必要になる.このプログラムは各組織の解剖学的形状の知識を有しない読者を対象に,スピンエコー法の TR,TE を変えると白質,灰白質,脳脊髄液,脂肪の信号強度がどのように変化するかを示す.
8-4 SE_trans100.xlsx	Brain Web MRI Data Base 正常頭部 3 次元画像を 256×256×256 画素に調整し,横断面の番号(0 〜 255)が 100 になる位置の組織画像から,スピンエコー法の T1 強調,T2 強調,プロトン密度強調画像を作成する.スピンエコー法 _MR 画像横断面.
8-5 IR_ 信号強度 .xlsx	インバージョンリカバリ法の信号強度を計算しグラフを作成.
8-6 IR_disk4. xlsx	インバージョンリカバリ法 _ disk4 ファントム.
8-7 GRE_ 信号強度 .xlsx	グラジェントエコー法の信号強度を計算しグラフを作成.
8-8 GRE_disk4.x lsx	グラジェントエコー法 _ disk4 ファントム.
8-9 SE_coro100.xlsx	スピンエコー法 _ MR 画像冠状面.
8-10 SE_sagi100.xlsx	スピンエコー法 _ MR 画像の矢状面.
8-11 IR_coro100.xlsx	インバージョンリカバリ法 _ MR 画像冠状面.
8-12 IR_sagi100.xlsx	インバージョンリカバリ法 _ MR 画像矢状面.
8-13 GRE_coro100.xlsx	グラジェントエコー法 _ MR 画像冠状面.
8-14 GRE_sagi100.xlsx	グラジェントエコー法 _ MR 画像矢状面.

Excelによる医用画像処理入門

第1章　画像の作成と表示
第2章　画像の幾何学的変換
第3章　畳み込みと空間フィルタ処理
第4章　ラドン変換
第5章　フーリエ変換
第6章　ウェーブレット変換
第7章　相互情報量
第8章　MR画像の成り立ち

〈第1章〉 画像の作成と表示

本章でははじめに数値ファントムの作成法を述べ，次にそれの表示法を述べる[1]．Excel では処理過程がブラックボックス化されることなく，すべての処理過程を電卓のように可視化することができる．そのためC言語の経験のない方やC言語に慣れていない方にも，画像処理の手順を Excel で記述し実行することは画像処理の基礎を理解する上で大変役立つ[2]~[7]．C言語ではプログラムと実行結果の数値，グラフ，画像等は別ファイルとなるが，Excel では実行結果を手順と同じシート（頁）あるいは別シートに保存できるので，画像処理について勉強したことがノートブックの感覚で記録に残る．これは，見たいときにプログラムと結果を1つのファイルで閲覧可能な数式ソフトウエア Mathematica のノートブックと同じである．

〔第1節〕 数学と画像の座標系

数学の座標系は，図 1-1 に示すように原点が中心にきて，x 軸は右向きで y 軸は上向きとなる．それに対して，画像の座標系は，画像の2次元データがメモリ上で左上から右下に順番に格納されているため，原点が左上となり x 軸は右向きで y 軸は下向きになる．よって，画像上で数式を扱う場合，座標系の変換が必要となる．通常，画像の中心に数学の座標系の原点を持ってくる．ただし，取り扱う画像は幅と高さともに偶数の場合が多いので原点は1画素分右下にずらす．8×8画素の画像を用いたときの座標系の変換の様子を図 1-2 に示す．画像の座標系では，2次元配列の番号（添字）である i と j を用いている．両者を変換する式は

$$x = j - N/2$$
$$y = N/2 - i$$
(1-1)

となる．N は正方形を仮定した画像の幅（高さ）である．横方向では，画像は 0 から $N-1$ となるが，数学の座標系では $-N/2$ から $N/2-1$ となりマイナスの画素が1つ多くなる．一方，縦方向では，画像は 0 から $N-1$ となるが，数学の座標系では $-N/2+1$ から $N/2$ となりプラスの画素が1つ多くなる．図 1-2 の画像では $-4 \leq x \leq 3$，$-3 \leq y \leq 4$ の領域内で座標 $(2, 3)$ は灰色の画素となる．医用画像処理のプログラムを数学の座標で定式化しそれを画像として出力するときには，常に (1-1) 式を意識する必要がある．なお，本書では数学の座標と画像の座標を区別するとき，前者を簡便に数学座標ということにする．そして，混同のおそれがなく，両者の区別が必要ない場合には数学の座標のことを単に座標と記載する．

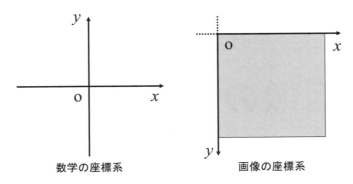

図 1-1 数学の座標系と画像の座標系

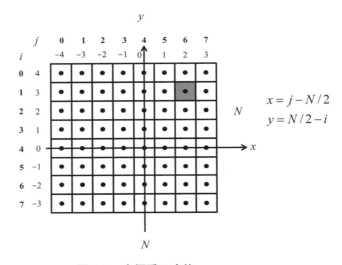

図 1-2 座標系の変換

〔第 2 節〕 画像表示

Excel のシート上に画像を表示する方法を以下に述べる．1-1 画像表示 .xlsx で実際に体験できるように手順を示す．表示シートは行の高さ 13.50（18 ピクセル），列の幅 1.63（18 ピクセル）に設定して，セルが正方形に近い画素を表すようにしている．

① 1-1 画像表示 .xlsx を開く．
② セル【C7】をクリック（以下，セルを表すセル【C7】などは【C7】と略）．
③ Ctrl + Shift キーを押しながら右矢印（→）ボタン，下矢印（↓）ボタンを押す．
 ⇒ セル範囲【C7:DZ134】が選択される．
④《ホーム》→《スタイル》→《条件付き書式》をクリックし，「新しいルール（N）」を選択．
⑤ 最小値の色を「黒」，最大値の色を「白」と設定し OK を押す．
⑥ 右下のズームバーのマイナス（−）を数回クリックし 20%にする．さらにクリックし 10%にす

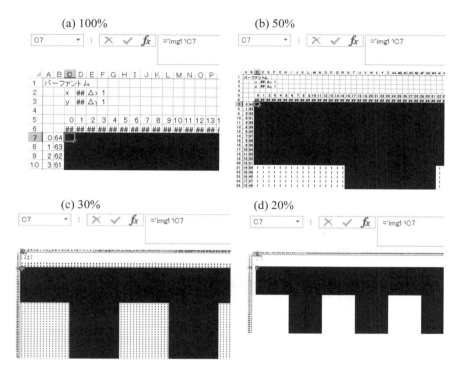

図 1-3 Excel による画像表示

ると Display とほぼ同様な大きさの画像となる．
他のブック（Excel のファイル）において，画像を表示するシート名（disp，disp1，disp2 など）をクリックすると同様に作成した画像を観察できるようになっている．図 1-3 は後述の 1-2 矩形 4_T32.xlsx「disp」シートにおいて Excel の右下にあるスライドバーを (a) 100%，(b) 50%，(c) 30%，(d) 20%にしていくと，はじめは白領域に黒字で数字が見えるが 20% では見えなくなる．10% にすると本書付属の画像表示ソフトウエア Display と同じような画像として観察される．通常は 20% にしている．

〔第 3 節〕 バーファントム画像

縦（y 方向），横（x 方向）それぞれ 128 画素からなる 128×128 画素の画像を作りそれを Excel で表示し，通常の画像と同じように見えるか確認してみよう．はじめに簡単な画像として 0 の領域と 1 の領域が交互に並んだバーファントム（イメージング装置の分解能評価に用いられる）を作成する．そこで，行の高さ 13.5，列の幅 3 のシートを準備し，セルの位置を示す番号（添字）として行（y とする）を i，列（x とする）を j で表しそれぞれに 0 から 127 までの番号を付ける．その結果，128×128 セルの領域 (j, i) が確保される．これは画像 $f(j, i)$ として 128×128 画素の領域が確保されたことと同じである．セルの値は初期値としてすべて 0 を入れる．数値ファントムは円，楕円，矩形などを組み合わせて作成される．図 1-4 (a) は 1-2 矩形 4_T32.xlsx の画像を作成するシート（img1）で 0 以上の整数で表した画像座標と数学座標の関係を示す．画像座標の上に $(N/2, N/2)$ を原点として数学座標を設定すると，原点 $(0, 0)$ は番号では $(64, 64)$，x 軸は 5 行のように -64 から 63，y 軸は B 列のように 64 から

(a) 原画像

	A	B	C	D	E	F	G	H	I	J
1	バーファントム									
2			x	128	Δx	1				
3			y	128	Δy	1				
4	原画像									
5			0	1	2	3	4	5	6	7
6			−64	−63	−62	−61	−60	−59	−58	−57
7	0	64	0	0	0	0	0	0	0	0
8	1	63	0	0	0	0	0	0	0	0
9	2	62	0	0	0	0	0	0	0	0
10	3	61	0	0	0	0	0	0	0	0
11	4	60	0	0	0	0	0	0	0	0
12	5	59	0	0	0	0	0	0	0	0
13	6	58	0	0	0	0	0	0	0	0

(b) 処理画像

C139 =C7+1

	A	B	C	D	E	F	G	H	I	J	K
136	処理画像										
137			0	1	2	3	4	5	6	7	8
138			−64	−63	−62	−61	−60	−59	−58	−57	−56
139	0	64	1	1	1	1	1	1	1	1	1
140	1	63	1	1	1	1	1	1	1	1	1
141	2	62	1	1	1	1	1	1	1	1	1
142	3	61	1	1	1	1	1	1	1	1	1
143	4	60	1	1	1	1	1	1	1	1	1
144	5	59	1	1	1	1	1	1	1	1	1

= C7+1

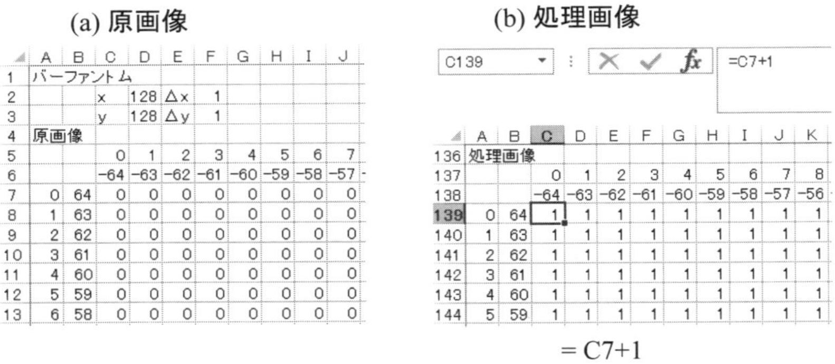

図 1-4　座標の作成

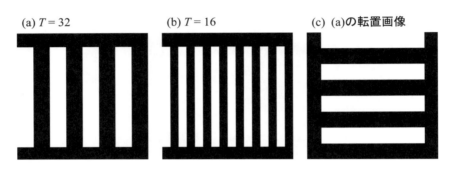

図 1-5　バーファントム

−63となる．128×128セルの領域 (j, i) は数学座標では (x, y) であり画像は $f(x, y)$ で表される．バーファントムは値「0」の領域と値「1」の領域の1組を周期 T としそれが繰り返し並んだものである．x 方向について $T = 32$ 画素のバーファントムは，例えば y 方向では $-50 \leq y \leq 50$ 以外では値「0」にしておき，x 方向では $-64 \leq x \leq -49$ の16セルについて値「1」を入れ，続いて $-48 \leq x \leq -33$ まで16セルについて値「0」を入れる．以下同様にして1と0の1組を周期32のセルで作成するとバーファントムができる．**図 1-4** (a) の原画像を入れる領域では画像座標を（5行, A列），数学座標を（6行, B列）とし，処理画像の（b）では画像座標を（137行，A列），数学座標を（138行，B列）としている．(b) は処理画像の領域において原画像の【C7】に1を加える操作の例を示す．**図 1-5**（a）は周期 $T = 32$ のバーファントム画像を示す．

例題 1.1　周期 $T = 16$ のバーファントムの作成.

1-3 矩形 8_T16.xlsx の x 方向では $-64 \leq x \leq -57$ の8セルについて値「1」を入れ，続いて $-56 \leq x \leq -49$ まで8セルについて値「0」を入れる．以下同様にして1と0のセルを周期16で作成するとバーファントムができる（**図 1-5**（b））.

例題 1.2　周期 $T = 32$ のバーファントムの転置画像.

1-4 矩形 4_T32_ 転置 .xlsx の【C7】をクリックし続いて shift キーを押しながら【DZ134】をクリッ

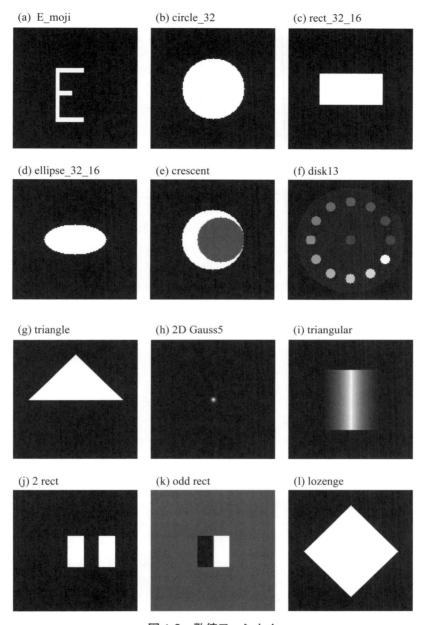

図 1-6　数値ファントム

クする．Ctrl キーを押しながら C を押す．【C139】をクリックし形式を選択し貼り付けで「行列を入れ替える（E）」にチェックを入れる．これでバーファントムが転置された画像となる（図 1-5（c））．

例題 1.3　図 1-6（a）E 文字画像．

　1-5 E_moji 加算 .xlsx ではじめに 128×128 セルの領域の値をすべて 0 にしておく．E 文字は 4 つの矩形の集まりとみなし，それぞれの領域で値を 1 にすると作成される．

例題 1.4 E 文字画像の加減乗除.

① E 文字画像に定数（1）を加える．【C139】 = C7 +1（1-5 E_moji 加算.xlsx）
② E 文字画像から定数（2）を引く．【C139】 = C7 -2（1-6 E_moji 減算.xlsx）
③ E 文字画像に定数（2）を掛ける．【C139】 = C7*2（1-7 E_moji 乗算.xlsx）
④ E 文字画像を定数（2）で割る．【C139】 = C7/2（1-8 E_moji 除算.xlsx）

①の処理画像は【C139】に以下のように入力し【DZ266】まで複写する．

= C7+1

他も同様である．

〔第 4 節〕 基本画像

C 言語では条件によって処理を分ける if 文と繰り返し処理を表す for 文の使い方を理解すれば，プログラムを書けるようになる．Excel には C 言語のような便利な繰り返し処理はないが，1 つのセルに作成した数式を他のセルに複写することで繰り返し処理に類似した処理を行うことができる．条件によって処理を分けることは，条件が満たされた場合を「真」，満たされなかった場合を「偽」とする論理関数 IF を用いて行える．これらの使い方を理解すれば，図 1-6 に示す数値ファントムの作成や本書で扱う画像処理が可能になる．本節では，数値ファントムを作成する数式とそれを IF 関数で記述する手順について示す．

図 1-6（b）1-9 circle_32.xlsx

半径 r の円内で値 A，円外では値がゼロの画像は次式で表される．

$$f(x,y) = \begin{cases} A & (x-x_0)^2 + (y-y_0)^2 \leq r^2 \\ 0 & otherwise \end{cases} \quad (1\text{-}2)$$

ここで，$otherwise$ は右辺 1 行の条件式が満たされない場合としており（1-2）式は次式を意味する．

$$f(x,y) = \begin{cases} A & (x-x_0)^2 + (y-y_0)^2 \leq r^2 \\ 0 & (x-x_0)^2 + (y-y_0)^2 > r^2 \end{cases} \quad (1\text{-}3)$$

Excel のセルは横方向の位置をアルファベット A, B, ・・・，縦方向を数字 1, 2, ・・・で表す．前述したように，例えば【C7】は列が C，行が 7 のセルを示す．(1-2) 式のような数式を Excel で記載する場合，シート上に数学座標を設定すれば数式をそのまま書くことで画像を作れる．そこで，$N = 128$ として 128×128 画素の数学座標を作成する目的で，まず，図 1-7 のように 5 行に【C5】から始めて横方向にセルの番号を 0 から 127 まで付ける．これは【C5】に「0」，【D5】に「1」を代入し，【C5】と【D5】の 2 つのセルを選択し，白十字カーソルを黒十字カーソル（フィルハンドルの位置）に変え，【DZ5】までドラッグする．128×128 画素のシートを画像と考えると列番号は，(1-1) 式で画像座標 j に相当する．次に A 列の【A7】から始めて縦方向にセルの番号を 0 から 127 まで付ける．これは【A7】に「0」，【A8】に「1」を代入し，【A7】と【A8】の 2 つのセルを選択し，白十字カーソルを黒十字カーソルに変え，【A134】までドラッグする．行番号は，(1-1) 式で画像座標 i に相当する．画像座標 (j, i) が作成されたので数学座標を作成する．数学座標の原点を $(N/2, N/2) = (64, 64)$ として 6 行目の【C6】から (1-1) 式に従って x 座標と y 座標を設定する．x と y の画素数はそれぞれ【D2】，【D3】に 128 と書いてあるので原点 $(N/2, N/2)$ は，= D2/2, = D3/2 となる．【C5】の x 座標を【C6】に = C5–D2/2,

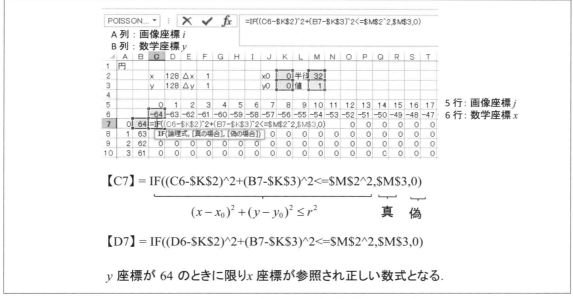

図 1-7 circle_32(円)の記述(絶対参照の例)

【A7】の y 座標を【B7】に = A7-D3/2 と入れると,それぞれ-64,64 となる.これらの操作を x 座標に関し 128 回,y 座標に関し 128 回繰り返すことで x 軸に関しては(-64, 63),y 軸に関しては(64, -63)の数学座標を設定できる.しかし,これでは大変な労力がかかってしまう.Excel には数式の複写機能があり便利であるが,使用にあたっては注意が必要である.【C6】で作成した数式を【D6】に複写すると,【C6】から【D6】にセルが横に 1 つ推移するので,それに応じて減算する対象も【C5】から【D5】に自動的に推移してくれる.このように,Excel の数式は位置関係が保持されるように隣接するセルに複写される.その結果,原点($N/2, N/2$)を示すセルも 1 つ推移し新たな x 座標の原点は【E2】に移動してしまう.しかし,【E2】には Δx という文字が入っているので座標計算が正しく行われない.そこで,原点の位置は移動しないように,【D2】,【D3】を以下のようにアルファベットと数字の前に「$」マークを付け**絶対参照**にする必要がある.

　　　【C6】に「= C5-$D$2/2」と入力
　　　【B7】に「= A7-$D$3/2」と入力

こうすると,セルが推移しても原点の位置の参照には必ず【D2】,【D3】のセルが用いられるので,原点は数式が複写されたセルの位置に無関係となりいつも同じである.原点が固定されたので次は x 座標と y 座標を用い,(1-2) 式を図 1-7 の【C7】に作成する.円の中心,半径,円の値を与えれば円画像となるのでこれらを入力するセルの位置を以下のように決める.

1-9 circle_32. xlsx 入力画面(図 1-7)

　　　【K2】:円の中心の x 座標 x0　　　【M2】:円の半径
　　　【K3】:円の中心の y 座標 y0　　　【M3】:円の値

【C7】をダブルクリックするとこのセルが参照しているセルはカラー枠で表示される.【K2】,【K3】は円の中心の x0, y0 であり,【M2】,【M3】は円の半径,円の値である.他に参照している【C6】は x 座標の-64,【B7】は y 座標の 64 である.このように,【C7】のセルの数式は正しく記述されている.

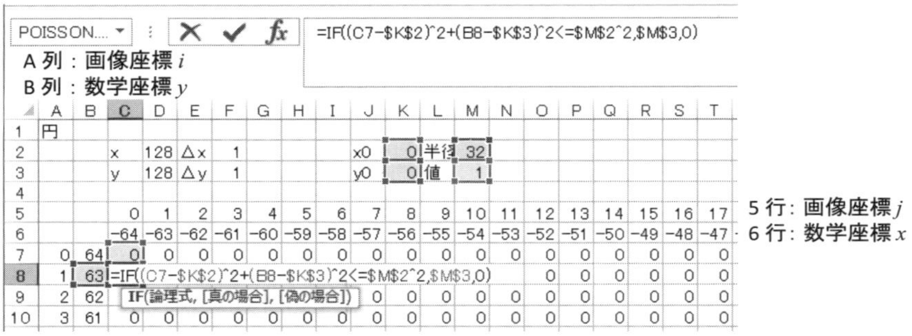

図 1-8 の枠内:

A 列：画像座標 i
B 列：数学座標 y

5 行：画像座標 j
6 行：数学座標 x

【C8】= IF((C7-\$K\$2)^2+(B8-\$K\$3)^2<=\$M\$2^2,\$M\$3,0)

$(x-x_0)^2+(y-y_0)^2 \leq r^2$　　真　偽

【D8】= IF((D7-\$K\$2)^2+(B8-\$K\$3)^2<=\$M\$2^2,\$M\$3,0)

y 座標が 64 から 63 になると x 座標が参照されなくなり，正しい数式にならない．

図 1-8　circle_32（円）の記述（誤った例）

これを【D8】に複写するとセルが列方向に 1 つ推移したことに対応し，x 座標は【C6】から【D6】の −63 に移っている．【DZ7】まで【C7】を複写しても同様に作成できる．この結果，y 座標が【B7】に固定されて x 座標が変化する場合には問題がないことがわかった．次に【C7】を y 座標が 1 つ減少する【C8】に複写したものを図 1-8 に示す．セルが 1 つ下方に推移したので参照セルも自動的に 1 つ下がるため，x 座標ではない【C7】が参照されてしまう．そのため，数式を正しく記述できていない．【C8】を【D8】に複写すると同じく x 座標を参照せず数式を記述している【D7】が参照される．これらの問題点は x 座標と y 座標が数式を作成するセルの位置に拘わらず固定されていないことが原因である．x 座標は 6 行に作成しているのでこの 6 を変化しないように固定するには【C6】の 6 の前に \$ を付け【C\$6】とする．y 座標は B 列に作成しているので B を変化しないように固定するには【B7】の B の前に \$ を付け【\$B7】とする．セルの位置を表すアルファベットあるいは数字の一方のみに \$ を付けることを**複合参照**といい，これを用いると（1-1）式は図 1-9 のようになる．【C6】の数式を他のセルに複写すれば 128×128 画素の円画像を作成できるが，数学座標において x 座標を横方向には推移するが縦方向には推移しないように，また，y 座標を縦方向には推移するが横方向には推移しないようにそれぞれ複合参照にする．さらに，円の中心，半径，値は定数なのでこれらを絶対参照にすることが Excel で数式を効率よく作成する際のポイントである．この点に気を付ければ 1 つのセル【C7】で作成した数式をシートの 2 次元平面上に複写することができる．

【C7】に以下のように入力し

= IF((C\$6-\$K\$2)^2+(\$B7-\$K\$3)^2<=\$M\$2^2,\$M\$3,0)

【DZ134】まで数式を複写する（白十字カーソルを黒十字カーソルに変え【C7】から【DZ7】までドラッグし，一度放してからさらに【DZ134】までドラッグ）．上記の 4 つの値は定数でありセルの位置によって値が変化してはいけないので \$ マークをアルファベット（列番号）と数字（行番号）の両方に付け絶対参照にする．x 座標を指定するときは列番号の前に \$ を付け，y 座標を指定するときは行番

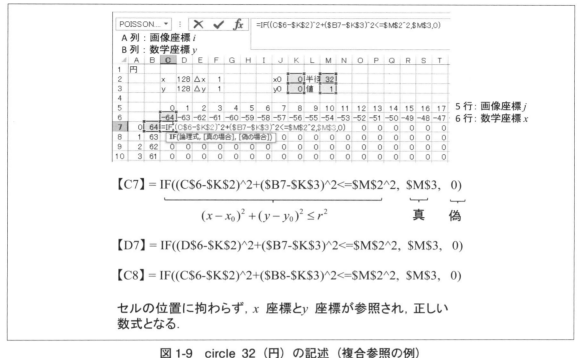

図1-9 circle_32（円）の記述（複合参照の例）

号の前にそれぞれ $ マークを付け複合参照する．

「メモ」このプログラムには 3 つのシートがあり，1 番目の img1 は数値ファントムを作るシート，2 番目の proc は img1 シートを参照し処理をするためのシート，3 番目の disp は proc シートを参照しその画像を表示するシートである．現在の proc シートは単に img1 で作成した画像を複写するだけになっているが，img1 の画像を処理する場合に利用できる．その際，画像表示の disp シートが参照するシートを img1 にするか proc にするか決めておく必要がある．第 5 章フーリエ変換の反復ぼけ補正では，各処理とその画像表示を隣り合うシートで組みにして行っている．

図 1-6（c） 1-10 rect_32_16_IF_Nest.xlsx
幅 $2a$，高さ $2b$ の矩形内で値 A，矩形外では値がゼロの画像は次式で表される．

$$f(x,y) = \begin{cases} A & |x-x_0| \leq a, |y-y_0| \leq b \\ 0 & otherwise \end{cases} \quad (1\text{-}4)$$

ここで，(1-4) 式の右辺 1 行の「, 」は「かつ」を表すとしている．1-10 rect_32_16_IF_Nest.xlsx 入力画面（図 1-10）

【K3】：矩形の中心の x 座標 x0　　【M2】：矩形の 1/2 幅（x 方向）a
【K3】：矩形の中心の y 座標 y0　　【M3】：矩形の 1/2 高さ（y 方向）b

【C7】に以下のように入力し【DZ134】まで数式を複写する．
= IF(ABS(C6-$K$2)<=$M$2, IF(ABS($B7-$K$3)<=$M$3,1,0),0)

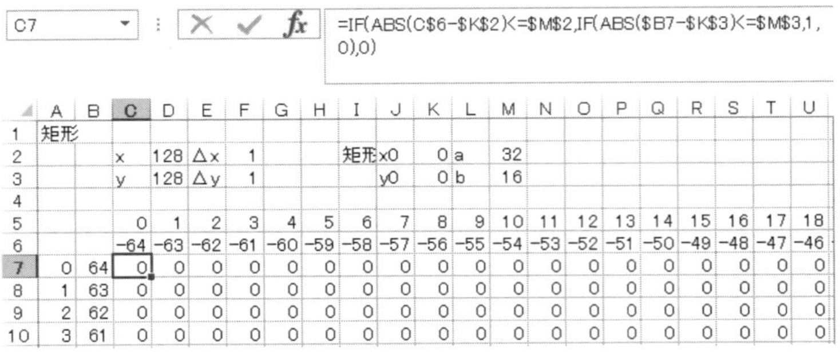

12 ── Excel による医用画像処理入門

```
C7    :    X  ✓  fx  =IF(ABS(C$6-$K$2)<=$M$2,IF(ABS($B7-$K$3)<=$M$3,1,0),0)
```

	A	B	C	D	E	F	G	H	I	J	K	L	M	N	O	P	Q	R	S	T	U
1	矩形																				
2		x	128	△x	1					矩形	x0	0	a	32							
3		y	128	△y	1						y0	0	b	16							
4																					
5			0	1	2	3	4	5	6	7	8	9	10	11	12	13	14	15	16	17	18
6			-64	-63	-62	-61	-60	-59	-58	-57	-56	-55	-54	-53	-52	-51	-50	-49	-48	-47	-46
7	0	64	0	0	0	0	0	0	0	0	0	0	0	0	0	0	0	0	0	0	0
8	1	63	0	0	0	0	0	0	0	0	0	0	0	0	0	0	0	0	0	0	0
9	2	62	0	0	0	0	0	0	0	0	0	0	0	0	0	0	0	0	0	0	0
10	3	61	0	0	0	0	0	0	0	0	0	0	0	0	0	0	0	0	0	0	0

【C7】= IF(ABS(C$6-$K$2)<=$M$2, IF(ABS($B7-$K$3)<=$M$3, 1, 0), 0)

- 下線部1: $|x - x_0| \leq a$
- 下線部2: $|y - y_0| \leq b$ （真）
- 1：真，0：偽

① = IF(A = B, 真, 偽)
              ↑
        IF(C = D, 真, 偽)

② = IF(A = B, IF(C = D, 真, 偽), 偽)

図 1-10 IF 文を 2 回用いた rect_32_16（矩形）の記述

ABS は絶対値をとる関数である．矩形の値 A を 1 にしている．1 番目の IF 関数は (1-4) 式で x の範囲について判定し，これが真のときには 2 番目の IF 関数で y の範囲について判定している．すなわち，$|x-x_0| \leq a$ かつ $|y-y_0| \leq b$ に相当する．それぞれの IF 関数には必ず，真の場合の処理と偽の場合の処理を書く必要があり，2 番目の IF 関数の 1，0 がそれらに相当する．最後の 0 は 1 番目の IF 関数に関する偽の処理である．図 1-10 に示した例では，①の真の位置に 2 番目の IF 関数を置き，②で A = B かつ C = D の条件にしている．この例のように，IF 関数の後に IF 関数を続けて書くと煩雑となるため，論理積の「かつ」を以下のように AND 関数で書くことができる（図 1-11，1-11 rect_32_16_AND.xlsx）．【C7】に以下のように入力し【DZ134】まで数式を複写する．

= IF(AND(ABS(C$6-$K$2)<=$M$2,ABS($B7-$K$3)<=$M$3),1,0)

AND 関数の中に複数の条件式を書けばよい．IF 関数は条件式の後に真の場合の処理，その後に偽の場合の処理を書く．この場合には IF 関数が真のときセルの値を 1 にし，IF 関数が偽のときセルの値を 0 にする．

論理和の OR 関数を用いた場合の例を示す（図 1-12，1-12 rect_32_16_OR.xlsx）．

$$f(x,y) = \begin{cases} A & |x-x_0| \leq a \ or \ |y-y_0| \leq b \\ 0 & otherwise \end{cases} \quad (1\text{-}5)$$

ここで，右辺 1 行の「or」は論理和の「または」を表すとしている．(1-5) 式による画像を図 1-13 に示す．

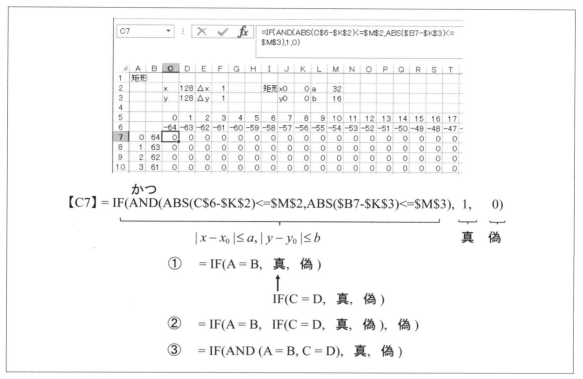

図 1-11　AND 関数文を用いた rect_32_16（矩形）の記述

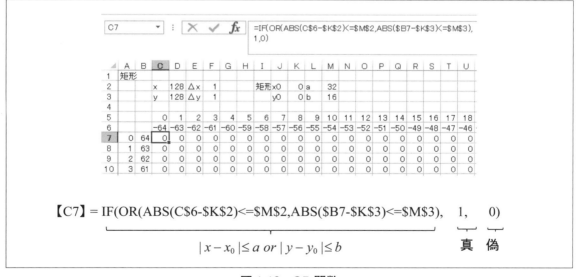

図 1-12　OR 関数

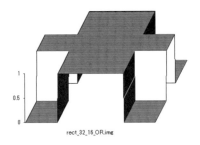

図 1-13　OR 関数を用いた十字形

C7　=IF((C$6-$K$2)^2/$M$2^2+($B7-$K$3)^2/$M$3^2<=1,1,0)

	A	B	C	D	E	F	G	H	I	J	K	L	M	N	O	P	Q	R	S	T	U
1	楕円																				
2			x	128	Δx	1			楕円	x0	0	長軸	32								
3			y	128	Δy	1				y0	0	短軸	16								
4																					
5			0	1	2	3	4	5	6	7	8	9	10	11	12	13	14	15	16	17	18
6			-64	-63	-62	-61	-60	-59	-58	-57	-56	-55	-54	-53	-52	-51	-50	-49	-48	-47	-46
7	0	64	0	0	0	0	0	0	0	0	0	0	0	0	0	0	0	0	0	0	0
8	1	63	0	0	0	0	0	0	0	0	0	0	0	0	0	0	0	0	0	0	0
9	2	62	0	0	0	0	0	0	0	0	0	0	0	0	0	0	0	0	0	0	0
10	3	61	0	0	0	0	0	0	0	0	0	0	0	0	0	0	0	0	0	0	0

【C7】= IF((C$6-$K$2)^2/$M$2^2+($B7-$K$3)^2/$M$3^2<=1,　1,　0)

$$\frac{(x-x_0)^2}{a^2}+\frac{(y-y_0)^2}{b^2}=1$$

真　偽

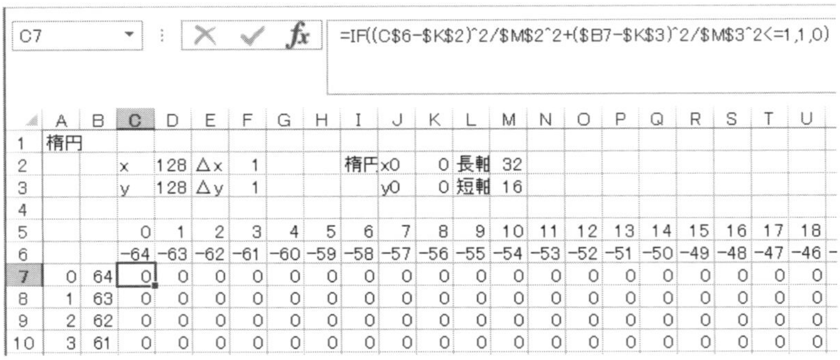

図 1-14　ellipse_32_16（楕円）

図 1-6（d）1-13 ellipse_32_16.xlsx

長軸 a，短軸 b の楕円内で値 A，楕円外では値がゼロの画像は次式で表される．

$$f(x,y)=\begin{cases} A & \dfrac{(x-x_0)^2}{a^2}+\dfrac{(y-y_0)^2}{b^2}\le 1 \\ 0 & otherwise \end{cases} \tag{1-6}$$

1-13 ellipse_32_16.xlsx 入力画面（**図 1-14**）

【K2】：楕円の中心の x 座標 x0　　【M2】：楕円の長軸（x 方向）a

【K3】：楕円の中心の y 座標 y0　　【M3】：楕円の短軸（y 方向）b

【C7】に以下のように入力し【DZ134】まで数式を複写する．

= IF((C$6-$K$2)^2/$M$2^2+($B7-$K$3)^2/$M$3^2<=1,1,0)

ここで，^ はべき乗を表し 2 乗の場合には ^2 と書く．楕円の値 A は 1 にしている．

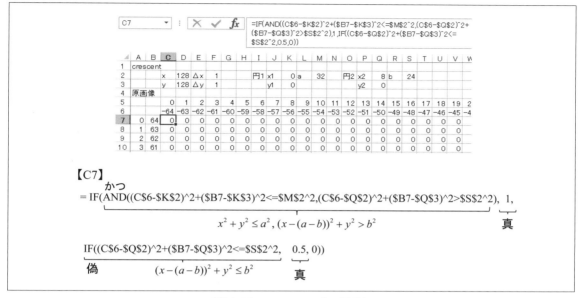

図 1-15 crescent（三日月）

図 1-6（e）1-14 crescent.xlsx

2つの円の半径を a, b $(a > b)$ として三日月状の強度分布を持つ画像は次式で表される．

$$f(x,y) = \begin{cases} A & x^2 + y^2 \leq a^2,\ (x-(a-b))^2 + y^2 > b^2,\ a-b > 0 \\ B & (x-(a-b))^2 + y^2 \leq b^2 \\ 0 & x^2 + y^2 > a^2 \end{cases} \quad (1\text{-}7)$$

1-14 crescent.xlsx 入力画面（**図 1-15**）

【K2】：円1の中心の x 座標 x1 　　【M2】：円1の半径 a
【K3】：円1の中心の y 座標 y1
【Q2】：円2の中心の x 座標 x2 　　【S2】：円2の半径 b
【Q3】：円2の中心の y 座標 y2

【C7】に以下のように入力し【DZ134】まで数式を複写する．

=IF(AND((C$6-$K$2)^2+($B7-$K$3)^2<=$M$2^2,(C$6-$Q$2)^2+($B7-$Q$3)^2>$S$2^2),1,
IF((C$6-$Q$2)^2+($B7-$Q$3)^2<=$S$2^2,0.5,0))

この例は IF 関数の中に IF 関数がある例である．最初の IF 関数が偽のときにさらに別条件を IF 関数で記載し，その真偽によって (1-7) 式の各条件に相当する関数の値を書くようにしている．

図 1-6（f）1-15 disk13.xlsx

大円の中に大きさが同じで値が異なる小円を13個並べている．大円 $f_1(x,y)$

$$f_1(x,y) = \begin{cases} A & (x-x_1)^2 + (y-y_1)^2 \leq r_1^2 \\ 0 & otherwise \end{cases} \quad (1\text{-}8)$$

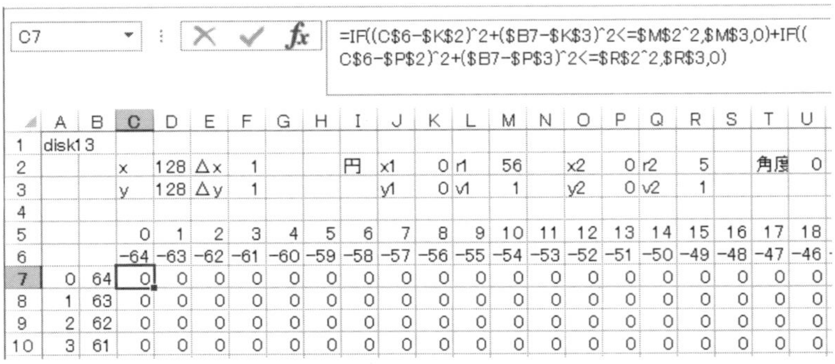
C7 =IF((C$6-$K$2)^2+($B7-$K$3)^2<=$M$2^2,$M$3,0)+IF((C$6-$P$2)^2+($B7-$P$3)^2<=$R$2^2,$R$3,0)

	A	B	C	D	E	F	G	H	I	J	K	L	M	N	O	P	Q	R	S	T	U
1	disk13																				
2			x	128	Δx	1			円	x1	0	r1	56		x2	0	r2	5		角度	0
3			y	128	Δy	1				y1	0	v1	1		y2	0	v2	1			
4																					
5			0	1	2	3	4	5	6	7	8	9	10	11	12	13	14	15	16	17	18
6			-64	-63	-62	-61	-60	-59	-58	-57	-56	-55	-54	-53	-52	-51	-50	-49	-48	-47	-46
7	0	64	0	0	0	0	0	0	0	0	0	0	0	0	0	0	0	0	0	0	0
8	1	63	0	0	0	0	0	0	0	0	0	0	0	0	0	0	0	0	0	0	0
9	2	62	0	0	0	0	0	0	0	0	0	0	0	0	0	0	0	0	0	0	0
10	3	61	0	0	0	0	0	0	0	0	0	0	0	0	0	0	0	0	0	0	0

$$f(x,y)=f_1(x,y)+f_2(x,y)$$

【C7】= IF((C$6-$K$2)^2+($B7-$K$3)^2<=$M$2^2,　$M$3,　0)

$(x-x_1)^2+(y-y_1)^2 \le r_1^2$　　真　偽

+ IF((C$6-$P$2)^2+($B7-$P$3)^2<=$R$2^2,　$R$3,　0)

$(x-x_2)^2+(y-y_2)^2 \le r_2^2$　　真　偽

図 1-16　disk13（13 個の小円）

の中に小円 $f_2(x, y)$

$$f_2(x,y)=\begin{cases} B & (x-x_2)^2+(y-y_2)^2 \le r_2^2 \\ 0 & otherwise \end{cases} \tag{1-9}$$

を配置しそれぞれの値を足し算する．13 個の小円は重ならないように配置している．

$$f(x,y)=f_1(x,y)+f_2(x,y) \tag{1-10}$$

1-15 disk13 入力画面（**図 1-16**）

【K2】：円 1 の中心の x 座標 x1　　【M2】：円 1 の半径 r1

【K3】：円 1 の中心の y 座標 y1　　【M3】：円 1 の値 v1

【P2】：円 2 の中心の x 座標 x2　　【R2】：円 2 の半径 r2

【P3】：円 2 の中心の y 座標 y2　　【R3】：円 2 の値 v2

【U2】：円 2 の位置を表す角度

この画像は img1 のシートで大円とその中心に位置する小円を作成する．【C7】に以下のように入力し【DZ134】まで数式を複写する．

= IF((C$6-$K$2)^2+($B7-$K$3)^2<=$M$2^2,$M$3,0)

+IF((C$6-$P$2)^2+($B7-$P$3)^2<=$R$2^2,$R$3,0)

1 行の IF 関数は（1-8）式，2 行の IF 関数は（1-9）式，2 つの IF 関数を足し算が（1-10）式に相当する．img2 のシートでは x 軸上にある小円，img3 シートではそれから 30° 反時計回りに回転した小円，img4 シートでは 60° 反時計回りに回転した小円などを作成している．img13 シートまで作成し，さらにそれらを sum シートでセルごとに総和している．

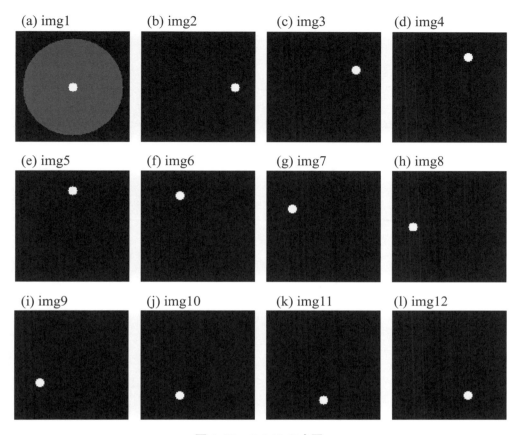

図 1-17　disk13 の小円

```
='img1'!C7+'img2'!C7+'img3'!C7+'img4'!C7+'img5'!C7+'img6'!C7+'img7'!C7+'img8'!C7+'img9'!C7+'img10'!C7+'img11'!C7+'img12'!C7+'img13'!C7
```

それぞれのシートを参照するには「！」マークをシート名の後ろに書きその後にセルを指定する．'img1'!C7 などの ' ' マークは書く必要がない（Excel のシート名に ' ' マークが必要なときは，名前の途中にスペースなどが特殊な記号が入っている場合である．）．img2 シートなどの小円の位置の x 座標【P2】は大円の半径【M2】，小円の半径【R2】，小円の位置を表す角度【U2】から次式で計算している．

```
= ($M$2-$R$2-10)*COS($U$2*PI( )/180)
```

ここで，10 は小円の位置を調整するためのものである．同様に img2 シートなどの小円の位置の y 座標【P3】は大円の半径【M2】，小円の半径【R2】，小円の位置を表す角度【U2】から次式で計算している．

```
= ($M$2-$R$2-10)*SIN($U$2*PI( )/180)
```

図 1-17 に各小円を示す．disk13 のようなファントムはイメージング装置の濃度分解能を評価するのに用いられる．

図 1-6（g）　1-16 triangle.xlsx
二等辺三角形の画像は次式で表される．

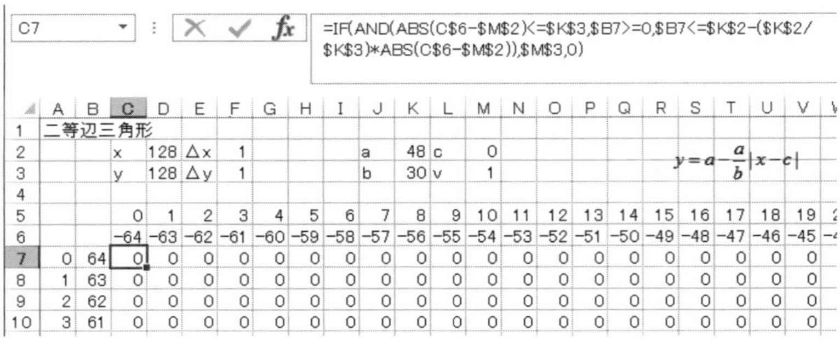

```
【C7】
=IF(AND(ABS(C$6-$M$2)<=$K$3,$B7>=0,$B7<=$K$2-($K$2/$K$3)*ABS(C$6-$M$2)),
                         ︸
                    |x−c|≤a, 0≤y≤a−(a/b)|x−c|

$M$3,  0)
 ︸    ︸
 真    偽
```

図 1-18　triangle（三角形）

$$f(x,y)=\begin{cases} A & |x-c|\leq a,\ 0\leq y\leq a-\dfrac{a}{b}|x-c|,\ \dfrac{a}{b}\leq 1 \\ 0 & \text{otherwise} \end{cases} \quad (1\text{-}11)$$

1-16 triangle.xlsx 入力画面（図 1-18）

　　【K2】：二等辺三角形の高さ a　　【M2】：二等辺三角形の x 座標の中心 c
　　【K3】：二等辺三角形の 1/2 幅 b　【M3】：二等辺三角形の値 A

(1-11) の y の範囲は

$$0\leq y \quad \text{AND} \quad y\leq a-\frac{a}{b}|x-c|$$

であるから AND 関数を用いて書く．【C7】に以下のように入力し【DZ134】まで数式を複写する．
　　=IF(AND(ABS(C6-$M$2)<=$K$3,$B7>=0,$B7<=$K$2-($K$2/$K$3)*ABS(C6-$M$2)),$M$3,0)

(1-11) 式は AND 関数の論理式を 3 つ使用する．

図 1-6（h）　1-17 2D Gauss_fwhm5.xlsx

半値幅（FWHM）5 画素の 2 次元ガウス関数．2 次元関数を積分した値を体積とみなすと体積が 1 の正規化 2 次元ガウス関数は次式で表される．

$$f(x,y)=\frac{4\ln 2}{\pi w^2}e^{-4\ln 2[(x-x_0)^2+(y-y_0)^2]/w^2} \quad (1\text{-}12)$$

1-17 2D Gauss_fwhm5.xlsx は FWHM = 5 画素の 2 次元ガウス関数を作成する．1-17 2D Gauss_fwhm5.xlsx 入力画面（図 1-19）

　　【K2】：ガウス関数の中心の x 座標 x0　　【M2】：ガウス関数の半値幅 w

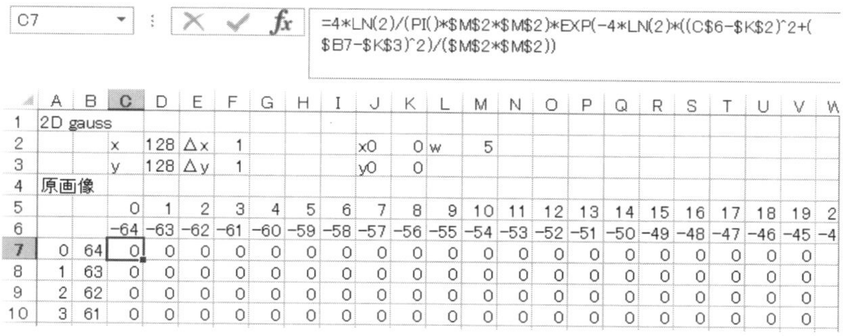

```
         C7        :    X  ✓  fx    =4*LN(2)/(PI()*$M$2*$M$2)*EXP(-4*LN(2)*((C$6-$K$2)^2+(
                                     $B7-$K$3)^2)/($M$2*$M$2))
```

	A	B	C	D	E	F	G	H	I	J	K	L	M	N	O	P	Q	R	S	T	U	V	W
1	2D gauss																						
2		x	128	Δx	1			x0	0	w	5												
3		y	128	Δy	1			y0	0														
4	原画像																						
5			0	1	2	3	4	5	6	7	8	9	10	11	12	13	14	15	16	17	18	19	2
6			-64	-63	-62	-61	-60	-59	-58	-57	-56	-55	-54	-53	-52	-51	-50	-49	-48	-47	-46	-45	-4
7	0	64	0	0	0	0	0	0	0	0	0	0	0	0	0	0	0	0	0	0	0	0	0
8	1	63	0	0	0	0	0	0	0	0	0	0	0	0	0	0	0	0	0	0	0	0	0
9	2	62	0	0	0	0	0	0	0	0	0	0	0	0	0	0	0	0	0	0	0	0	0
10	3	61	0	0	0	0	0	0	0	0	0	0	0	0	0	0	0	0	0	0	0	0	0

【C7】= 4*LN(2)/(PI()*$M$2*$M$2)*EXP(-4*LN(2)*((C$6-$K$2)^2+($B7-$K$3)^2)/($M$2*$M$2))

$$f(x,y) = \frac{4\ln 2}{\pi w^2} e^{-4\ln 2[(x-x_0)^2+(y-y_0)^2]/w^2}$$

図 1-19　2D Gauss5（2 次元ガウス関数）

【K3】：ガウス関数の中心の y 座標 y0

【C7】に以下のように入力し【DZ134】まで数式を複写する．

= 4*LN(2)/(PI( )*$M$2*$M$2)*EXP(-4*LN(2)*((C$6-$K$2)^2+($B7-$K$3)^2)/($M$2*$M$2))

PI( ) は円周率 π を表す．面積 1 の正規化 1 次元ガウス関数は次式で表される．

$$f(x) = \sqrt{\frac{4\ln 2}{\pi w^2}} e^{-4\ln 2(x-x_0)^2/w^2} \tag{1-13}$$

2 次元ガウス関数はイメージングシステムの点広がり関数（PSF）の半値幅の意味を理解するのに役立つ．図 1-20 のように 2 つの点線源を 3 cm 離して置く．線形性と点広がり関数の位置不変性が成り立つイメージングシステムでは，2 つの点線源を撮像したときの出力はそれぞれの位置に点広がり関数を配置しそれらを足し合わせしたものになる．点広がり関数を 2 次元ガウス関数で近似できると仮定すると，FWHM が 0.5 cm，1 cm，2 cm，3 cm のイメージングシステムの出力は（a）〜（d）となる．（d）のように FWHM = 3 cm のイメージングシステムは 2 つの点線源が半値幅の距離（3 cm）だけ離れているとそれらのピークを描出することができる．FWHM = 0.5 cm のイメージングシステムは 2 つの点線源が 0.5 cm だけ離れているとそれらのピークを描出することができる．2 つの点線源の距離が 0.5 cm 未満になるともやはそれらを識別することはできない．イメージングシステムの半値幅とはこのような意味を持つ．

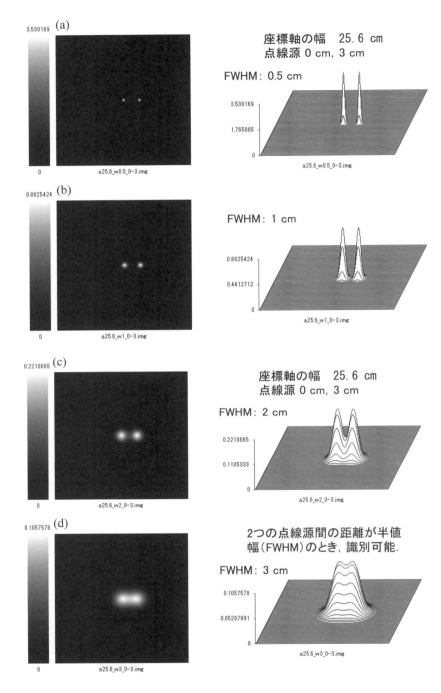

図 1-20　半値幅 (FWHM) の意味

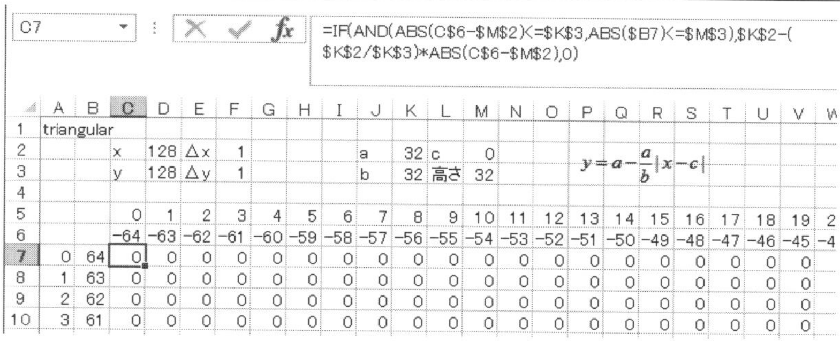

【C7】= IF(AND(ABS(C$6-$M$2)<=$K$3,ABS($B7)<=$M$3),$K$2-($K$2/$K$3)*ABS(C$6-$M$2),0)

$$f(x,y) = \begin{cases} a - \dfrac{a}{b}|x-c| & |x-c| \le a, \dfrac{a}{b} \le 1 \\ 0 & otherwise \end{cases}$$

図 1-21　triangular（三角形状の強度分布）

図 1-6（i）　1-18 triangular.xlsx

強度が二等辺三角形状に変化する画像．中心 c，傾き a / b の直線で x 軸方向の強度が変化し，x を固定したとき y 軸方向の強度は一定となる画像を作成する．

$$f(x,y) = \begin{cases} a - \dfrac{a}{b}|x-c| & |x-c| \le a, \dfrac{a}{b} \le 1 \\ 0 & otherwise \end{cases} \tag{1-14}$$

1-18 triangular.xlsx 入力画面（図 1-21）

　　　【K2】：中心での値 a　　　【M2】：中心 c
　　　【K3】：図形の 1/2 幅 b　　【M3】：図形の 1/2 高さ d（y 方向の長さ）

【C7】に以下のように入力し【DZ134】まで数式を複写する．

　　= IF(AND(ABS(C$6-$M$2)<=$K$3,ABS($B7)<=$M$3),$K$2-($K$2/$K$3)*ABS(C$6-$M$2),0)

図 1-6（j）　1-19 2rect.xlsx

同じ形状の 2 つの矩形関数を離して配置した画像は次式で表される．

$$f_1(x,y) = \begin{cases} A & |x-x_1| \le a, |y-y_1| \le b \\ 0 & otherwise \end{cases} \tag{1-15}$$

$$f_2(x,y) = \begin{cases} A & |x-x_2| \le a, |y-y_2| \le b \\ 0 & otherwise \end{cases} \tag{1-16}$$

$$f(x,y) = f_1(x,y) + f_2(x,y) \tag{1-17}$$

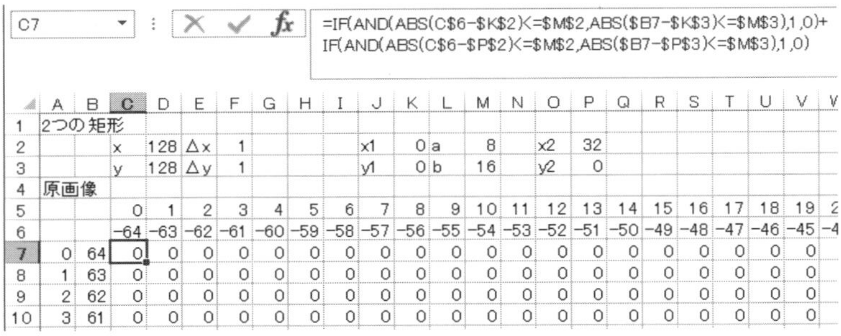

図 1-22　2 rect（2つの矩形）

1-19　2rect.xlsx 入力画面（図 1-22）
　　【K2】：矩形関数 1 の中心の x 座標 x1　　　【M2】：矩形関数の 1/2 幅 a
　　【K3】：矩形関数 1 の中心の y 座標 y1　　　【M3】：矩形関数の 1/2 高さ b
　　【P2】：矩形関数 2 の中心の x 座標 x2
　　【P3】：矩形関数 2 の中心の y 座標 y2
【C7】に以下のように入力し【DZ134】まで数式を複写する．
　　=IF(AND(ABS(C$6-$K$2)<=$M$2,ABS($B7-$K$3)<=$M$3),1,0)
　　+ IF(AND(ABS(C$6-$P$2)<=$M$2,ABS($B7-$P$3)<=$M$3),1,0)

図 1-6 (k)　1-20 odd rect.xlsx
左の矩形関数の値を負，右の矩形関数の値を正にして 2 つの矩形関数が奇関数になるように配置．

$$f(x,y) = \begin{cases} -A & -a \leq x-x_0 < 0, |y-y_0| \leq b \\ A & 0 < x-x_0 \leq a, |y-y_0| \leq b \\ 0 & \text{otherwise} \end{cases} \quad (1\text{-}18)$$

1-20 odd rect.xlsx 入力画面（図 1-23）
　　【K2】：矩形関数の中心の x 座標 x0　　　【M2】：矩形関数の 1/2 幅 a
　　【K3】：矩形関数の中心の y 座標 y0　　　【M3】：矩形関数の 1/2 高さ b
【C7】に以下のように入力し【DZ134】まで数式を複写する．
　　= IF(AND((C$6-$K$2)>=-$M$2,(C$6-$K$2)<0,ABS($B7-$K$3)<=$M$3),-1,
　　　IF(AND((C$6-$K$2)>0,(C$6-$K$2)<=$M$2,ABS($B7-$K$3)<=$M$3),1,0))

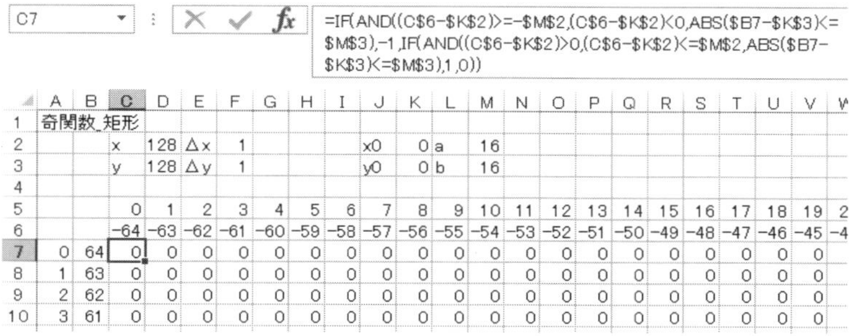

C7　=IF(AND((C$6-$K$2)>=-$M$2,(C$6-$K$2)<0,ABS($B7-$K$3)<=$M$3),-1,IF(AND((C$6-$K$2)>0,(C$6-$K$2)<=$M$2,ABS($B7-$K$3)<=$M$3),1,0))

	A	B	C	D	E	F	G	H	I	J	K	L	M	N	O	P	Q	R	S	T	U	V	W
1	奇関数_矩形																						
2			x	128	Δx	1				x0	0	a	16										
3			y	128	Δy	1				y0	0	b	16										
4																							
5			0	1	2	3	4	5	6	7	8	9	10	11	12	13	14	15	16	17	18	19	2
6			-64	-63	-62	-61	-60	-59	-58	-57	-56	-55	-54	-53	-52	-51	-50	-49	-48	-47	-46	-45	-4
7	0	64	0	0	0	0	0	0	0	0	0	0	0	0	0	0	0	0	0	0	0	0	
8	1	63	0	0	0	0	0	0	0	0	0	0	0	0	0	0	0	0	0	0	0	0	
9	2	62	0	0	0	0	0	0	0	0	0	0	0	0	0	0	0	0	0	0	0	0	
10	3	61	0	0	0	0	0	0	0	0	0	0	0	0	0	0	0	0	0	0	0	0	

【C7】

= IF(AND((C$6-$K$2)>= -$M$2,(C$6-$K$2)<0,ABS($B7-$K$3)<=$M$3),　-1,

$-a \leq x - x_0 < 0, |y - y_0| \leq b$　　真

IF(AND((C$6-$K$2)>0,(C$6-$K$2)<=$M$2,ABS($B7-$K$3)<=$M$3),　1,　0))

偽　$x - x_0 > 0,\ x - x_0 \leq a, |y - y_0| \leq b$　　真　偽

図 1-23　odd rect（奇関数の矩形）

図 1-6 (l)　1-21 lozenge.xlsx

菱形画像．中心 c，a，傾き a / b の直線の方程式は次式で表される．x の範囲は（$c-b$, $c+b$），y の範囲は（$a-ac/b$, $a+ac/b$）としている．

$$f(x,y)=\begin{cases} A & |x-c| \leq a,\ |y| \leq a-\dfrac{a}{b}|x-c|,\ \dfrac{a}{b} \leq 1 \\ 0 & otherwise \end{cases} \tag{1-19}$$

1-21 lozenge.xlsx 入力画面（**図 1-24**）

【K2】：菱形画像の 1/2 高さ a　　【M2】：中心 c

【K3】：菱形画像の 1/2 幅 b　　【M3】：画像の値

【C7】に以下のように入力し【DZ134】まで数式を複写する．

= IF(AND(ABS(C$6-$M$2)<=$K$3,ABS($B7)<=$K$2-($K$2/$K$3)*ABS(C$6-$M$2)),$M$3,0)

【練習問題】　これまでの例を参考に次式で表されるリング画像を作成しなさい．

$$f(x,y)=\begin{cases} 1/2 & x^2+y^2 \leq 1/16 \\ 1/4 & 1/16 < x^2+y^2 \leq 1/4 \\ 1 & 1/4 < x^2+y^2 \leq 9/16 \\ 0 & 9/16 < x^2+y^2 \end{cases} \tag{1-20}$$

画像処理や画像再構成の評価用数値ファントムとして国際的に広く用いられている 2 次元 Shepp-Logan

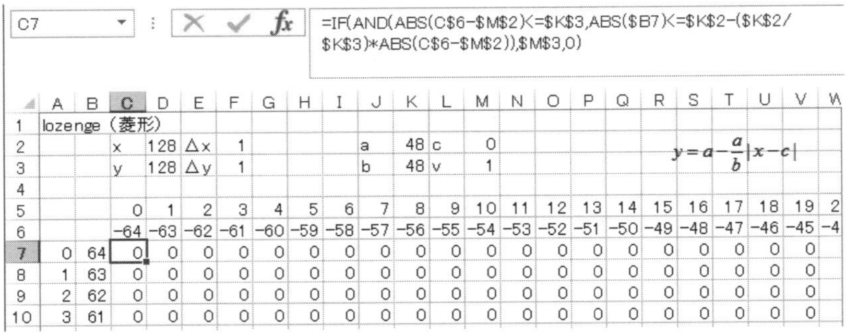

図 1-24 lozenge（菱形）

【C7】 = IF(AND(ABS(C$6-$M$2) <=$K$3, ABS($B7) <=$K$2-($K$2/$K$3)*ABS(C$6- $M$2)),

$|x-c|\leq a,\ |y|\leq a-\dfrac{a}{b}|x-c|$

$M$3, 0)
真　偽

ファントム[8] は楕円（3次元 Shepp-Logan ファントムは楕円体）の組み合わせからなる．このファントムでは傾いた楕円を用いているので座標軸の回転の知識が必要である．座標の回転と座標軸の回転は第2章で説明している．ここでは傾いた楕円の式を Excel で記述する手順を理解していただければ十分である．**図 1-25** は（a）原点に中心がある楕円

$$\frac{x^2}{a^2}+\frac{y^2}{b^2}=1 \tag{1-21}$$

（b）(x_0, y_0) に中心がある楕円

$$\frac{(x-x_0)^2}{a^2}+\frac{(y-y_0)^2}{b^2}=1 \tag{1-22}$$

をそれぞれ示す．原点を中心に反時計回りに x 軸から φ だけ回転した座標系を (s, t) とする．

$$\begin{aligned}s &= x\cos\varphi + y\sin\varphi \\ t &= -x\sin\varphi + y\cos\varphi\end{aligned} \tag{1-23}$$

原点に中心があり x 軸から φ だけ回転した楕円（c）は (s, t) 座標系では次式で表される．

$$\frac{s^2}{a^2}+\frac{t^2}{b^2}=1 \tag{1-24}$$

(1-23) 式を (1-24) 式に代入すると原点を中心に反時計回りに x 軸から φ だけ回転した楕円（c）は

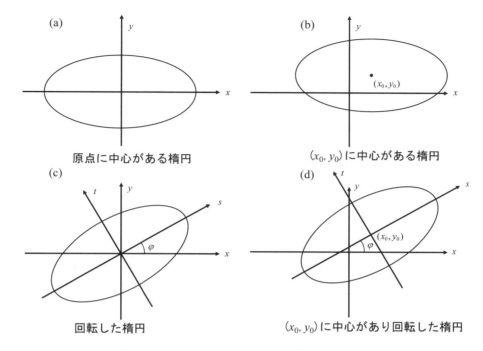

図 1-25　(x_0, y_0) に中心があり回転した楕円

$$\frac{(x\cos\varphi + y\sin\varphi)^2}{a^2} + \frac{(-x\sin\varphi + y\cos\varphi)^2}{b^2} = 1 \tag{1-25}$$

となる．

(1-21) 式の楕円が (x_0, y_0) を中心に x 軸から φ だけ回転した楕円 (d) は，(1-25) 式の x, y をそれぞれ $x-x_0$, $y-y_0$ で置き換えた次式で表される．

$$\frac{\{(x-x_0)\cos\varphi + (y-y_0)\sin\varphi\}^2}{a^2} + \frac{\{-(x-x_0)\sin\varphi + (y-y_0)\cos\varphi\}^2}{b^2} = 1 \tag{1-26}$$

図 1-26 は Shepp-Logan ファントムを構成する各楕円，表 1-1 はそれらの規格を示す．図 1-27 は各楕円画像とそれらの和で作成した Shepp-Logan ファントムを示す（画像を見やすくするため楕円の値は表 1-1 を変更している）．(1-26) 式は 1-22 Shepp_128.xlsx の【C7】に以下のように入力する（図 1-28）．

= IF((((C$6-$L$2)*COS(PI( )*$R$2/180)+($B7-$L$3)*SIN(PI( )*$R$2/180))^2/$O$2^2
+(-(C$6-$L$2)*SIN(PI( )*$R$2/180)+($B7-$L$3)*COS(PI( )*$R$2/180))^2/$O$3^2<=1,$U$2,0)

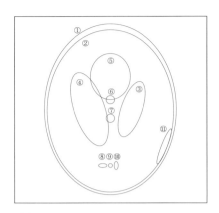

図 1-26 Shepp-Logan ファントム

表 1-1 Shepp-Logan ファントム

	中心の座標	短軸の長さ	長軸の長さ	回転角度 (°)	楕円の値
①	(0.0, 0.0)	0.69	0.92	0.0	2.0
②	(0.0, −0.0184)	0.6624	0.084	0.0	−0.98
③	(0.22, 0.0)	0.11	0.31	−18.0	−0.02
④	(−0.22, 0.0)	0.16	0.41	18.0	−0.02
⑤	(0.0, 0.35)	0.21	0.25	0.0	0.01
⑥	(0.0, 0.1)	0.046	0.046	0.0	0.01
⑦	(0.0, −0.1)	0.046	0.046	0.0	0.01
⑧	(−0.08, −0.605)	0.046	0.023	0.0	0.01
⑨	(0.0, −0.605)	0.023	0.023	0.0	0.01
⑩	(0.06, −0.605)	0.023	0.046	0.0	0.01
⑪	(0.56, −0.4)	0.03	0.2	−21.0	0.03

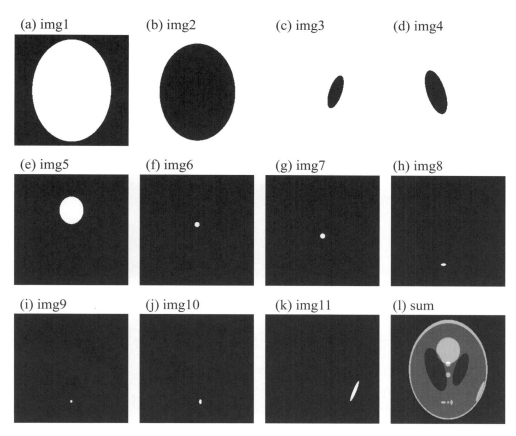

図 1-27　Shepp-Logan ファントムを構成する楕円画像

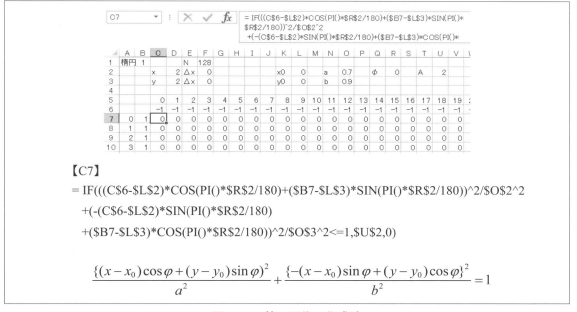

【C7】

= IF(((C$6-$L$2)*COS(PI()*$R$2/180)+($B7-$L$3)*SIN(PI()*$R$2/180))^2/$O$2^2

+(-(C$6-$L$2)*SIN(PI()*$R$2/180)

+($B7-$L$3)*COS(PI()*$R$2/180))^2/$O$3^2<=1,$U$2,0)

$$\frac{\{(x-x_0)\cos\varphi+(y-y_0)\sin\varphi\}^2}{a^2}+\frac{\{-(x-x_0)\sin\varphi+(y-y_0)\cos\varphi\}^2}{b^2}=1$$

図 1-28　楕円画像の作成法

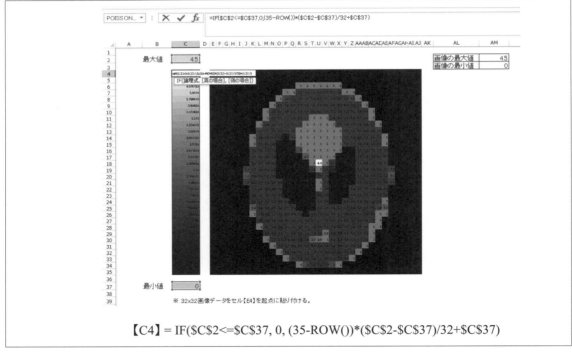

図 1-29　グレースケール付き画像表示

〔第 5 節〕　カラーバー付き画像表示

Excel に画像を表示する方法はすでに述べたが，本節ではカラーバー付きで 32×32 画素，64×64 画素，128×128 画素，256×256 画素の画像を表示する方法を説明する．図 1-29 は 1-23 画像表示＿(32～256)＿gray.xlsx の 32×32 画素の画像を表示する画面である．A 列～C 列の幅を 7.38，D 列の幅を 2.5，E 列～AJ 列の幅を 1.38 にし，行の高さを 13.5 にすると，【E4：AJ35】にほぼ正方形のセルが 32×32 セル（画素）作成される．【AM2】に「= MAX(E4:AJ35)」と入力し画像の最大値を求める．【AM3】に「= MIN(E4:AJ35)」と入力し画像の最小値を求める．【C2】に「=AM2」と入力し最大値を複写する．【C37】に「=AM3」と入力し最小値を複写する．【C4】に

　　　= IF($C$2<=$C$37,0,(35-ROW( ))*($C$2-$C$37)/32+$C$37)

と入力し【C35】まで複写する．ここで ROW( ) は現在の行の位置を返す関数であり，【C4】には 4 が返る．その結果，35-ROW( ) の値は 31 となる．【C45】は

　　　= IF($C$2<=$C$37,0,(35-ROW( ))*($C$2-$C$37)/32+$C$37)

となっているので，【C45】のセルでは ROW( ) は 35 である．その結果，35-ROW( ) の値は 0 となる．これで最大値を 31，最小値を 0 とする 32 階調にセル範囲【C4:C45】を割り当てることができる．

$$【C4】 = (35-\text{Row}())\frac{(4.5-0)}{32}+0 = (35-4)\frac{(4.5-0)}{32}+0 = 4.359375$$

表 1-2　画像表示における行の高さと列の幅

画素	行	列
32×32	13.5	1.38
64×64	6.5	0.62
128×128	3.5	0.31
256×256	2	0.15

$$\text{【C5】} = (35-\text{Row()})\frac{(4.5-0)}{32}+0 = (35-5)\frac{(4.5-0)}{32}+0 = 4.21875$$

$$\text{【C35】} = \text{【C35】} = (35-\text{Row()})\frac{(4.5-0)}{32}+0 = (35-35)\frac{(4.5-0)}{32}+0 = 0$$

カラーバーに濃淡を付ける操作は 1.2 節と同様である．1-24 画像表示_(32～256)_color.xlsx は 4 色カラー表示を行う．表 1-2 に行の高さと列の幅の目安を示す．256×256 画素で Shepp-Logan ファントムを表示しほぼ Display と同じように表示されるセルの高さと幅が決まったら，それらを倍にしていくことで他の画素数でも正方形に表示できる．

〔第 6 節〕　階調度変換

付属表示ソフトウエアの Display は 16 ビットデータを表示できるが，例えば最小値 0，最大値 255 の 8 ビットの表示で十分な場合などには表示ビット数を少なくした階調度変換が行われる．画像の値を x，その最大値を max，最小値を min とし，この画像の階調度を R に変換したときの値を z とする．INT は整数化を行う関数である．

$$z = \text{INT}\left(R\frac{x-\min}{\max-\min}\right) \tag{1-27}$$

階調度変換後の画像の値 y と z の関係は次式で表される．

$$y = \begin{cases} R-1 & z > R-1 \\ 0 & z < 0 \\ z & \text{otherwise} \end{cases} \tag{1-28}$$

図 1-30 の 1-25 階調度変換.xlsx 画面で【B138】に画像の最大値（MAX），【B139】に画像の最小値（MIN）を保存している．この例では max = 715，min = 0 である．【F138】は階調度を指定するセルで 256, 128, 64, 32, 16, 8 などの値とする．【C143】に以下を代入し【DZ270】まで複写する．

= IF(INT($F$138*(C6-$B$139)/($B$138-$B$139))>$F$138-1,$F$138-1,
IF(INT($F$138*(C6-$B$139)/($B$138-$B$139))<0,0,INT($F$138*(C6-$B$139)/($B$138-$B$139))))

図 1-31 は MR 画像について（a）256，（c）128，（d）64，（e）32，（f）16，（g）8 階調の画像を示す．

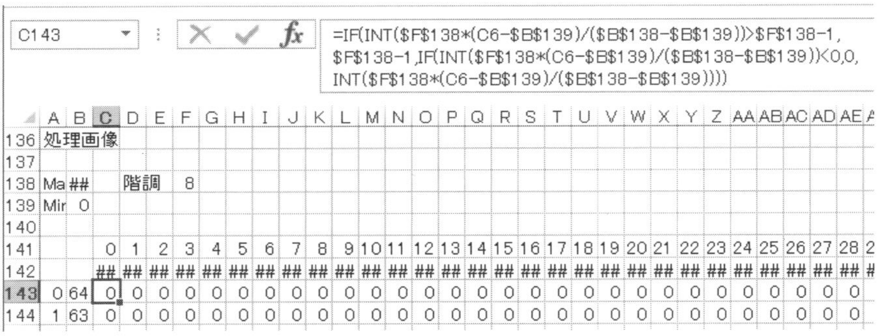

図 1-30　階調度変換

【C143】= IF(INT($F$138*(C6-$B$139)/($B$138-$B$139))>$F$138-1,$F$138-1,IF(INT($F$138*(C6-$B$139)/($B$138-$B$139))<0,0,INT($F$138*(C6-$B$139)/($B$138-$B$139))))

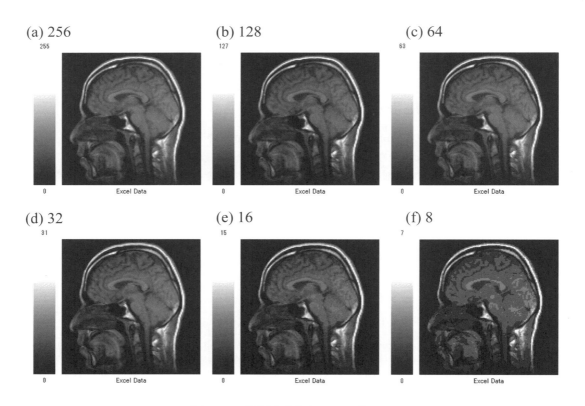

(a) 256　　(b) 128　　(c) 64
(d) 32　　(e) 16　　(f) 8

図 1-31　階調を変えた MR 画像

「**メモ1**」 図 1-6（f） 1-15 disk13.xlsx における 13 個の小円の足し算．13 個の小円をそれぞれ SUM 関数で足し算する代わりに，SUM_別法シートで【C7】に次式を書き【DZ134】まで複写すれば図 1-6（f）が得られる．

=SUM('img1:img13'!C7)

'（シングルクォーテーション）の位置に注意すること（img1 の前と img13 の後に ' を書き，img13'！とする）．

「**メモ2**」 Excel シート上の 128×128 あるいは 256×256 画素の画像を Display に貼り付ける場合，これらの画像を選択するには，第 2 節の画像表示の手順で示した ②，③を行った後，Ctrl キーを押しながら V キーを押す．その後，Display の「Excel から貼り付け」をクリックすれば Excel シート上の画像を Display で表示できる．この操作に慣れると Excel と Display の連携がきわめて良くなる．

〈第2章〉
画像の幾何学的変換

本章では基本的な画像処理として平行移動，拡大と縮小，画像の回転について述べる．第4章ラドン変換の実験には模擬計測データ（投影）を作成する必要があるが，線形補間を用いた画像の回転処理でいろいろな画像から投影を作成することができCTの理解に繋がる．

〔第1節〕 平行移動

画像は1辺の長さ N の正方形で表され画像の中心 $(N/2, N/2)$ を原点とする．任意の点を横方向に dx，縦方向に dy だけ平行移動させることを数学座標で考える．移動前の原画像の座標を (x_0, y_0)，移動後の座標を (x, y) とすると，移動前後の座標の関係は次式になる．

$$x = x_0 + dx$$
$$y = y_0 + dy \tag{2-1}$$

平行移動は移動後の画素の値（画素値）を基準に考える．図2-1 (a) の原画像を $f_0(x, y)$，原画像の1点の座標を (x_0, y_0) とする．(b) の移動後の画像を $f(x, y)$，移動後の1点の座標を (x, y) とする．原画像の座標 (x_0, y_0) と移動後の画像の座標 (x, y) との関係は (c) のようになるので，移動後の画素値 $f(x, y)$ の値は次式になる．

$$f(x, y) = f_0(x_0, y_0) = f_0(x - dx, y - dy) \tag{2-2}$$

dx と dy が整数の場合は，(2-2) 式で推移した画素値を新しい画像の値にすればよいが，dx, dy が小数を含む場合は，何らかの補間が必要になる．移動後の画像の値は x と y が整数の位置における値になるが，それを移動前の画像に換算すると $x-dx$ と $y-dy$ の値が小数を含むことになり画素の位置からずれる．そのため，平行移動後の画素値は原画像から補間によって求める．補間には最近傍補間，線形補間などがある．図2-2 で (x_0, y_0) を求めたい画素の座標とするとき，これに最も近い距離にある画素の座標は (x_2, y_2) であり，(x_0, y_0) の画素の値は (x_2, y_2) の画素の値に近いと考えられる．最近傍補間は求める座標の近傍画素から最も近い距離にある画素の値を割り当てる（参照する）．図2-3 は (a) の原画像のShepp-Loganファントムを平行移動した画像を示す．それぞれの移動量は (b)：$dx = 10$, $dy = 0$, (c)：$dx = -10$, $dy = 0$, (d)：$dx = 0$, $dy = 10$, (e)：$dx = 0$, $dy = -10$, (f)：$dx = 30$, $dy = 40$ である．

2-1 Shepp_平行移動_最近傍補間.xlsx を用い，図2-3 (f) のように原画像を x 軸の正の方向に30，y 軸の正の方向に40，平行移動してみよう．原画像のセル範囲【C7：DZ134】，原画像の参照座標 j のセル範囲【C139：DZ266】，参照座標 i のセル範囲【C273：DZ400】，計算範囲の判定【C407：DZ534】，処理画像【C540：DZ667】，C$138 は x 座標，$B273 は y 座標を表す．図2-4 (a) は原画像の一部を示す．

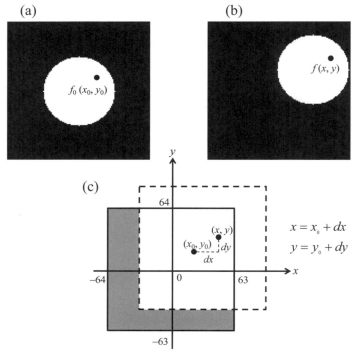

図 2-1 画像の平行移動

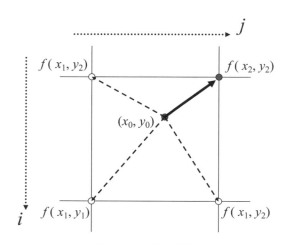

図 2-2 最近傍補間

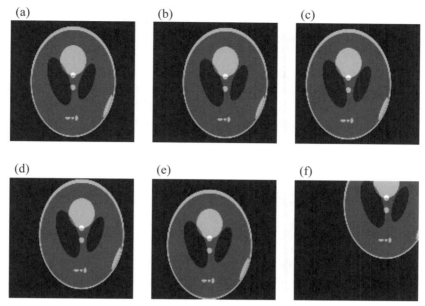

図 2-3 画像の平行移動の例

原画像はセル範囲【C7：DZ134】に配置している．5 行が画像座標 j，A 列が画像座標 i，6 行が数学座標 x，B 列が数学座標 y を表すことは第 1 章と同じである．平行移動量 dx は【k2】に 30，dy は【M2】に 40 が入っている．数学座標 (x, y) と画像座標 (j, i) は次式の関係

$$x = j - N/2$$
$$y = N/2 - i \tag{2-3}$$

にあるので，(2-3) 式から最近傍補間で参照する原画像の画像座標は次式で表される．

$$j = \mathrm{int}(x - dx + N/2 + 0.5)$$
$$i = \mathrm{int}(N/2 - (y - dy) + 0.5) \tag{2-4}$$

ここで，0.5 は四捨五入を意味し int は ( ) 内の計算結果を整数化する C 言語の関数であるが，本書では整数化を行う演算子としている．原画像の参照座標を j (x) についてはセル範囲【C139：DZ266】に，i (y) については【C273：DZ400】に入れている．Excel では整数化する関数 INT を用い (2-4) 式を以下のように書く．

$$= \mathrm{INT}(C\$138 - \$K\$2 + 64 + 0.5) \tag{2-5}$$
$$= \mathrm{INT}(64 - (\$B273 - \$M\$2) + 0.5) \tag{2-6}$$

(2-5) 式の C\$138 が (2-4) 式の x に，(2-6) 式の \$B273 が y に相当する．

① $x = -64$，$y = 64$ の例（**図 2-4**）

図 2-4 (a) の原画像で□で囲った【C7】は画像座標では $j = 0$，$i = 0$ の $(j, i) = (0, 0)$，数学座標では $x = -64$，$y = 64$ であり画像の値は 0 である．この原画像を x 軸の正の方向に 30，y 軸の正の方向に 40 だけ推移させ平行移動した画像を作成する．平行移動後の画像の $(-64, 64)$ における値は 0 となる．この値 0 は以下のように求められる．(2-5) 式で $x = -64$ のとき j は図 2-4 (b) のように

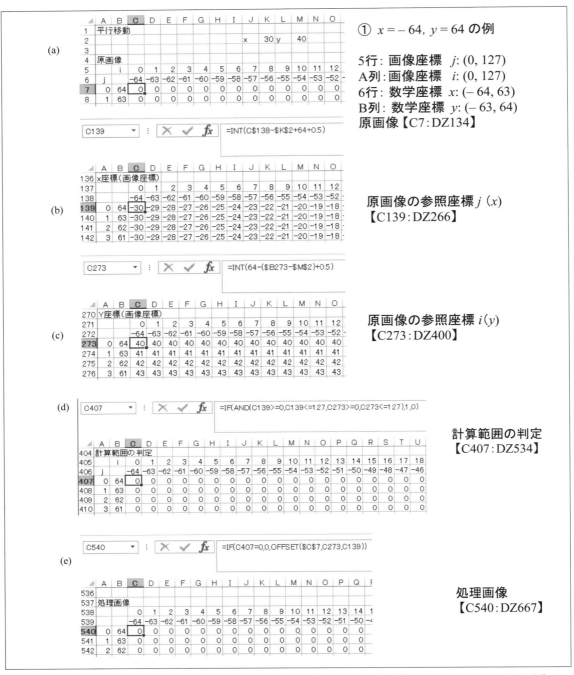

図 2-4　2-1 Shepp _ 平行移動 _ 最近傍補間 .xlsx の処理ステップ（① $x = -64$, $y = 64$ の例）

$$j = \text{INT}(-64 - 30 + 128/2 + 0.5) = \text{INT}(-30 + 0.5) = \text{INT}(-29.5) = -30 \quad (2\text{-}7)$$

となる．$y = 64$ のとき i は図 2-4（c）

$$i = \text{INT}(128/2 - (64 - 40) + 0.5) = \text{INT}(40 + 0.5) = \text{INT}(40.5) = 40 \quad (2\text{-}8)$$

となる．INT(-29.5) は -29 ではなく -30 に，また，INT(40.5) は 40 のように正負の符号を含め小さな値になることに注意する必要がある．$x = -63$，$y = 63$ のとき，それぞれ j と i は以下のようになる．

$$j = \text{INT}(-63 - 30 + 128/2 + 0.5) = \text{INT}(-30 + 1 + 0.5) = \text{INT}(-28.5) = -29$$
$$i = \text{INT}(128/2 - (63 - 40) + 0.5) = \text{INT}(1 + 40 + 0.5) = \text{INT}(41.5) = 41$$

このようにして平行移動後の画像が参照する原画像の画像座標 (j, i) を計算できる．しかし，実際に参照する座標が原画像の 128×128 画素の中にあればその値を参照できるがなければできない．そこで，参照する原画像の座標 (j, i) が 128×128 画素の中にあるか否かを判定する必要がある．これには，あれば 1（画像内），なければ 0（範囲外）とする条件を（d）のように IF 関数で書く．

$$= \text{IF}(\text{AND}(C139>=0,C139<=127,C273>=0,C273<=127),1,0) \quad (2\text{-}9)$$

計算範囲の判定が 0 のときには参照する画素が原画像の 128×128 画素の中には含まれず，平行移動後の画像と原画像との間には対応関係がないことを意味する．【C139】には $x = -64$ が参照する画像座標 $j = -30$，【C273】には $y = 64$ が参照する画像座標 $i = 40$ が入っている．IF 関数で判定すると，j が負のため偽となり計算範囲を判定するセル範囲【C407：DZ543】の【C407】には 0 が書かれる．平行移動後の画像は次式の OFFSET 関数で求められる．

$$= \text{IF}(C407 = 0,0,\text{OFFSET}(\$C\$7,C273,C139)) \quad (2\text{-}10)$$

OFFSET 関数は 1 番目の引数で指定したセル【C7】を基準に 2 番目の引数で指定した値だけ i（縦）方向に推移，3 番目の引数で指定した値だけ j（横）方向に推移した位置にあるセルを参照する（1 番目が行数，2 番目が列数であることに注意）．セル範囲【C540：DZ667】に平行移動後の画像（処理画像）を配置している．【C540】の数式をこのセル範囲に複写するためには C7 を絶対参照し \$C\$7 とする必要がある．①の例では，C407 = 0 が成り立つので（e）の平行移動後の画像の値は 0 になる．範囲内にあれば OFFSET 関数を用い原画像の値を挿入する．□で囲ったアクティブセルの【C7】は $j = 0$，$i = 0$ の $(j, i) = (0, 0)$ であり，この位置から (2-9) 式の i 方向の推移量は前述のように【C273】= 40，j 方向の推移量は【C139】= -30 である．原画像で参照する画像座標は (2-1) 式で $dx = j$，$dy = i$ と置いて $j = 0 - 30 = -30$，$i = 0 + 40 = 40$ であり j は負の値になる．j はゼロ以上の整数であることから該当する画素が存在せず【C540】の値はゼロになる．

② $x = -10$，$y = 64$ の例（図 2-5）

　図 2-5（a）の原画像で□で囲った【BE7】は画像座標では $j = 54$，$i = 0$ の $(j, i) = (54, 0)$，数学座標では $x = -10$，$y = 64$ であり画像の値は 0 である．この原画像を x 軸の正の方向に 30，y 軸の正の方向に 40 だけ推移させ平行移動した画像を作成する．平行移動後の画像の $(-10, 64)$ における値は 3 となる．この値 3 は以下のように求められる．(2-10) 式を 128×128 画素に複写すると

$$= \text{IF}(BE407 = 0,0,\text{OFFSET}(\$C\$7,BE273,BE139)) \quad (2\text{-}11)$$

となる．【BE273】= 40，【BE139】= 24 である．【C7】の画像座標は $j = 0$，$i = 0$ なので，参照する位置は $j = 0 + 24 = 24$，$i = 0 + 40 = 40$ となる．そこで，この画像座標の $j = 24$，$i = 40$ のセルの値を調べると 3 でありこの値が【BE540】の値となる．以上の処理過程を Shepp-Logan 画像について図 2-6 に示

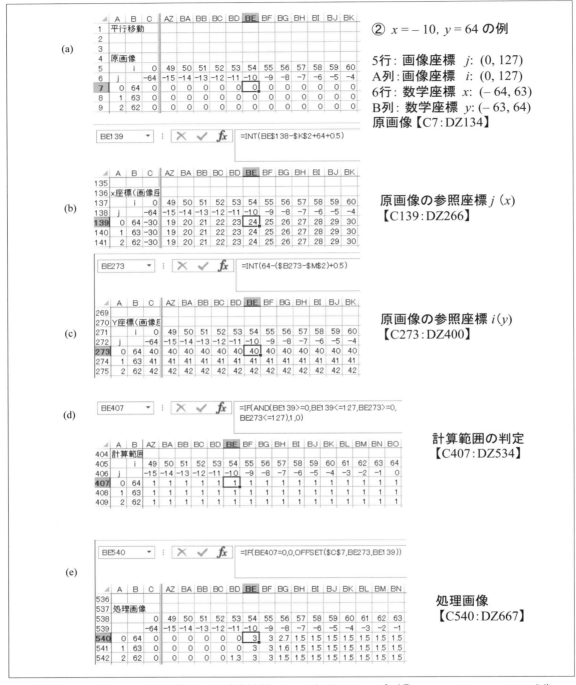

図 2-5　2-1 Shepp＿平行移動＿最近傍補間.xlsx の処理ステップ（② $x=-10,\ y=64$ の例）

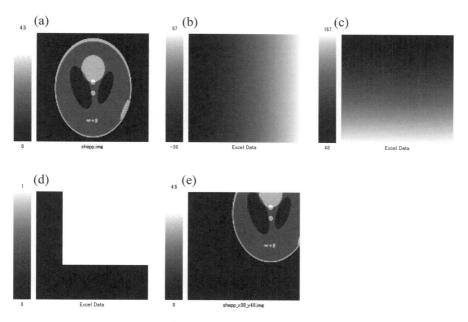

図2-6　画像の平行移動処理ステップの画像化

す．ここで，(a) 原画像，(b) (2-5) 式による参照範囲，(c) (2-6) 式による参照範囲，(d) (2-9) 式による計算範囲の判定，(e) 平行移動後の画像である．Shepp-Logan 画像は頭蓋骨に相当する楕円の外は領域外でゼロであるため，(2-11) 式の判定式で原画像の参照する部分がないためゼロになるのか，それとも領域外であるためゼロになるのか区別しづらい．そこで 128×128 画素全体にゼロでない値を持つ Lena 画像（画像処理評価のための標準画像として知られている）を Shepp-Logan 画像と同じ，x 軸の正の方向に 30，y 軸の正の方向に 40 だけ平行移動した結果を**図2-7**に示す．この場合，ゼロの領域は (2-11) 式で 0 と判定されたものである．**図2-7** (c)，(f) は $y = 0$ の x 軸上のプロファイルを Shepp-Logan 画像と Lena 画像について比較している．両者を結ぶ点線において，Shepp-Logan 画像において点線よりも左の領域は参照位置が領域外であるためにゼロが挿入されたものであり，点線よりも右の領域は楕円の領域外でもともとゼロの値として意味を持っている．

〔第2節〕　拡大と縮小

原点を中心とする拡大と縮小処理では，横方向の拡大（縮小）率を a_x，縦方向の拡大（縮小）率を a_y とすると，変換前の座標 (x_0, y_0) と変換後の座標 (x, y) の関係は次式で表される．

$$x = a_x \times x_0$$
$$y = a_y \times y_0 \tag{2-12}$$

原画像を (2-12) 式で演算し処理画像を求めると欠損が生じる．例として，**図2-8**のように原画像の中心を拡大の中心として 2 倍に拡大する処理を考える．セル（画素）を表す格子の上と横にある数字は数学座標を示す．画像の拡大を (2-12) 式の数式通りに行うと，原画像の①の画素は拡大前の座標 $(-2, 2)$ から拡大後の座標 $(-2 \times 2, 2 \times 2) = (-4, 4)$ となり，座標 $(-4, 4)$ に画素値を代入する．②以降も

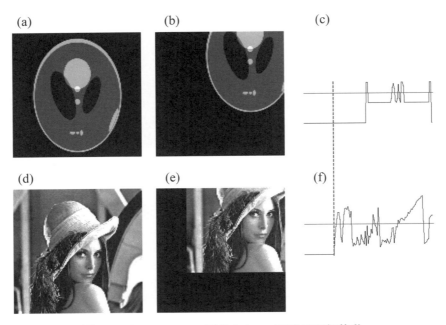

図 2-7　Shepp-Logan 画像と Lena 画像の平行移動

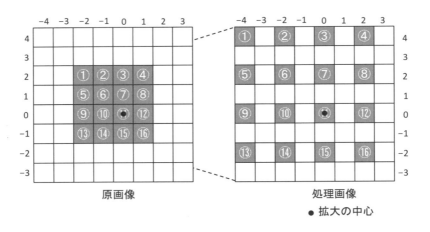

図 2-8　画像の拡大

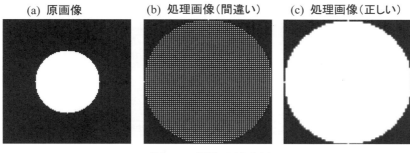

図 2-9　画像の拡大例

①と同様に拡大後の画像に画素値を代入していくと，拡大後の画像には画素値が入っていない画素が生じ欠損となる．**図 2-9** に実際に欠損が生じた画像と後に説明する正しい方法で拡大した画像を示す．これらの欠損を防ぐために，拡大後の画像の座標を原画像のどの座標に対応するか調べる．例えば，拡大後の画像の座標 (3, 3) に入る画素値は，3/2 = 1.5 から原画像の座標 (1.5, 1.5) の画素値を取り出す．しかし，原画像に座標 (1.5, 1.5) は存在しないため補間で画素値を求める．拡大後の画像（処理画像）$f(x, y)$ の値は原画像の $f_0(x_0, y_0)$ と等しく，これらの関係は次式で表される．

$$f(x, y) = f_0(x_0, y_0) = f_0\left(\frac{x}{a_x}, \frac{y}{a_y}\right) \tag{2-13}$$

(x, y) と (x_0, y_0) との関係は次式で表される．

$$x_0 = \frac{x}{a_x}, \quad y_0 = \frac{y}{a_y} \tag{2-14}$$

したがって，原画像の (x_0, y_0) を最近傍補間で参照する画像座標 (j, i) は，(2-4) 式から次式で表される．

$$\begin{aligned} j &= \mathrm{int}\left(\frac{x}{a_x} + N/2 + 0.5\right) \\ i &= \mathrm{int}\left(N/2 - \frac{y}{a_y} + 0.5\right) \end{aligned} \tag{2-15}$$

2-2 Shepp_拡大・縮小_最近傍補間.xlsx は (2-15) を用い拡大・縮小を行う．原画像のセル範囲【C7：DZ134】，原画像の参照座標 j のセル範囲【C139：DZ266】，参照座標 i のセル範囲【C273：DZ400】，計算範囲の判定【C407：DZ534】，処理画像【C540：DZ667】，C$138 は x 座標，$B273 は y 座標を表すことは平行移動のときと同じである．

① $x = -64$, $y = 64$ の例（**図 2-10**）
　それぞれの手順の最初のセルと代入する式を以下に示す．
原画像 (a) の参照座標 (b), (c)
　　【C139】= INT(C$138/$K$2+64+0.5)

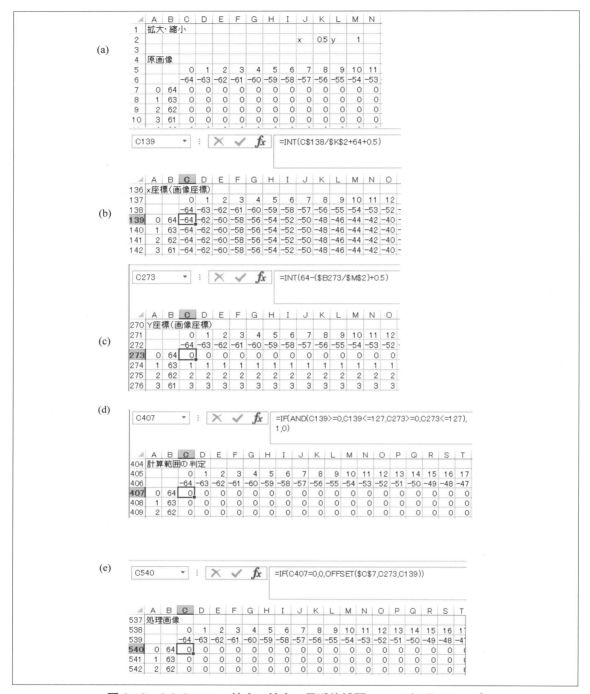

図 2-10　2-2 Shepp _ 拡大・縮小 _ 最近傍補間 .xlsx の処理ステップ

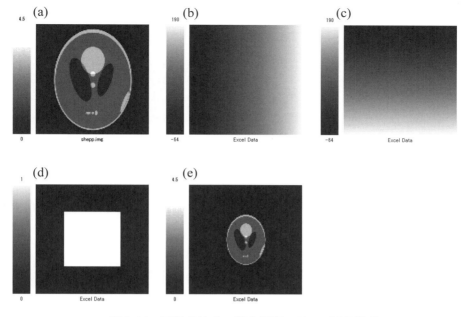

図 2-11　画像の拡大・縮小処理ステップの画像化

　【C273】 = INT(64-($B273/$M$2)+0.5)
　計算範囲の判定（d）
　【C407】 = IF(AND(C139>=0,C139<=127,C273>=0,C273<=127),1,0)
　処理画像（e）
　【C540】 = IF(C407=0,0,OFFSET($C$7,C273,C139))
図 2-11 に拡大・縮小の処理ステップ（a）〜（e）を画像化して示す．

〔第3節〕　座標の回転

図 2-12 の座標上の点 P は x 軸から半径 r の円周上で反時計回りに θ 回転した位置にある．点 P がさらに反時計回りに α 回転し P' の位置になるとき点 P と点 P' の座標の関係がどうなるか調べてみよう．P の座標を (x, y)，P' の座標を (x', y') とすると図から

$$x' = r\cos(\theta + \alpha)$$
$$y' = r\sin(\theta + \alpha) \tag{2-16}$$

三角関数の加法定理

$$\cos(\alpha + \beta) = \cos\alpha\cos\beta - \sin\alpha\sin\beta$$
$$\sin(\alpha + \beta) = \sin\alpha\cos\beta + \cos\alpha\sin\beta \tag{2-17}$$

を用いると

$$x' = r\cos(\theta + \alpha) = r\cos\theta\cos\alpha - r\sin\theta\sin\alpha$$

$$y' = r\sin(\theta + \alpha) = r\sin\theta\cos\alpha + r\cos\theta\sin\alpha$$

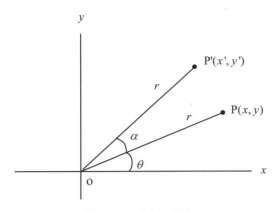

図 2-12 座標の回転

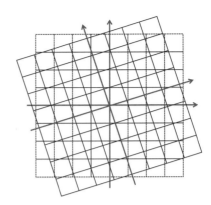

図 2-13 画像の回転処理に使用する配列（セル）

ここで

$$x = r\cos\theta, \quad y = r\sin\theta$$

であるから

$$x' = x\cos\alpha - y\sin\alpha$$
$$y' = x\sin\alpha + y\cos\alpha \tag{2-18}$$

行列では以下のように表される．

$$\begin{pmatrix} x' \\ y' \end{pmatrix} = \begin{pmatrix} \cos\alpha & -\sin\alpha \\ \sin\alpha & \cos\alpha \end{pmatrix} \begin{pmatrix} x \\ y \end{pmatrix} \tag{2-19}$$

図 2-13 の実線は（2-16）式で反時計回りに回転させた画像，背景の点線は画像を格納する座標を示す．最近傍補間は回転後の座標 (x', y') を整数化し背景の座標に原画像の値を割り振るので，(x', y') によっては整数化の際に背景の座標に値が入らない可能性があり欠損を生じる．図 2-14 に（a）原画像，（b）5°，（c）10°，（d）20°，（e）30°，（f）45° 回転した画像を示す．画像は数式通りに反時計回りに回転しているが，値のない欠損が（b）5°，（c）10°，（d）30° と回転角が大きくなるにつれ観察される．

これを避けるには（2-19）式を逆にして回転後の画像の画素が原画像のどの画素に対応するか，という観点からプログラムを作成する．（2-19）式の行列は正規直交行列なので逆行列は転置して求められ，回転後の座標 (x', y') から回転前の座標は

$$\begin{pmatrix} x \\ y \end{pmatrix} = \begin{pmatrix} \cos\alpha & \sin\alpha \\ -\sin\alpha & \cos\alpha \end{pmatrix} \begin{pmatrix} x' \\ y' \end{pmatrix} \tag{2-20}$$

となる．図 2-15 に処理画像を示す．（a）原画像，（b）5°，（c）10°，（d）20°，（e）30°，（f）45° 回転した画像を示す．画像は反時計回りに回転し欠損を生じない．

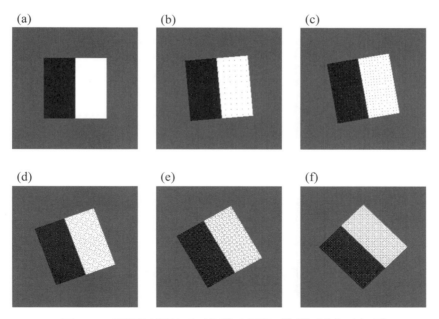

図 2-14　最近傍補間による画像の回転（欠損が生じる処理）

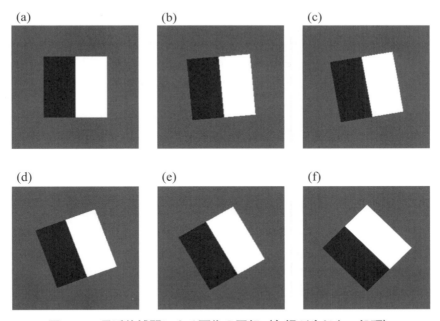

図 2-15　最近傍補間による画像の回転（欠損が生じない処理）

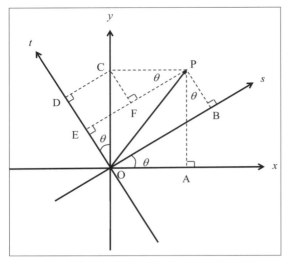

図 2-16　固定座標系 (x, y) と θ だけ反時計回りに回転した回転座標系 (s, t)

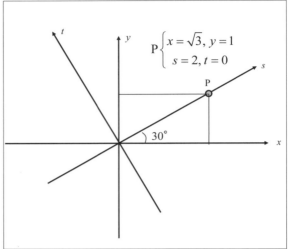

図 2-17　点 P を 2 つの座標系で表す

〔第 4 節〕　固定座標系と回転座標系

画像の回転は (x, y) 座標系 1 つで行えるが，図 2-16 のように CT では被検者に固定した座標とその回りを回転する検出器の座標を表す 2 つの座標系が必要になり，前者を固定座標系 (x, y)，後者を回転座標系 (s, t) ということにする．回転座標系は固定座標系から反時計回りに θ 回転している．x 軸と s 軸あるいは y 軸と t 軸のなす角度が θ である．固定座標系と回転座標系の関係は次式で表される．

$$\begin{pmatrix} s \\ t \end{pmatrix} = \begin{pmatrix} \cos\theta & \sin\theta \\ -\sin\theta & \cos\theta \end{pmatrix} \begin{pmatrix} x \\ y \end{pmatrix} \tag{2-21}$$

例えば，図 2-17 のように点 P の座標を固定座標系で $x = \sqrt{3}$，$y = 1$ とし，固定座標系から 30° 傾いた回転座標系で点 P を見ると $\theta = 30°$ なので $s = 2$，$t = 0$ となる．

$$\begin{pmatrix} s \\ t \end{pmatrix} = \begin{pmatrix} \cos\dfrac{\pi}{6} & \sin\dfrac{\pi}{6} \\ -\sin\dfrac{\pi}{6} & \cos\dfrac{\pi}{6} \end{pmatrix} \begin{pmatrix} x \\ y \end{pmatrix}$$

$$= \begin{pmatrix} \dfrac{\sqrt{3}}{2} & \dfrac{1}{2} \\ -\dfrac{1}{2} & \dfrac{\sqrt{3}}{2} \end{pmatrix} \begin{pmatrix} \sqrt{3} \\ 1 \end{pmatrix} = \begin{pmatrix} \dfrac{\sqrt{3}}{2} \times \sqrt{3} + \dfrac{1}{2} \times 1 \\ -\dfrac{1}{2} \times \sqrt{3} + \dfrac{\sqrt{3}}{2} \times 1 \end{pmatrix} = \begin{pmatrix} 2 \\ 0 \end{pmatrix}$$

(2-21) 式を導出する．点 O と点 B の距離を $\overline{\mathrm{OB}}$，点 O と点 C の距離を $\overline{\mathrm{OC}}$ のように表すことにする．

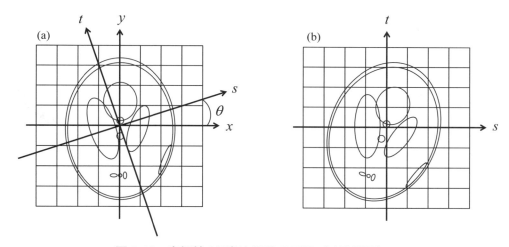

図 2-18　座標軸の回転と画像の回転（時計回り）

$$\overline{OA} = x, \quad \overline{OC} = y, \quad \overline{OB} = s, \quad \overline{OE} = t$$

図 2-16 から

$$s = \overline{OB} = \overline{EF} + \overline{FP}$$

$$= \overline{OC}\sin\theta + \overline{OA}\cos\theta = x\cos\theta + y\sin\theta$$

$$t = \overline{OE} = \overline{OD} - \overline{ED}$$

$$= \overline{OC}\cos\theta - \overline{OA}\sin\theta = -x\sin\theta + y\cos\theta$$

したがって（2-21）式が得られる．

　画像の回転処理を回転座標系から考えてみよう．図 2-18（a）のように (s, t) 座標系が反時計回りに θ 回転すると画像は（b）のように時計回りに θ 回転する．回転後の画像は (s, t) 座標系で表されるため画像は回転座標系と逆の回転をする．したがって，画像を時計回りに回転させるのに必要な回転座標系の座標が補間で参照する原画像の座標は（2-21）式から

$$\begin{pmatrix} x \\ y \end{pmatrix} = \begin{pmatrix} \cos\theta & -\sin\theta \\ \sin\theta & \cos\theta \end{pmatrix} \begin{pmatrix} s \\ t \end{pmatrix} \tag{2-22}$$

となる．図 2-19 に処理画像を示す．（a）原画像，（b）10°，（c）30°，（d）45°，（e）60°，（f）90°，（g）120° はそれぞれ時計回りに回転した画像，（h）は 360° 方向について t 軸に平行な直線に沿って積分（線積分）して得られる投影で縦は回転角 θ，横は座標 s を表す．図 2-20 の 2-3 Shepp_回転_最近傍補間.xlsx において，原画像のセル範囲【C7：DZ134】，原画像の参照座標 j のセル範囲【C139：DZ266】，参照座標 i のセル範囲【C273：DZ400】，計算範囲の判定【C407：DZ534】，処理画像【C540：DZ667】，C$138 は x 座標，$B273 は y 座標を表すことは平行移動のときと同じである．図 2-21 に回転の処理ステップ（a）〜（e）を画像化して示す．

　反時計回りに画像を回転させるのに参照する原画像の座標は次式で表される．

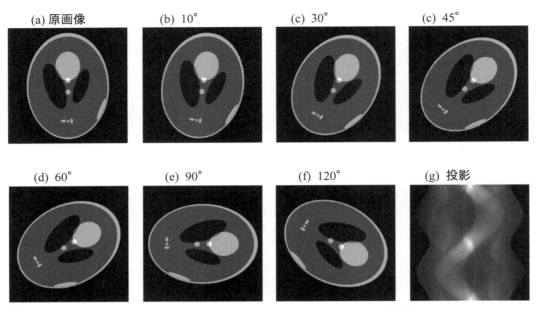

図 2-19 座標軸の反時計回りの回転による画像の回転（時計回り）

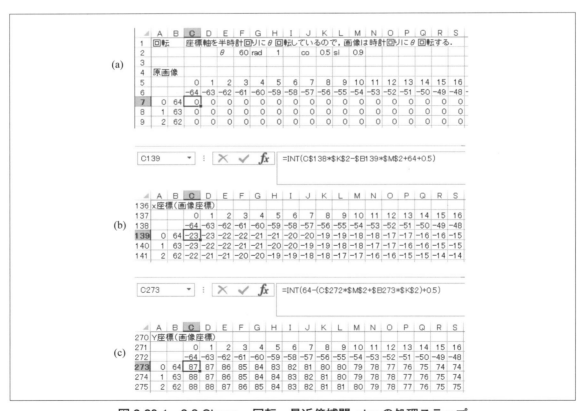

図 2-20-1　2-3 Shepp_回転_最近傍補間.xlsx の処理ステップ

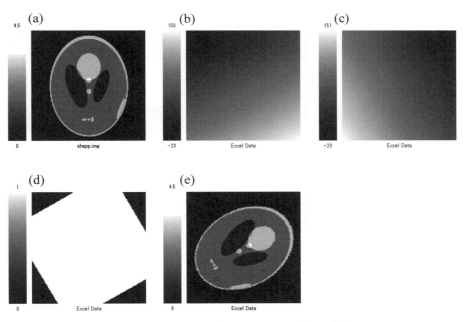

図 2-20-2 2-3 Shepp_回転_最近傍補間.xlsx の処理ステップ

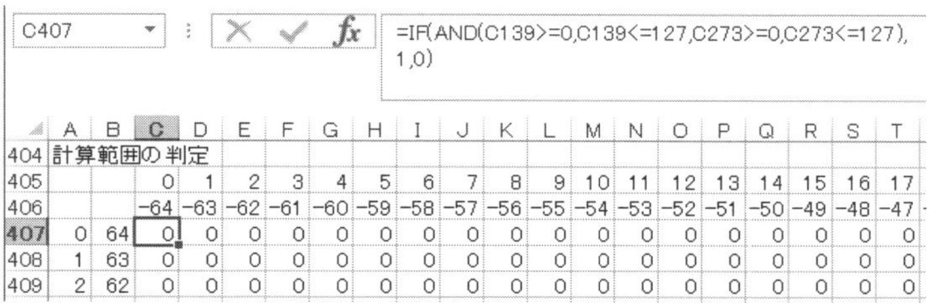

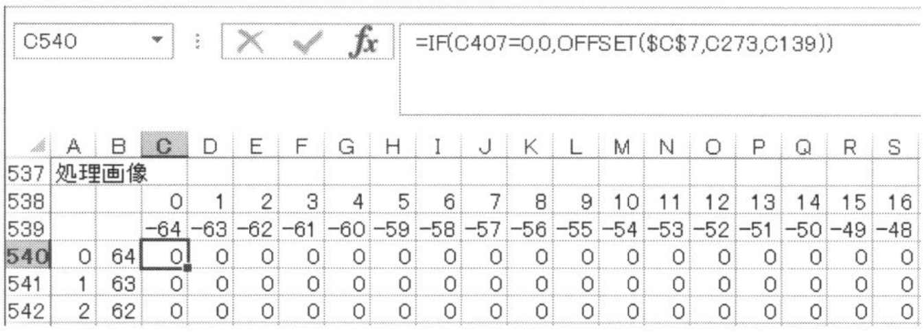

図 2-21 画像の回転処理ステップの画像化

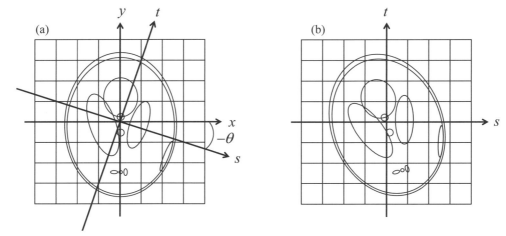

図 2-22 座標軸の回転と画像の回転（反時計回り）

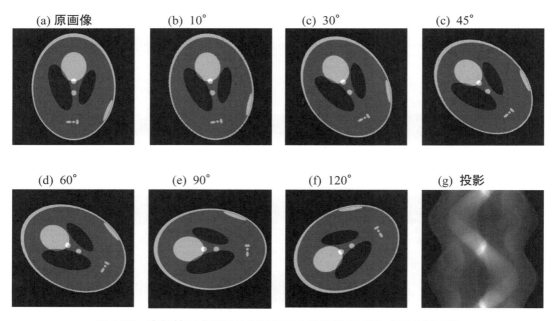

図 2-23 座標軸の時計回りの回転による画像の回転（反時計回り）

$$\begin{pmatrix} x \\ y \end{pmatrix} = \begin{pmatrix} \cos(-\theta) & -\sin(-\theta) \\ \sin(-\theta) & \cos(-\theta) \end{pmatrix} \begin{pmatrix} s \\ t \end{pmatrix} = \begin{pmatrix} \cos\theta & \sin\theta \\ -\sin\theta & \cos\theta \end{pmatrix} \begin{pmatrix} s \\ t \end{pmatrix} \tag{2-23}$$

図 2-22 は (a) (s, t) 座標系が時計回りに θ 回転したとき，画像を (b) のように反時計回りに θ 回転させる模式図を示す．**図 2-23** に処理画像を示す．(a) 原画像，(b) 10°，(c) 30°，(d) 45°，(e) 60°，(f) 90°，(g) 120° はそれぞれ時計回りに回転した画像，(h) は 360°方向の投影である．

〔第5節〕 アフィン変換

画像の平行移動，拡大・縮小，回転等の幾何学的変換は次式のアフィン変換で表される．

$$x' = ax + by + e$$
$$y' = cx + dy + f \qquad (2\text{-}24)$$

この式は行列を用いると次式で表される．

$$\begin{pmatrix} x' \\ y' \end{pmatrix} = \begin{pmatrix} a & b \\ c & d \end{pmatrix} \begin{pmatrix} x \\ y \end{pmatrix} + \begin{pmatrix} e \\ f \end{pmatrix} \qquad (2\text{-}25)$$

変換後の画像を作成するために参照する原画像の座標は次式で表される．

$$\begin{pmatrix} x \\ y \end{pmatrix} = \frac{1}{|A|} \begin{pmatrix} d & -b \\ -c & a \end{pmatrix} \begin{pmatrix} x'-e \\ y'-f \end{pmatrix} \qquad (2\text{-}26)$$

ここで，$|A|$は (2-25) 式で右辺第1項の行列の行列式を表し $|A| = ad - bc$ である．(2-25) 式の右辺第2項をゼロと置き，x軸，y軸，対角線 ($y = x$) に関し対称な画像を作成してみよう．ある直線に関して，対称な位置に反転する変換を鏡映という．なお，簡便化のため Excel のプログラムでは行列式がゼロになる場合の措置を行っていない．そこで，行列の要素 a, b, c, d には行列式がゼロにならないように入力する必要があることをご了承願いたい．

(a) 恒等変換

$$\begin{pmatrix} x' \\ y' \end{pmatrix} = \begin{pmatrix} 1 & 0 \\ 0 & 1 \end{pmatrix} \begin{pmatrix} x \\ y \end{pmatrix} = \begin{pmatrix} x \\ y \end{pmatrix} \qquad (2\text{-}27)$$

(b) y軸に関し対称

$$\begin{pmatrix} x' \\ y' \end{pmatrix} = \begin{pmatrix} -1 & 0 \\ 0 & 1 \end{pmatrix} \begin{pmatrix} x \\ y \end{pmatrix} = \begin{pmatrix} -x \\ y \end{pmatrix} \qquad (2\text{-}28)$$

(c) x軸に関し対称

$$\begin{pmatrix} x' \\ y' \end{pmatrix} = \begin{pmatrix} 1 & 0 \\ 0 & -1 \end{pmatrix} \begin{pmatrix} x \\ y \end{pmatrix} = \begin{pmatrix} x \\ -y \end{pmatrix} \qquad (2\text{-}29)$$

(d) 対角線に関し対称

$$\begin{pmatrix} x' \\ y' \end{pmatrix} = \begin{pmatrix} 0 & 1 \\ 1 & 0 \end{pmatrix} \begin{pmatrix} x \\ y \end{pmatrix} = \begin{pmatrix} y \\ x \end{pmatrix} \qquad (2\text{-}30)$$

(e) 対角線に関し対称なものと y 軸に関し対称

$$\begin{pmatrix} x' \\ y' \end{pmatrix} = \begin{pmatrix} 0 & -1 \\ 1 & 0 \end{pmatrix} \begin{pmatrix} x \\ y \end{pmatrix} = \begin{pmatrix} -y \\ x \end{pmatrix} \qquad (2\text{-}31)$$

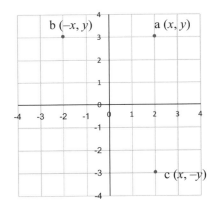 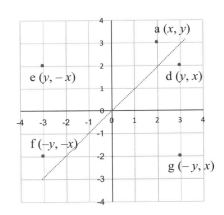

図 2-24　鏡映の例（点）

(f)　対角線に関し対称なものと原点に関し対称

$$\begin{pmatrix} x' \\ y' \end{pmatrix} = \begin{pmatrix} 0 & -1 \\ -1 & 0 \end{pmatrix} \begin{pmatrix} x \\ y \end{pmatrix} = \begin{pmatrix} -y \\ -x \end{pmatrix} \quad (2\text{-}32)$$

(g)　対角線に関し対称なものと x 軸に関し対称

$$\begin{pmatrix} x' \\ y' \end{pmatrix} = \begin{pmatrix} 0 & 1 \\ -1 & 0 \end{pmatrix} \begin{pmatrix} x \\ y \end{pmatrix} = \begin{pmatrix} y \\ -x \end{pmatrix} \quad (2\text{-}33)$$

(h)　原点に関し対称な画像は次式で表される．

$$\begin{pmatrix} x' \\ y' \end{pmatrix} = \begin{pmatrix} -1 & 0 \\ 0 & -1 \end{pmatrix} \begin{pmatrix} x \\ y \end{pmatrix} = \begin{pmatrix} -x \\ -y \end{pmatrix} \quad (2\text{-}34)$$

図 2-24 は $(x, y) = (2, 3)$ の点について対称な点を示す．図 2-25〜図 2-28 は 1 行 1 列の原画像（a）について上記の関係を示す．はじめに，図 2-24 の点の例で各変換を確認した後，画像を眺めるとわかりやすい．図 2-25（d）で第 1 象限にある 2 つの画像のうち下側は原画像，左上側の画像は対角線に関し原画像に対称な画像である．この画像と原点に関し対称な画像が（f）になる．図 2-29 に 2-4 Shepp_アフィン変換_最近傍補間 .xlsx の処理ステップ（a）〜（e）を画像化して示す．ここでは（2-25）式の e と f をゼロとしている．

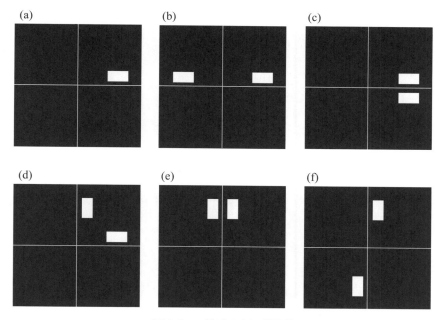

図 2-25 鏡映の例（矩形）

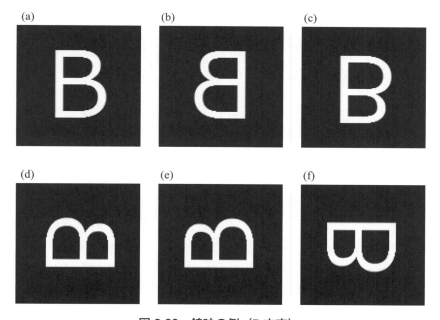

図 2-26 鏡映の例（B 文字）

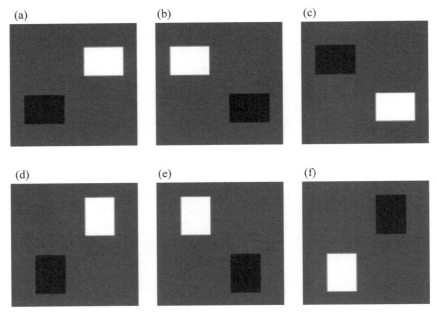

図 2-27　鏡映の例（2つの矩形）

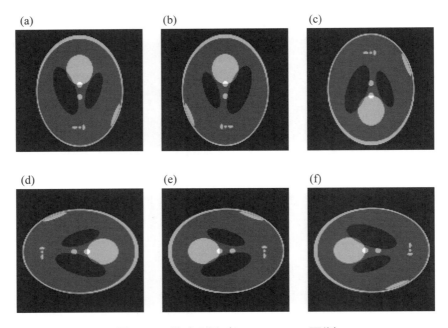

図 2-28　鏡映の例（Shepp-Logan 画像）

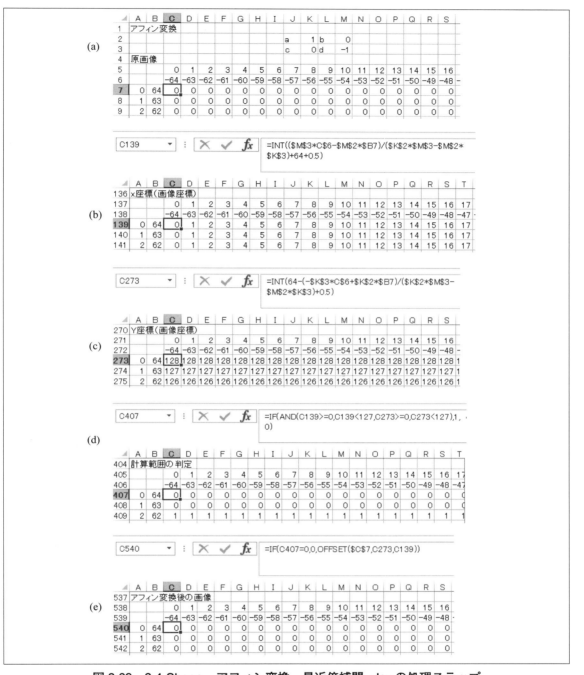

図2-29　2-4 Shepp_アフィン変換_最近傍補間.xlsx の処理ステップ

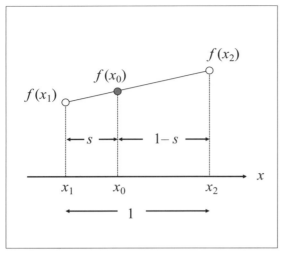

図 2-30　1 次元線形補間　　　　　図 2-31　2 次元線形補間

〔第 6 節〕　線形補間

1 次元線形補間は**図 2-30** で画素 x_1 の値 $f(x_1)$ と画素 x_2 の値 $f(x_2)$ が直線関係にあるとし，x_0 の値 $f(x_0)$ を求める処理である．2 点間の直線の方程式を用いると

$$y = \frac{y_2 - y_1}{x_2 - x_1} x + y_1 \tag{2-35}$$

x_1 から s だけ離れた位置にある x_0 の値 $f(x_0)$ は次式で表される．

$$f(x_0) = \frac{f(x_2) - f(x_1)}{x_2 - x_1} s + f(x_1) \tag{2-36}$$

画像では画素間の距離は 1 画素単位なのでは $x_2 - x_1 = 1$ として $f(x_0)$ は

$$f(x_0) = (f(x_2) - f(x_1))s + f(x_1) = (1-s)f(x_1) + s f(x_2) \tag{2-37}$$

となる．1 次元線形補間は距離の逆比に応じた重み付けをしてその総和値を割り当てる．すなわち，たすき掛けの計算となる．2 次元線形補間は 1 次元線形補間を x 方向と y 方向に行う処理なので，1 次元線形補間のたすき掛けを記憶しておくと 2 次元線形補間をイメージしやすい．**図 2-31** は 2 次元線形補間を示す．はじめに x 方向に 1 次元線形補間を行う．

$$f(x_0, y_1) = f(x_1, y_1) + \frac{f(x_2, y_1) - f(x_1, y_1)}{1} s \tag{2-38}$$

$$f(x_0, y_2) = f(x_1, y_2) + \frac{f(x_2, y_2) - f(x_1, y_2)}{1} s \tag{2-39}$$

次に y 方向に 1 次元線形補間を行う．

$$f(x_0, y_0) = f(x_0, y_1) + \frac{f(x_0, y_2) - f(x_0, y_1)}{1} t \tag{2-40}$$

(2-40) 式に (2-38) 式,(2-39) 式を代入すると複雑になるので,いくつかの部分に分けて整理する.

$$(f(x_0, y_2) - f(x_0, y_1))t$$
$$= (f(x_1, y_2) + \frac{f(x_2, y_2) - f(x_1, y_2)}{1}s - f(x_1, y_1) - \frac{f(x_2, y_1) - f(x_1, y_1)}{1}s)t$$
$$= f(x_1, y_2)t + (f(x_2, y_2) - f(x_1, y_2))ts - f(x_1, y_1)t + (-f(x_2, y_1) + f(x_1, y_1))ts$$
$$= f(x_1, y_1) + (f(x_2, y_1) - f(x_1, y_1))s + f(x_1, y_2)t + (f(x_2, y_2) - f(x_1, y_2))ts - f(x_1, y_1)t$$
$$+ (-f(x_2, y_1) + f(x_1, y_1))ts$$

ここで4点の画素に掛かる係数はそれぞれ

$$f(x_1, y_1): \quad (1-s)f(x_1, y_1) - f(x_1, y_1)t + f(x_1, y_1)ts$$
$$= f(x_1, y_1)(ts - t + 1 - s) = (1-s)(1-t)f(x_1, y_1)$$
$$f(x_2, y_1): \quad f(x_2, y_1)s - f(x_2, y_1)ts = s(1-t)f(x_2, y_1)$$
$$f(x_1, y_2): \quad f(x_1, y_2)t - f(x_1, y_2)ts = (1-s)t\,f(x_1, y_2)$$
$$f(x_2, y_2): \quad st\,f(x_2, y_2)$$

となるから2次元線形補間は次式で表される.

$$f(x_0, y_0) = (1-s)(1-t)f(x_1, y_1) + (1-s)t\,f(x_1, y_2)$$
$$+ s(1-t)f(x_2, y_1) + st\,f(x_2, y_2) \tag{2-41}$$

このように2次元線形補間は1次元線形補間のたすき掛けの関係になっていることがわかる.

図 2-32 は 2-5 Lena256_ アフィン変換 .xlsx で 256×256 画素の画像を反時計回りに 30° 回転後, x 方向に 10, y 方向に 20 推移させる次式のアフィン変換を線形補間で行う例を示す.

$$\begin{pmatrix} x' \\ y' \end{pmatrix} = \begin{pmatrix} \cos 30° & -\sin 30° \\ \sin 30° & \cos 30° \end{pmatrix} \begin{pmatrix} x \\ y \end{pmatrix} + \begin{pmatrix} 10 \\ 20 \end{pmatrix} \tag{2-42}$$

回転行列の行列式は $|A| = ad - bc = 1$ であるから参照する原画像の座標は

$$\begin{pmatrix} x \\ y \end{pmatrix} = \begin{pmatrix} \cos 30° & \sin 30° \\ -\sin 30° & \cos 30° \end{pmatrix} \begin{pmatrix} x' - 10 \\ y' - 20 \end{pmatrix} \tag{2-43}$$

となる.**図 2-32** (a) は (2-42) 式の係数行列を示す.(b),(c) は (2-26) 式を Excel で書いている.

(b),(c):原画像の参照座標
【C268】 = ($M$3*(C$6-$O$2)-$M$2*($B$7-$O$3))/($K$2*$M$3-$M$2*$K$3)+128
【C529】 = 128-(-$K$3*(C$6-$O$2)+$K$2*($B$7-$O$3))/($K$2*$M$3-$M$2*$K$3)

(d):計算範囲の判定
【C790】 = IF(AND(C268>=0,C268<=255,C529>=0,C529<=255),1,0)

(e),(f):1 画素内の距離計算
【C1051】 = C268-INT(C268)
【C1312】 = C529-INT(C529)

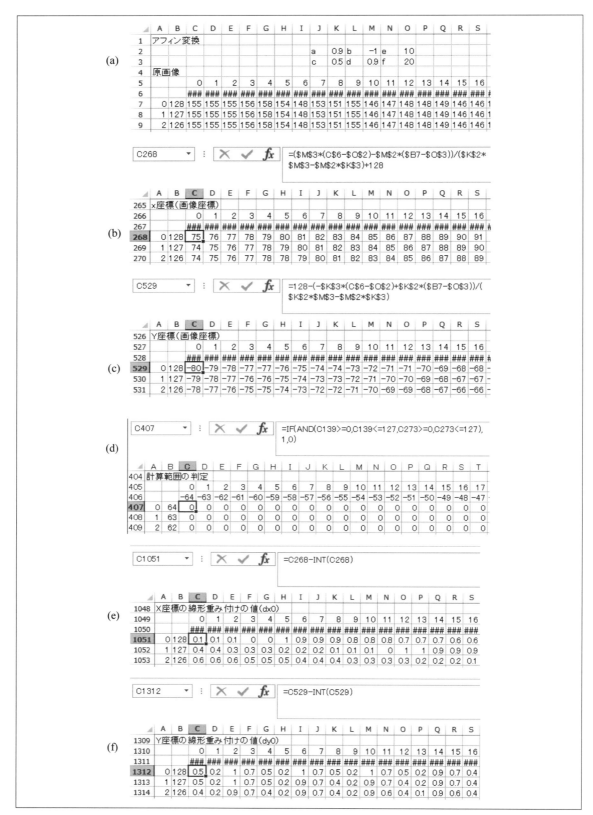

図 2-32-1　2-5 Lena256 _ アフィン変換 _ 線形補間 .xlsx の処理ステップ

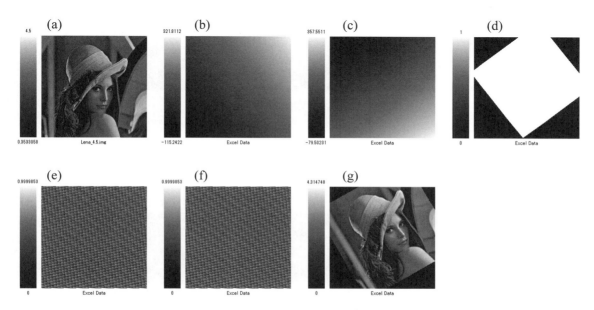

図 2-32-2　2-5 Lena256 _ アフィン変換 _ 線形補間 .xlsx の処理ステップ

図 2-33　画像のアフィン変換処理ステップの画像化（線形補間）

（g）：2 次元線形補間
　　【C1573】＝ IF(C790=0,0,(1-C1051)*(1-C1312)*OFFSET($C$7,INT(C529),INT(C268))
　　　　　　　　+C1051*(1-C1312)*OFFSET($C$7,INT(C529),INT(C268+1))
　　　　　　　　+(1C1051)*C1312*OFFSET($C$7,INT(C529+1),INT(C268))
　　　　　　　　+C1051*C1312*OFFSET($C$7,INT(C529+1),INT(C268+1)))

図 2-33 は図 2-32 の処理ステップを画像化し示す．
　図 2-34 はアフィン変換の（2-24）式の右辺第 2 項の係数 e, f を用いた平行移動，図 2-35 は（2-24）式の右辺第 1 項を用いた拡大・縮小，図 2-36 は回転，鏡像，せん断の例である．図 2-34 の（b）e 0_f–10 は $a = b = c = d = 0$ で $e = 0, f = -10$ のみが値を持つことを示す．図 2-35 の（b）a 0.9_b 1 は $c = d = e = f = 0$ で a と b のみが値を持つことを示す．図 2-36 は $e = f = 0$ にして $a \sim d$ の値を変えている．

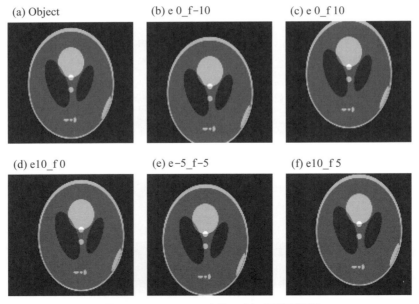

図 2-34　アフィン変換の例（平行移動）

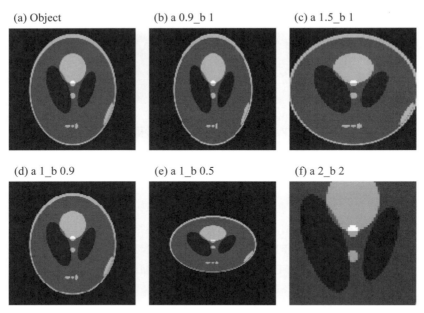

図 2-35　アフィン変換の例（拡大・縮小）

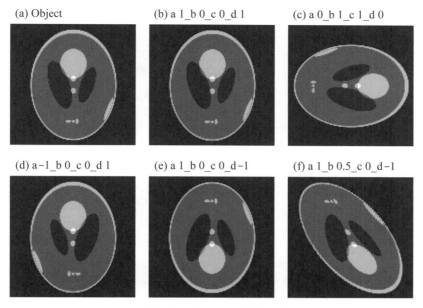

図 2-36 アフィン変換の例

〔第 7 節〕 解像度変換

解像度を変換する最も単純な方法は，線形的にリサンプリングする方法である．線形的なリサンプリングは（2-39）式の線形補間の式で表される．解像度を半分にする場合は，（2-41）式で $s = t = 1/2$ と置けば

$$f(x_0, y_0) = \frac{1}{4}\{f(x_1, y_1) + f(x_1, y_2) + f(x_2, y_1) + f(x_2, y_2)\} \tag{2-44}$$

となり，図 2-37 に示すように上下左右の 4 つの画素を平均化することに相当する．この解像度を半分にする操作を繰り返すことにより，図 2-38 に示すように解像度を 1/2, 1/4, 1/8 と低くしていくことができる．線形解像度変換の場合はリサンプリングした画素の値は隣接する 4 つの画素値から求めることになる．2-6 画像表示（256 平均化）.xlsx を用い 256×256 画像から画素の値を平均し 128×128, 64×64, 32×32 画像に解像度変換してみよう．256×256 画素の画像から 128×128 画素の画像を作るには前者の左上部に位置する 4 つの画素を平均し後者の 1 つの画素に割り当てる．次に 256×256 画素の画像について行方向と列方向にそれぞれ 2 だけ推移させた範囲の平均を求め，この値を 128×128 画素の画像に割り当てる．このようにして順次，画素数を減少させた画像が得られる．図 2-39（a）は 32×32 画素，（b）は 64×64 画素の Lena 画像を示す．64×64 画素の画像から 32×32 画素の画像を作成するには，【E4】に以下のように入力し【AJ35】まで複写する．

【E4】＝ (OFFSET('64×64 画像 '!$E$4,2*(ROW( )-4),2*(COLUMN( )-5))
　　　　+OFFSET('64×64 画像 '!$E$4,2*(ROW( )-4)+1,2*(COLUMN( )-5))
　　　　+OFFSET('64×64 画像 '!$E$4,2*(ROW( )-4),2*(COLUMN( )-5)+1)
　　　　+OFFSET('64×64 画像 '!$E$4,2*(ROW( )-4)+1,2*(COLUMN( )-5)+1))/4

OFFSET 関数は括弧内の第 1 引数で指定されるセルを基準に，第 2 引数が示す数だけ行方向に推移し

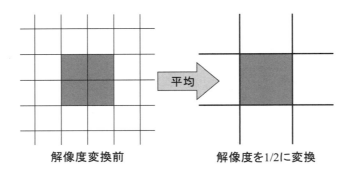

図 2-37　解像度変換

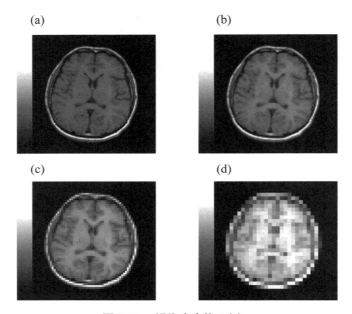

図 2-38　解像度変換の例

第 3 引数が示す数だけ列方向に推移した位置のセルを参照する．第 1 引数の '64×x64 画像 '!\$E\$4 は 64×64 画像のシートの【E4】を絶対参照しているので，数式が【E4】から【AJ35】まで複写されても必ず【E4】が推移の起点になる．64×64 画像はシートの名前であり，他に 32×32 画像，128×128 画像，256×256 画像の 4 つのシート名がある．32×32 画像シートの【E4】に＝64×64 画像の後に！を付けて＝64×64 画像!\$E\$4 と書き，上記の '64×64 画像' の '　' マークは書く必要がない（Excel のシート名に '　' マークが必要なときは，名前の途中にスペースなどが特殊な記号が入っている場合である）．【E4】の位置は 4 行，5 列である．ROW( ) は【E4】の行を返すので 4 となる．また，COLUMN( ) は【E4】の列を返すので 5 となる．OFFSET('64×64 画像 '!\$E\$4,2*(ROW( )-4),2*(COLUMN( )-5)) は【E4】の位置から行方向に 2*(ROW( )-4) ＝ 2*(4－4) ＝ 0，列方向に 2*(COLUMN( )-5) ＝ 2*(5－5) ＝ 0 だけ推移した位置にある 64×64 画像のセルを参照する．行方向と列方向の推移がいずれもゼロなのでこれは【E4】と

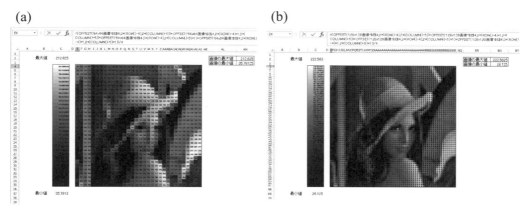

図2-39　2-6 画像表示（256 平均化）.xlsx の処理ステップ

なる．2行の 2*(ROW( )-4))+1 は 2*(4 − 4) + 1 = 1，2*(COLUMN( )-5) = 2*(5 − 5) = 0 なので【E5】を参照する．3行の 2*(ROW( )-4) は 0，2*(COLUMN( )-5)+1 = 1 なので【F4】，4行の 2*(ROW( )-4)+1 = 1，2*(COLUMN( )-5)+1) = 1 なので【F5】を参照する．64×64 画像の4つのセル【E4】，【F4】，【E5】，【F5】の値を足し算し4で除しその平均値を 32×32 画像の【E4】の値としている．

〈第3章〉
畳み込みと空間フィルタ処理

畳み込み定理は線形システムの入出力の記述に使われる他,線形フィルタ処理などの画像処理に登場する.畳み込みはわかりにくい演算であると言われているが,信号処理・画像処理において大変重要である.画像処理を勉強していくには畳み込みの理解が不可欠である.本章では畳み込みのイメージを掴むことを目的に,解析的な計算,図式計算,Excel による計算[7]について述べる.

〔第1節〕 インパルス関数と線線源

図3-1 で原点に中心がある幅 Δx,高さ $1/\Delta x$,面積1の矩形関数 $\Pi(x)$ において,面積を一定値1に保ちながら幅を小さくしていくと高さはそれにつれて高くなっていく.Δx を0に近づければ高さはいくらでも高くなり,図3-2 (a) のように $x = 0$ で高さが無限大になる.(b) は矩形関数の中心が x_0 にある場合を示す.この様子は次式のデルタ関数(インパルス関数)で表せる.

$$\delta(x-x_0) = 0 \qquad (x \neq x_0)$$

$$\int_{-\infty}^{\infty} \delta(x-x_0)\,dx = 1$$

(3-1)

インパルス関数とみなし得るものに図3-3 の線線源がある.核医学で用いられる線線源は幅が1 mm 程度で Δx が0に限りなく近いというわけではないが,イメージング装置の分解能に比較しその幅を無視できればインパルス関数としてよい.線線源をインパルス関数で表す場合,幅 Δx,高さを横幅の単位長さあたりの強度とすれば,線線源の強度は底辺×高さの長方形の面積に等しい(実際の線線源は奥行きの幅がある直方体であるが,ここでは1次元の矩形関数を線線源としている).

面積が1のインパルス関数を単位インパルス関数という.図3-4 は1 cm あたりの強度を10(単位は任意としている)として強度を 10 /cm と表すことにする.線源幅 $\Delta x = 1$ mm で,10 /cm × 1 mm = 1 となるからこの線線源は mm を基準単位とする単位インパルス関数である.

単位インパルス関数
幅　　　Δx
高さ　　$1/\Delta x$
面積　　1

それでは,任意の強度 A の線線源は単位インパルス関数を用いてどのように表されるであろうか.単位インパルス関数は幅が Δx のとき高さは $1/\Delta x$ であるから,線形性が成り立つイメージングシステムでは幅が同じ Δx で高さが A の線線源は入力として単位インパルス関数の $A/(1/\Delta x) = A\Delta x$ 倍

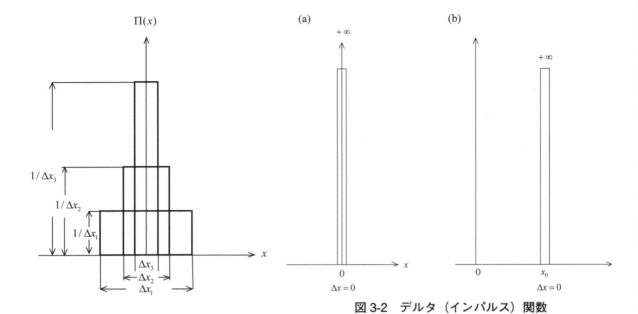

図 3-1 面積 1 の矩形関数

図 3-2 デルタ（インパルス）関数

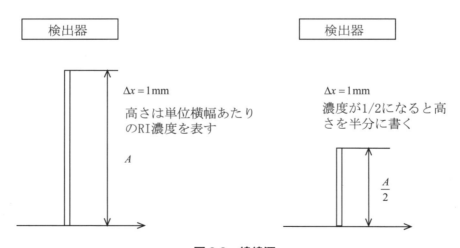

図 3-3 線線源

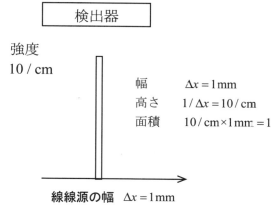

図3-4　単位インパルス関数

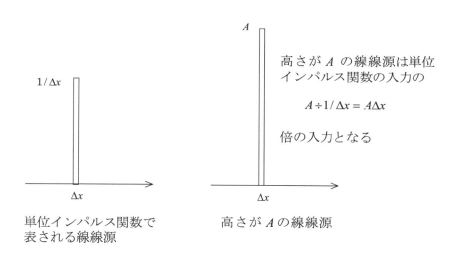

図3-5　強度Aの線線源

だけの作用をするはずである（図3-5）．

　図3-6の線線源をイメージング装置で撮影すると，位置を表す横座標に対し縦座標は測定値になりこれが線広がり関数である．線広がり関数は位置xに対して測定値をプロットしたもので，xとともに変わるから$h(x)$と書く．システムへの入出力関係で捉えると，入力は線線源，システムはイメージング装置，出力は線広がり関数である．図3-7で単位インパルス関数の線線源に対する出力が線広がり関数$h(x)$ならば，線形なイメージングシステムでは単位インパルス関数の$A\Delta x$倍の線線源に対する線広がり関数は$h(x)A\Delta x$である．これは位置xの$h(x)$において各位置で高さを$A\Delta x$倍したものである．

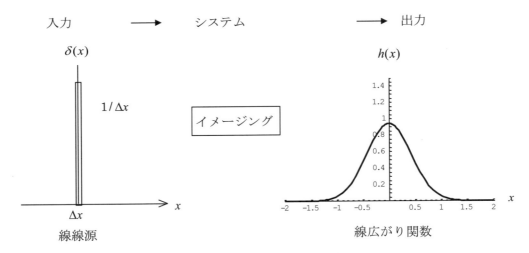

図 3-6　線線源と線広がり関数

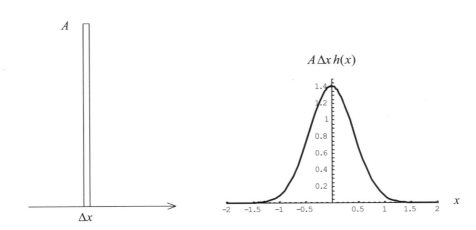

図 3-7　$A\Delta x$ 倍の線線源に対する線広がり関数

〔第2節〕　線形性と重ね合わせ

　図3-8のように線形システムでは入力と出力が直線関係にあるので，入力が$A\Delta x$倍になれば出力も$A\Delta x$倍になる．しかし，入力と出力が直線関係にない非線形システムでは，入力が$A\Delta x$倍となっても出力は$A\Delta x$倍とはならない．線形および位置不変性（shift-invariant）システムでは被写体を$f(x)$，イメージを$g(x)$（実際の画像は2次元の$f(x,y)$，$g(x,y)$であるが簡単のため1次元で表す），a，bを任意定数として

　　　1)　入力が$af(x)$のとき出力は$ag(x)$
　　　2)　入力が$af_1(x) + bf_2(x)$のとき出力は$ag_1(x) + bg_2(x)$
　　　3)　入力が$f(x - x_0)$のとき出力は$g(x - x_0)$

が成り立つ．

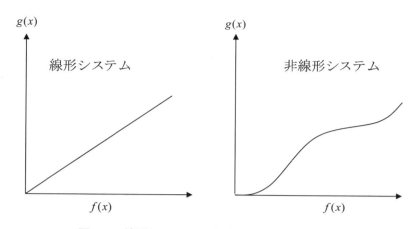

図 3-8 線形システムと非線形システムの入出力

2）は入力 $f_1(x)$, $f_2(x)$ に対する出力を $g_1(x)$, $g_2(x)$ とするとき，入力 $af_1(x)+bf_2(x)$ に対する出力は $g_1(x)$ の a 倍と $g_2(x)$ の b 倍との足し算になることを示す．3）は位置不変性システムの入出力を示す．$f(x-x_0)$ は $f(x)$ の x を $(x-x_0)$ に置き換えたものだから，$f(x)$ を x 軸に沿って x_0 だけ平行移動したものである．図 3-9（a）でイメージング装置の中心（$x=0$）に線線源を置いて撮影すると線広がり関数の中心は $x=0$ にある．図 3-9（b）は線線源を x 軸の方向に x_0 だけ移動して撮影すれば，線広がり関数の中心も同様に x_0 だけ移動した位置に来ることを意味する．2）が成り立てば，$f_1(x)$，$f_2(x)$ を独立に撮影して得た強度分布 $g_1(x)$，$g_2(x)$ を重ね合わせたものと，$f_1(x)$ と $f_2(x)$ を同時撮影（2つの和に相当）したときの強度分布 $g_1(x)+g_2(x)$ は等しい．図 3-9（c）は線形性と位置不変性を用い，線線源 1 と線線源 2 からなる入力の出力をそれぞれの線広がり関数の和として求めたものである．これらはまたイメージング装置の分解能を表す半値幅（FWHM）の意味を示している．図 3-9 は線線源 1 に対し線線源 2 を半値幅の 1 倍（1×FWHM）離して置いた場合の出力を示す．図 3-10 は 0.5×FWHM，図 3-11 は 2×FWHM 倍離して置いた場合の出力を示す．線線源 1 と線線源 2 が半値幅まで離れると山と谷が現れ 2 つの線線源があることがわかる．線源間距離が半値幅よりも小さければ，2 つの線線源は識別できなく出力分布には 1 つの山があるだけである．線源間距離が半値幅よりも大きくなると，各線線源の線広がり関数が互いに重なる部分が少なく 2 つの線線源はさらに明瞭に識別できる．

　　半値幅：2 線線源が半値幅以上離れていれば識別可能

以上は 2）について線線源を用い説明したが，任意の強度分布は線線源を用い表せるので $f_1(x)$，$f_2(x)$ はどのような形であってもよい．

　図 3-12 は矩形波を位置が異なる線線源の集まりとみなし，線広がり関数をそれら線線源の各位置に配置し重なる部分を足し算し求めた出力（1 次元のイメージ）を示す．

　線形性と位置不変性が成り立つと被写体とイメージの入出力関係は畳み込み（重畳）で表される．図 3-13 で強度分布 $f(x)$ を 4 つの矩形関数，線広がり関数を $h(x)$，1 つの矩形関数に対する出力を $g(x)$ とすれば，線形性から全体の出力は個々の矩形関数と線広がり関数の畳み込みの和である．すなわち，一度に 4 つの矩形関数と線広がり関数の複雑な畳み込みを計算しなくても独立に計算した $g(x)$ を足し算すればよい．このように，線形性が成り立つ撮影装置の入出力関係を解析する場合には，入力波形

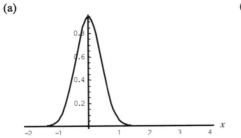
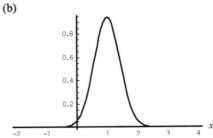
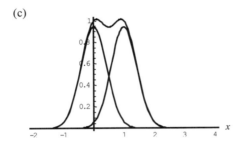

図3-9　線形イメージングシステムにおける2つの線線源に対する出力
（a）線線源1を原点に置いた場合の出力，（b）線線源2を原点から半値幅（$1 \times \text{FWHM}$）だけ離して置いた場合の出力，（c）線線源1と線線源2に対する1次元イメージ（出力）．

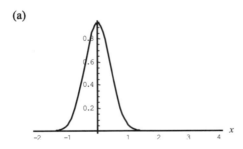
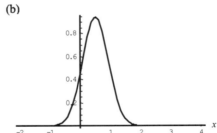
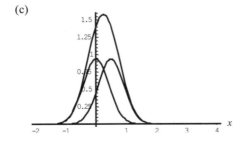

図3-10　線形イメージングシステムにおける2つの線線源に対する出力
（a）線線源1を原点に置いた場合の出力，（b）線線源2を原点から半値幅の0.5倍（$0.5 \times \text{FWHM}$）だけ離して置いた場合の出力，（c）線線源1と線線源2に対する1次元イメージ（出力）．

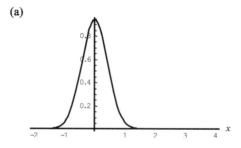
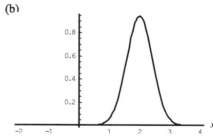
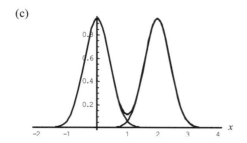

図 3-11 線形イメージングシステムにおける 2 つの線線源に対する出力
(a) 線線源 1 を原点に置いた場合の出力，(b) 線線源 2 を原点から半値幅の 2 倍（2 × FWHM）だけ離して置いた場合の出力，(c) 線線源 1 と線線源 2 に対する 1 次元イメージ（出力）．

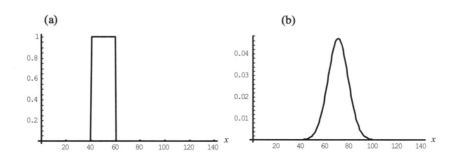
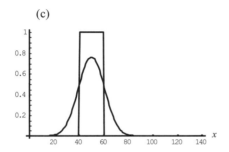

図 3-12 矩形波に対する出力
(a) 矩形波（入力），(b) 線広がり関数，(c) 1 次元のイメージ（出力）
なお，(b) の線広がり関数は (a) の矩形関数と共通の座標に描かれているが，その中心は原点にあるものとしている．(c) は (a) の矩形関数と原点に中心がある線広がり関数の畳み込みを示す．

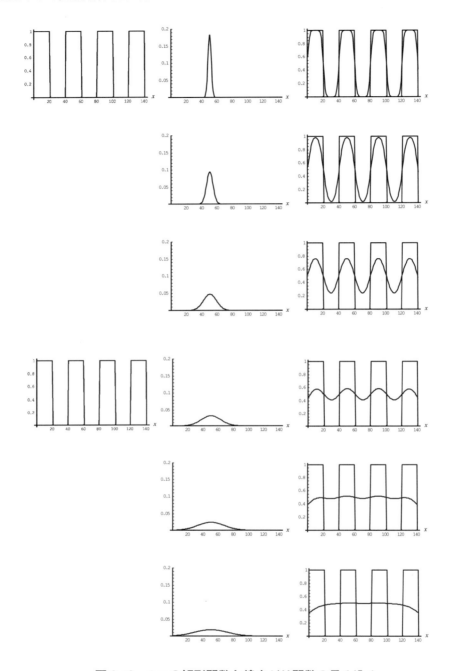

図 3-13　4 つの矩形関数と線広がり関数の畳み込み

1 行 1 列：矩形関数列，2 列：FWHM = 5 の線広がり関数，3 列：畳み込みによる出力（1 次元イメージ），2 行：FWHM = 10，3 行：FWHM = 20，4 行：FWHM = 30，5 行：FWHM = 40，6 行：FWHM = 50 の撮影装置による出力を示す．図 3-12 と同様，線広がり関数は矩形関数と共通の座標に描かれているが，その中心は原点にあるものとしている．3 列は 1 列の矩形関数と原点に中心がある線広がり関数の畳み込みを示す．

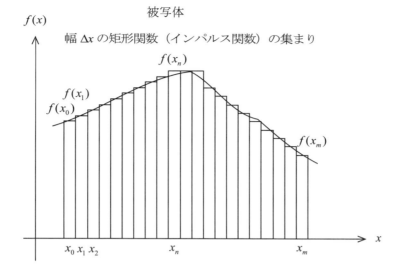

図3-14 被写体のインパルス関数による表現

が複雑ならこれらを簡単な入力波形に分解してからあらためて入力しその出力を合成することができる．図3-13は矩形関数の幅を20，矩形関数と矩形関数との距離を20とし撮影装置の半値幅を変化させたときの出力を示す．

〔第3節〕 被写体の線線源による表現

図3-14の被写体 $f(x)$ をインパルス関数によって表してみよう．$f(x)$ を幅 Δx の矩形関数に分け，それを最初から $f(x_0)$, $f(x_1)$, $f(x_2)$, … $f(x_n)$, …とする．幅 Δx を 1 mm 程度にとり，これらの矩形関数をほぼ1つのインパルス関数と考えることにする．$f(x_n)$ は幅が単位インパルス関数と同じ Δx で高さは $f(x_n)/(1/\Delta x) = f(x_n)\Delta x$ 倍であるから，これを線形システムに入力した場合は単位インパルス関数の $f(x_n)\Delta x$ 倍の作用をする．

図3-14で各インパルス関数の位置はそれぞれ $x = x_0$, x_1, x_2, … x_m と異なるが，これらは（3-1）式を用いそれぞれ $\Delta(x-x_0)$, $\Delta(x-x_1)$, $\Delta(x-x_2)$, … $\Delta(x-x_m)$ と表される．そこで，大きさと位置を考慮したインパルス関数は

$$f(x_0)\Delta x \cdot \delta(x-x_0),\ f(x_1)\Delta x \cdot \delta(x-x_1), \cdots f(x_n)\Delta x \cdot \delta(x-x_n), \cdots \\ f(x_0)\Delta x \cdot \delta(x-x_0), f(x_1)\Delta x \cdot \delta(x-x_1), \cdots, f(x_n)\Delta x \cdot \delta(x-x_n), \cdots \tag{3-2}$$

と書けるので $f(x)$ は次式で表せる．

$$f(x) = \sum_{n=0}^{m} f(x_n)\Delta x \cdot \delta(x-x_n) \tag{3-3}$$

（3-3）式において左辺の x を $x = x_0$ と置くと

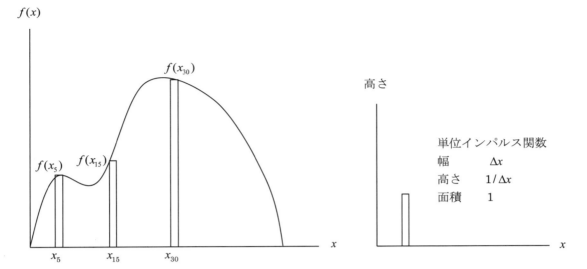

図 3-15　被写体のインパルス関数による表現

$$f(x_0) = \sum_{n=0}^{m} f(x_n)\Delta x \cdot \delta(x_0 - x_n)$$

となり，インパルス関数の性質によって $x_n = x_0$ のとき以外は 0 だから

$$f(x_0) = f(x_0)\Delta x \cdot \delta(x_0 - x_0) \tag{3-4}$$

となる．同様に左辺の x を $x = x_1$ と置くと

$$f(x_1) = f(x_1)\Delta x \cdot \delta(x_1 - x_1) \tag{3-5}$$

となる．$\Delta(x_0 - x_0)$ や $\Delta(x_1 - x_1)$ の高さは $1/\Delta x$ だから

$$\Delta x \cdot \delta(x_0 - x_0) = \Delta x \cdot 1/\Delta x = 1$$
$$\Delta x \cdot \delta(x_1 - x_1) = \Delta x \cdot 1/\Delta x = 1$$

すると

$$f(x_0) = f(x_0)$$
$$f(x_1) = f(x_1)$$

となって (3-4)，(3-5) 式の両辺が等しいことがわかる．(3-4)，(3-5) 式は近似的にそれぞれ $x = x_0$，$x = x_1$ における $f(x)$ の値を表し，(3-3) 式は任意の位置 $x = x_n$ における $f(x)$ を表現する．このようにして，図 3-15 のように被写体分布はインパルス関数とみなせる線線源を用い表現できる．

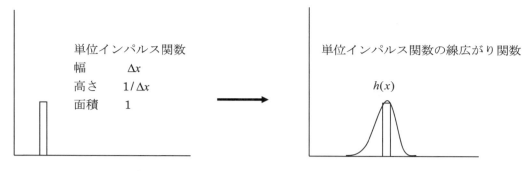

図 3-16　単位インパルス関数の入力とそれに対する線広がり関数

〔第 4 節〕　入出力の畳み込みによる表現

図 3-16 は単位インパルス関数の入力とそれに対する線広がり関数を示す．図 3-17 で $x = x_5,\ x_{15},\ x_{30}$ の $f(x)$ は $f(x_5) = 15.5,\ f(x_{15}) = 21,\ f(x_0) = 40$ である．これらは単位インパルス関数の $f(x_5)\Delta x,\ f(x_{15})\Delta x,\ f(x_{30})\Delta x$ 倍の入力となる．大きさと位置を含めるとそれぞれのインパルス関数は

- $x = x_5$ の位置　　　　$f(x_5)\Delta x \cdot \delta(x - x_5)$
- $x = x_{15}$ の位置　　　$f(x_{15})\Delta x \cdot \delta(x - x_{15})$
- $x = x_{30}$ の位置　　　$f(x_{30})\Delta x \cdot \delta(x - x_{30})$

と表される．$f(x)$ を線形なイメージングシステムで撮影したときの出力は，重ね合わせが成り立つので，図 3-17 のように上式の各項に対する出力の和である．単位インパルス関数に対する出力は線広がり関数であるから，$f(x)$ に対する出力 $g(x)$ は各位置でこれらインパルス関数に線広がり関数 $h(x)$ を掛けて重ね合わせればよいことになる．

入力　　　　　　　　　　　　　　　出力

$f(x_0)\Delta x \cdot \delta(x - x_0)$　　　　　　$f(x_0)\Delta x \cdot h(x - x_0)$

$f(x_1)\Delta x \cdot \delta(x - x_1)$　　　　　　$f(x_1)\Delta x \cdot h(x - x_1)$

$f(x_2)\Delta x \cdot \delta(x - x_2)$　　　　　　$f(x_2)\Delta x \cdot h(x - x_2)$

$\vdots$　　　　　　　　　　　　　　$\vdots$

$f(x) = \sum_{n=0}^{m} f(x_n)\Delta x \cdot \delta(x - x_n)$　　　$g(x) = \sum_{n=0}^{m} f(x_n)\Delta x \cdot h(x - x_n)$

から (3-3) 式の $f(x)$ に対する出力 $g(x)$ は

$$g(x) = \sum_{n=0}^{m} f(x_n)\Delta x \cdot h(x - x_n) \tag{3-6}$$

となる．上式で $\Delta x \to 0$ とした極限を考えると次式で表される．

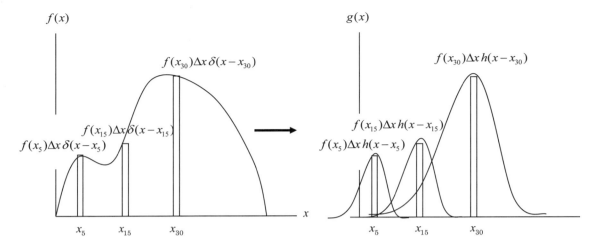

図 3-17　線形システムの出力

$$g(x) = \lim_{\Delta x \to 0} \sum_{n=0}^{m} f(x_n)\Delta x \cdot h(x-x_n) = \int_0^m f(x')h(x-x')dx' \tag{3-7}$$

これまでは $f(x)$ の正の成分のみを対象としたが，被写体は CT や MRI 装置の中心を原点として有効視野内のすべてなので，x' の範囲は $(-\infty, \infty)$ である．そこで (3-7) 式は

$$g(x) = \int_{-\infty}^{\infty} f(x')h(x-x')dx' \tag{3-8}$$

となる．変数 x' は積分を実行するだけのもので，$f(x)$ の x を x' と置き換えて (3-7) 式の演算を行えば $g(x)$ が得られることを意味する．(3-8) 式は 2 つの関数 $f(x)$，$h(x)$ から別な関数 $g(x)$ を作る演算で畳み込み（convolution）あるいは重畳（重畳積分）という．積分変数が x' であることに注意すれば $h(x-x')$ は縦軸を中心に反転し（折り返し），さらに x だけ推移（移動）したものである．

畳み込みの計算を図 3-18 で説明する．この図で原点を通る 45°の直線は $y = x$ であるが，y の代わりに $h(x)$ を用い $h(x) = x$ と書いても同じである．また，横座標を x ではなく x' にして $h(x') = x'$ としても同じ直線となることは明らかである．$y = x$ に対して縦軸に対称な直線は $y = -x$ であるから，$h(x')$ で $x' = x'$ と置くとこの直線は $h(-x') = -x'$ と表せる．$h(-x')$ を x だけ正の方向へ推移したものは $h(-(x'-x)) = h(-x'+x) = -x' + x$ である．x だけ負の方向へ推移したものは $h(-(x'+x)) = h(-x'-x) = -x' - x$ である．x を $(-\infty, \infty)$ まで変えると $h(-x')$ は x' 軸上を推移することになる．

(3-8) 式で $x - x' = t$ と置けば $f(x') = f(x-t)$，$h(x-x') = h(t)$，$-dx' = dt$ だから

$$g(x) = \int_{\infty}^{-\infty} f(x-t)h(t)(-dt) = \int_{-\infty}^{\infty} f(x-t)h(t)dt$$

となる．ここで，あらためて t を x' で書き直すと畳み込みは次式で表される．

$$g(x) = \int_{-\infty}^{\infty} f(x-x')h(x')dx' \tag{3-9}$$

したがって，畳み込みでは $g(x)$ を求めるのに反転するのは $f(x)$ か $h(x)$ のいずれでもよい．畳み込

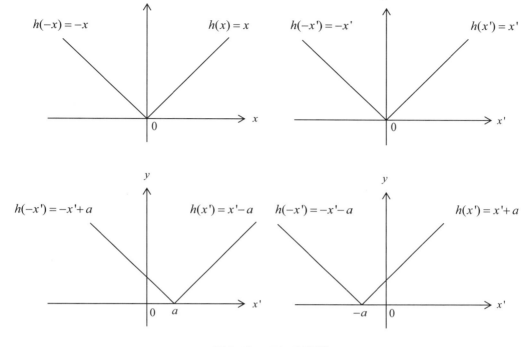

図 3-18 45°の直線

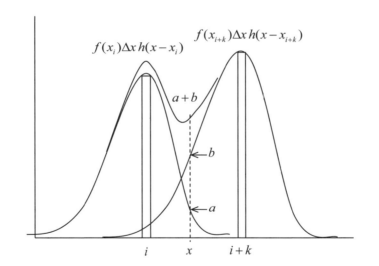

図 3-19 畳み込みによる 2 つの線線源からのイメージ

みは医用画像処理でフーリエ変換とともに広く用いられる．図 3-19 は i 番目の線線源と k 番目の線線源から x の位置にそれぞれの線広がり関数が寄与する値を足し算することで，すなわち畳み込みによって出力が求められることを示している．

〔第5節〕 畳み込みの計算過程

図 3-20 は次式の幅 1,高さ 1 の矩形関数 $f(x)$ と幅 1,高さ 0.5 の矩形関数 $h(x)$ を例に畳み込みの計算手順である推移,反転,乗算,積分の様子を示す.なお,図 3-20 の畳み込みは連続的な三角形関数になるが,積分の値と畳み込みの対応関係を明示する目的で $g(x)$ を点で描いている.

$$f(x) = \begin{cases} 1 & 0 \leq x \leq 1 \\ 0 & otherwise \end{cases} \quad (3\text{-}10)$$

$$h(x) = \begin{cases} 0.5 & 0 \leq x \leq 1 \\ 0 & otherwise \end{cases} \quad (3\text{-}11)$$

$h(x)$ が (3-11) 式で定義されるとき $h(x-x')$ は

$$h(x-x') = \begin{cases} 0.5 & 0 \leq x-x' \leq 1 \\ 0 & otherwise \end{cases} \quad (3\text{-}12)$$

で表される.$f(x')$ は x' の範囲

$$0 \leq x' \leq 1$$

以外では 0 である.推移量 x に対して $h(x-x')$ が 0 でない値をとる x' の範囲は

$$0 \leq x-x' \leq 1$$

から

$$x-1 \leq x' \leq x$$

である.$f(x')$ の左端と $h(x-x')$ の右端が接する x 座標は $x = 0$ である.x について以下のように場合分けをして畳み込みを計算する.

1) $x < 0$

$f(x')$ の左端と $h(x-x')$ の右端は接しない.そのため両者を掛け算してできる関数は 0 となり $g(x)$ は 0 である.

2) $0 \leq x < 1$

$f(x')$ の右端と $h(x-x')$ の右端が接する x 座標は 1 であるから $x = 1$ まで $g(x)$ は増加する.積分の下限は $f(x')$ の左端の 0,積分の上限は x となる.

$$g(x) = \int_0^x (1 \times 0.5) dx' = \frac{1}{2}x \qquad (0 \leq x < 1)$$

3) $1 \leq x < 2$

$f(x')$ の右端と $h(x-x')$ の左端が接する x 座標は

$$x - 1 = 1$$

から $x = 2$ となる.積分の下限は $h(x-x')$ の左端の $x-1$,積分の上限は $f(x')$ の右端の 2 となる.したがって

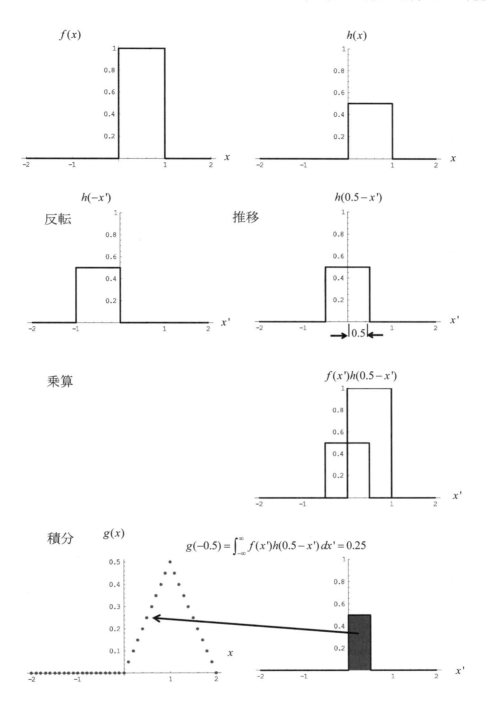

図 3-20 畳み込みの計算手順

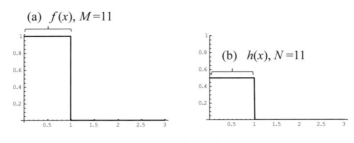

サンプリング間隔（サンプリング周期）0.1のデータ

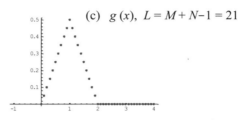

図 3-21　矩形関数の離散的畳み込み

$$g(x) = \int_{x-1}^{2} (1 \times 0.5)\, dx' = \frac{1}{2}\bigl[x'\bigr]_{x-1}^{2} = \frac{1}{2}(2-x) \qquad (1 \leq x < 2)$$

4) $x \geq 2$

$f(x')$ の右端と $h(x-x')$ の左端が接しなくなる．そのため両者を掛け算してできる関数は0となり $g(x)$ は0である．

$$g(x) = \begin{cases} 0 & (x<0) \\ \dfrac{x}{2} & (0 \leq x < 1) \\ \dfrac{1}{2}(2-x) & (1 \leq x < 2) \\ 0 & (x \geq 4) \end{cases} \tag{3-13}$$

図 3-20 は変数 x が連続的な値を持つとしたときの畳み込みであるが，信号処理や画像処理では x は離散的な値となる．図 3-21 は図 3-20 の矩形関数をサンプリング周期 0.1 で離散化したもので（データ数 11），これら関数の畳み込みを次式で離散的に行うと，図 3-20 の連続畳み込みを近似する三角形関数となる．

$$g(x) = \sum_{x'=0}^{N-1} f(x')h(x-x')\Delta x \tag{3-14}$$

図 3-20 の連続畳み込みを Excel で離散的に計算してみよう．図 3-22 の1行から3行は 0.1 間隔の変数 x, $f(x)$, $h(x)$ をそれぞれ示し原点は左端の 0 である．4行はこの原点を中心に $h(x)$ を反転した $h(-x)$

図 3-22　離散的畳み込みのイメージ

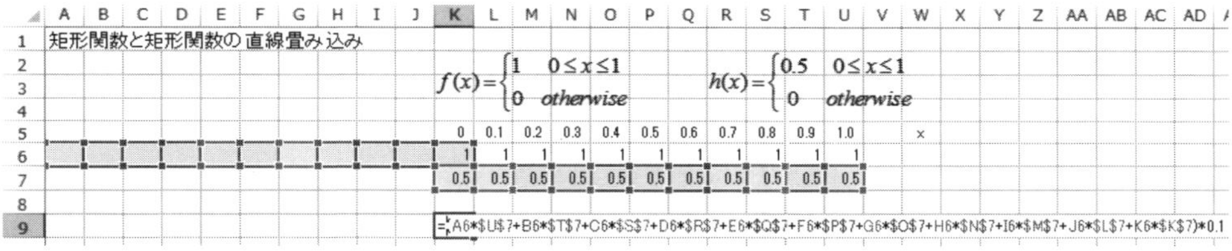

図 3-23　離散的畳み込みの計算式

を示す．畳み込みは

$$g(0) = f(0)h(0)\Delta x = 1 \times 0.5 \times 0.1 = 0.05$$

$$g(0.1) = f(0.1)h(0)\Delta x + f(0)h(0.1)\Delta x = (1 \times 0.5 + 1 \times 0.5) \times 0.1 = 0.1$$

$$g(0.2) = f(0.2)h(0)\Delta x + f(0.1)h(0.1)\Delta x + f(0)h(0.2)\Delta x$$

$$= (1 \times 0.5 + 1 \times 0.5 + 1 \times 0.5) \times 0.1 = 0.15$$

のように，順に $h(-x)$ を推移させ乗算，積分（和）することで得られる．これは $f(x)$ をトンネル，$h(x)$ を汽車とみなしたとき，汽車がトンネルに入り抜けていく過程で両者が重なる面積を求めることに似ている．$x=1.1$ のとき 11 個の $f(x)$ と $h(x)$ のすべての要素が掛け算される．上記の計算は x の 1 つの値における畳み込みをそれぞれ異なった数式で行っているため，全体の畳み込みを計算するには $11+11-1=21$ の式を作成する必要があり効率的でない．そこで，どの x においても畳み込みを構成する掛け算の数を 11 に等しくし，それを推移するようにすれば効率的に畳み込みを計算できる．図 3-23 に示すように $h(x)$ を反転し絶対参照し【k9】に

【k9】 = (A6*$U$7+B6*$T$7+C6*$S$7+D6*$R$7+E6*$Q$7+F6*$P$7+G6*$O$7
　　　　　+H6*$N$7+I6*$M$7+J6*$L$7+K6*$K$7)*0.1

と入力し【AC9】まで複写する．結果は図 3-21 (c) に一致する．一般にデータ数 M とデータ数 N か

① 低域通過フィルタ
$M = 3$, フィルタ係数 $(1, 2, 1)$

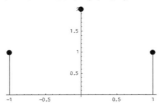

② 高域通過フィルタ
$N = 3$, フィルタ係数 $(-1, 2, -1)$

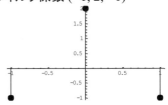

③ 中間域通過フィルタ
$L = M + N - 1 = 5$
フィルタ係数 $(-1, 0, 2, 0, -1)$

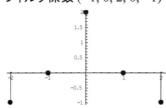

直線畳み込みのデータ数 は
$L = M + N - 1$ となる.

図 3-24　1次元フィルタの直線畳み込み

ら計算される畳み込みのデータは $L = M + N - 1$ となる[9]. 図 3-21 の例のように離散的なデータに周期性を仮定しないで畳み込みを計算することを直線畳み込みと呼ぶ. 離散畳み込みには直線畳み込みの他に循環畳み込みと呼ばれる計算法がある.

図 3-24 は1次元フィルタを示す. ①はフィルタ係数が $(1, 2, 1)$ の低域通過フィルタ（平滑化フィルタ）, ②はフィルタ係数が $(-1, 2, -1)$ の高域通過フィルタ, ③はフィルタ係数が $(-1, 0, 2, 0, -1)$ の中間域通過フィルタである. 中間域通過フィルタは低域通過フィルタと高域通過フィルタの畳み込みで得られる. x, x' を整数とし大きさ 3（フィルタ係数の数）の低域通過フィルタを $f(x)$, 高域通過フィルタを $h(x)$ として次式で畳み込みを計算する.

$$g(x) = \sum_{x'=-1}^{1} f(x')h(x - x') \tag{3-15}$$

畳み込みは積分変数の x' に負記号が付いているのではじめに縦軸 y に関しフィルタを左右反転する必要がある. 高域通過フィルタは左右対称なので反転しても形が変わらないが反転したとする. $x = -2$ のとき $h(x)$ の右端と $f(x)$ の左端が接するので, この位置の x から畳み込みが0でない値を持つとすると $g(-2)$ は

$$g(-2) = f(-1)h(-2-(-1)) + f(0)h(-2-(0)) + f(1)h(-2-(1))$$

$$= f(-1)h(-1) + f(0)h(-2) + f(1)h(-3)$$

$$= f(-1)h(-1) = 1 \times (-1) = -1$$

となる. フィルタ $h(x')$ は $x' = -1, 0, 1$ でのみ値を持ち $x' = -2$ の $h(-2)$ や $x' = -3$ の $h(-3)$

は0と考える．$g(-1)$ は

$$g(-1) = f(-1)h(-1-(-1)) + f(0)h(-1-(0)) + f(1)h(-1-(1))$$
$$= f(-1)h(0) + f(0)h(-1) + f(1)h(-2)$$
$$= f(-1)h(0) + f(0)h(-1) = 1\times 2 + 2\times(-1) = 0$$

以下同様に

$$g(0) = f(-1)h(0-(-1)) + f(0)h(0-(0)) + f(1)h(0-(1))$$
$$= f(-1)h(1) + f(0)h(0) + f(1)h(-1)$$
$$= 1\times(-1) + 2\times 2 + 1\times(-1) = 2$$

$$g(1) = f(-1)h(1-(-1)) + f(0)h(1-(0)) + f(1)h(1-(1))$$
$$= f(-1)h(2) + f(0)h(1) + f(1)h(0)$$
$$= f(0)h(1) + f(1)h(0) = 2\times(-1) + 1\times 2 = 0$$

$$g(2) = f(-1)h(2-(-1)) + f(0)h(2-(0)) + f(1)h(2-(1))$$
$$= f(-1)h(3) + f(0)h(2) + f(1)h(1)$$
$$= f(1)h(1) = 1\times(-1) = -1$$

$x' = 2$ の $h(2)$ や $x' = 3$ の $h(3)$ は0と考える．以上の結果からデータ数3の $f(x)$ とデータ数3の $h(x)$ から離散的に計算される畳み込みはデータ数が $3 + 3 - 1 = 5$ となることがわかる（3-1 Filter. xlsx）．

循環畳み込みとは，図3-24の低域通過フィルタや高域通過フィルタの係数が周期的に並んでいるとし畳み込みを計算する方法である．周期的とは正弦関数や余弦関数などのように同じ値がある間隔で繰り返すことで，周期関数とは $f(x)$ に周期 T を考えたとき

$$f(x) = f(x \pm nT) \tag{3-16}$$

が成り立つ関数である．ここで，n は整数を表す．離散的なデータについても同じ値を繰り返し並べると周期性を持つ．例えばデータ数 $N = 3$ の低域通過フィルタの周期 T をデータ数と等しく3と置いて周期的なデータを作ると $(1, 2, 1, 1, 2, 1)$ などが得られる．高域通過フィルタについても $(-1, 2, -1, -1, 2, -1)$ のような周期的なデータを作れる．このように周期性を持たせたフィルタの循環畳み込みは，直線畳み込みで0とみなした $x' = -2$ の $h(-2)$ や $x' = -3$ の $h(-3)$ は0でない値を持ち，直線畳み込みとは異なる．

データ数3の低域通過フィルタや高域通過フィルタにそのまま周期性を持たせるのではなく，図3-25のようにフィルタの左端と右端に0を加えて周期性を持たせることもできる．フィルタの左右に1個の0を加えゼロパディングして，$M = 5$ とした低域通過フィルタと $N = 5$ とした高域通過フィルタの循環畳み込みは直線畳み込みに一致する．図3-26は図3-20の矩形関数（周期 $M = N = 11$）にゼロパディングし $M = N = 22$ で1周期としたデータからの畳み込みであり，2つの三角形が重なることはな

⑤ $M = 5$ の周期データ
フィルタ係数 (0, 1, 2, 1, 0)

⑥ $N = 5$ の周期データ
フィルタ係数 (0, -1, 2, -1, 0)

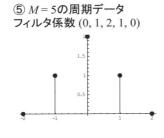
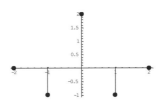

直線畳み込みのデータ数以上になるように，①，②にゼロを加え⑤，⑥のデータとする．これを周期データとし畳み込みを行う．

このようにした周期データの循環畳み込みは重なりがなく直線畳み込みに一致する．

図 3-25　1 次元フィルタの循環畳み込み

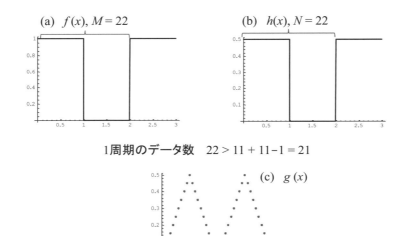

1周期のデータ数　$22 > 11 + 11 - 1 = 21$

1周期のデータ数が直線畳み込みのデータ数以上なので，循環畳み込みには重なりが生じない．解析解を近似する．

図 3-26　矩形関数の循環畳み込み

く両者は分離している．このようなデータ数からの畳み込みは数式による計算（連続畳み込み）をよく近似する．1周期のデータ数が直線畳み込みで得られるデータ数 $L = M + N - 1$ 以上になるように元のデータに 0 を加えれば，隣接データ間の重なりがない循環畳み込みとなる．CT，MRI，SPECT，PET などの医用イメージングでは，被写体が存在する領域が検出器の中心からある範囲に限定され，この領域外ではゼロとみなせる場合が多い（MRI では有効視野全体にデータが存在する場合がある）．図 3-27

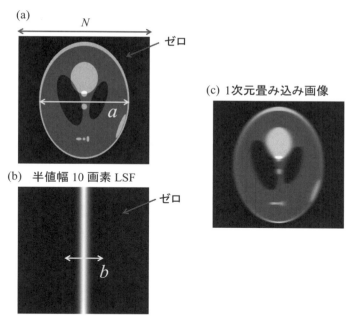

図3-27　Shepp-Loganファントムと線広がり関数の1次元畳み込み

(a)のShepp-Loganファントムは縦横の画素数がNであり，値が存在する範囲は楕円内に限定され楕円外ではゼロである．(b)はシステムの応答関数としてx軸方向にのみ変化するガウス関数とする（縦横の画素数N）．画像に周期性を仮定した1次元畳み込みを計算するとしよう．Shepp-Loganファントムの0でない値を持つデータの範囲をa，ガウス関数の0でない値を持つデータの範囲をbとしそれ以外はゼロと仮定すると，x軸方向の1次元畳み込みの画像(c)は循環畳み込みで重なりが生じない条件$N \geq a + b - 1$を満たす．しかし，ガウス関数の半値幅が次第に大きくなると0でない値を持つデータの範囲が大きくなりゼロの領域が減少し条件式を満たさなくなる．このような場合にはゼロパディングしデータを拡張する必要がある．

〔第6節〕　移動平均フィルタ

畳み込みによる空間フィルタ処理について説明する．$f(x, y)$は入力画像，$g(x, y)$は出力画像を表す．Lはあるフィルタ処理に関する演算を表し，これを以下のように書くことにする．

$$g(x, y) = L\{f(x, y)\} \tag{3-17}$$

(3-17)式は$f(x, y)$にあるフィルタ処理をして$g(x, y)$が得られることを示す．Lが次の性質を持つときLは線形フィルタであるという．

$$L\{a f_1(x, y) + b f_2(x, y)\} = aL\{f_1(x, y)\} + bL\{f_2(x, y)\} \tag{3-18}$$

ここで，a, bは定数である．(3-18)式は入力の線形和（個々の入力を定数倍し加算すること）に対する出力は個々の入力に対する出力の線形和に等しいことを示す．入力画像の3×3の領域を取り出し，$f(x, y)$を中心に周囲の画素を以下のように表す．

$$\begin{pmatrix} f(x-1,y+1) & f(x,y+1) & f(x+1,y+1) \\ f(x-1,y) & f(x,y) & f(x+1,y) \\ f(x-1,y-1) & f(x,y-1) & f(x+1,y-1) \end{pmatrix} \tag{3-19}$$

3×3 画素のフィルタについては中心を $h(0,0)$ として以下のように表す.

$$\begin{pmatrix} h(-1,1) & h(0,1) & h(1,1) \\ h(-1,0) & h(0,0) & h(1,0) \\ h(-1,-1) & h(0,-1) & h(1,-1) \end{pmatrix} \tag{3-20}$$

フィルタ処理の手順ははじめに $h(0,0)$ を中心にフィルタを左右反転する.

$$\begin{pmatrix} h(1,1) & h(0,1) & h(-1,1) \\ h(1,0) & h(0,0) & h(-1,0) \\ h(1,-1) & h(0,-1) & h(-1,-1) \end{pmatrix} \tag{3-21}$$

次にフィルタ $h(0,0)$ を中心にフィルタを上下反転する.

$$\begin{pmatrix} h(1,-1) & h(0,-1) & h(-1,-1) \\ h(1,0) & h(0,0) & h(-1,0) \\ h(1,1) & h(0,1) & h(-1,1) \end{pmatrix} \tag{3-22}$$

$f(x,y)$ と $h(x,y)$ について同じ位置にある要素同士を掛け算し総和すると処理画像 $g(x,y)$ が得られる. この計算は以下の畳み込みで表される.

$$\begin{aligned} g(x,y) &= f(x-1,y+1)h(1,-1) + f(x,y+1)h(0,-1) + f(x+1,y+1)h(-1,-1) \\ &\quad + f(x-1,y)h(1,0) + f(x,y)h(0,0) + f(x+1,y)h(-1,0) \\ &\quad + f(x-1,y-1)h(1,1) + f(x,y-1)h(0,1) + f(x+1,y-1)h(-1,1) \\ &= \sum_{l=-1}^{1} \sum_{k=1}^{-1} f(x-k, y-l) h(k,l) \end{aligned} \tag{3-23}$$

入力画像を2つ用意し

$$f_1(x,y) = \begin{pmatrix} 12 & 16 & 47 \\ 41 & 17 & 29 \\ 8 & 46 & 6 \end{pmatrix} \qquad f_2(x,y) = \begin{pmatrix} 25 & 23 & 20 \\ 1 & 5 & 29 \\ 8 & 0 & 28 \end{pmatrix}$$

3-2 Shepp_averaging_3.xlsx にある 3×3 の移動平均フィルタ

$$h(x,y) = \frac{1}{9} \begin{pmatrix} 1 & 1 & 1 \\ 1 & 1 & 1 \\ 1 & 1 & 1 \end{pmatrix} \tag{3-24}$$

と畳み込みを行う. このフィルタは注目画素の値と周囲 8 画素の値の総和を計算し, その平均値で注目

画素の値を置き換える．はじめにそれぞれの入力画像を移動平均フィルタ処理する．次に入力画像を足し算した後に移動平均フィルタ処理を行い，両者が等しくなることから移動平均フィルタが線形フィルタであることを確かめる．$f_1(x, y)$ の中心画素 $(x = 0, y = 0)$ に作用させると出力画像 $g_1(x, y)$ の $g_1(0, 0)$ は

$$g_1(0,0) = \frac{1 \times 12 + 1 \times 16 + 1 \times 47 \cdots 1 \times 46 + 1 \times 6}{9} = 24.67$$

となる．$f_2(x, y)$ の中心画素に作用させると出力画像の $g_2(0, 0)$ は

$$g_2(0,0) = \frac{1 \times 25 + 1 \times 23 + 1 \times 20 \cdots 1 \times 0 + 1 \times 28}{9} = 15.44$$

となる．$f_1(x, y)$ と $f_2(x, y)$ を足した画像 $f_3(x, y)$ を作り

$$f_3(x,y) = f_1(x,y) + f_2(x,y) = \begin{pmatrix} 37 & 39 & 67 \\ 42 & 22 & 58 \\ 16 & 46 & 34 \end{pmatrix}$$

これを移動平均フィルタで処理した出力画像の $g_3(0, 0)$ は

$$g_3(0,0) = \frac{1 \times 37 + 1 \times 39 + 1 \times 67 \cdots 1 \times 46 + 1 \times 34}{9} = 40.11$$

となって，$g_1(0, 0) + g_2(0, 0)$ と等しくなるので線形性が成り立つ．移動平均フィルタよりも中心画素の重みを大きくし画像のぼけを減少させる荷重平均フィルタがある．

$$\frac{1}{16} \begin{pmatrix} 1 & 2 & 1 \\ 2 & 4 & 2 \\ 1 & 2 & 1 \end{pmatrix} \tag{3-25}$$

荷重平均フィルタ

このフィルタは 3-3 Shepp_weighted averaging_3.xlsx にある．移動平均フィルタや荷重平均フィルタは低周波成分を通し高周波成分を通さない低域通過フィルタに属する．

〔第7節〕 微分フィルタ

微分は次式で表される．

$$f'(x) = \lim_{\Delta x \to 0} \frac{f(x + \Delta x) - f(x)}{\Delta x} \tag{3-26}$$

デジタル画像の微分は x を整数として以下の差分で近似される．

$$f'(x) = f(x) - f(x-1) \tag{3-27}$$

$$f'(x) = f(x) - f(x+1) \tag{3-28}$$

この式は注目画素と注目画素から1画素離れた画素それぞれの値の差を注目画素の値としている．しかし，この計算では (3-26) 式で Δx をゼロに近づけた極限としての微分とややかけ離れている．第2章の1次元線形補間の図を参考にすると，(3-28) 式の差分で得られる微分は x の位置ではなくむしろ $x + 1/2$ の位置における値と考えられる．このように考えると注目画素とその微分を示す位置が $1/2$ だけずれているので，両者が一致するように次式で微分を計算する場合もある．ただ，画像の画素数が大きい場合には両者の違いは小さくなる．

$$f'(x) = f(x+1/2) - f(x-1/2) \qquad (3\text{-}29)$$

(3-27) 式，(3-28) 式，(3-29) 式の右辺は以下の行列と $f(x)$ との乗算で表される．

$$f_1(x,y) = \begin{pmatrix} 0 & 0 & 0 \\ -1 & 1 & 0 \\ 0 & 0 & 0 \end{pmatrix}, \quad f_2(x,y) = \begin{pmatrix} 0 & 0 & 0 \\ 0 & 1 & -1 \\ 0 & 0 & 0 \end{pmatrix}, \quad f_3(x,y) = \begin{pmatrix} 0 & 0 & 0 \\ 1/2 & 0 & -1/2 \\ 0 & 0 & 0 \end{pmatrix} \qquad (3\text{-}30)$$

図 3-28 (a) に微分フィルタの例として 3-4 Shepp_x_dif_a.xlsx の画面を示す．(b) で【D143】に以下のように入力し【DZ269】まで複写する．

　= C10*$O$4+D10*$N$4+E10*$M$4+C11*$O$3+D11*$N$3+E11*$M$3+C12*$M$2
　+D12*$N$2+E12*$O$2

(3-23) 式に従ってフィルタが上下左右に反転される結果，原画像とフィルタの画素はたすき掛けのように掛け算されていることがわかる．(3-24) 式の移動平均フィルタ，(3-25) 式の荷重平均フィルタの場合には畳み込み演算後に荷重係数の総和で除す．原画像の 128×128 画素に 3×3 画素のフィルタ（3×3 フィルタ）処理をする場合，0行，0列，127行，127列にフィルタの中心を持ってくるとフィルタを掛け算する原画像の画素が存在しない．存在しない画素の値を0として畳み込みを 128×128 画素について計算することも考えられるが，本節では 3×3 フィルタすべてに掛け算する原画像の画素が存在するところから畳み込みを求めることにする．すなわち，畳み込みの計算は1行1列から 126行126列まで計算し，畳み込みを計算できない画素については原画像の値を残している．このような処理の他，画像に周期性を仮定し 128×128 画素すべてに畳み込みを求める場合もある．Shepp-Logan ファントムのように値が存在する領域（信号領域）の外に0を含む領域が多く存在するような場合には両者の畳み込みに差がない．一方，Lena 画像のように信号が画像全体に分布する場合には両者の畳み込みの結果は異なる．**図 3-29** に移動平均フィルタと微分フィルタの処理例を示す．

微分は2つのデルタ関数との畳み込みの差で得られる．

$$f(x,y) = \begin{pmatrix} 1 & 2 & 3 \\ 4 & 5 & 6 \\ 7 & 8 & 9 \end{pmatrix}$$

$$h_1(x,y) = \begin{pmatrix} 0 & 0 & 0 \\ 0 & 1 & 0 \\ 0 & 0 & 0 \end{pmatrix}, \quad h_2(x,y) = \begin{pmatrix} 0 & 0 & 0 \\ 0 & 0 & 1 \\ 0 & 0 & 0 \end{pmatrix}, \quad h_3(x,y) = \begin{pmatrix} 0 & 0 & 0 \\ 0 & 1 & -1 \\ 0 & 0 & 0 \end{pmatrix} \qquad (3\text{-}31)$$

のとき，原点の畳み込みの値は

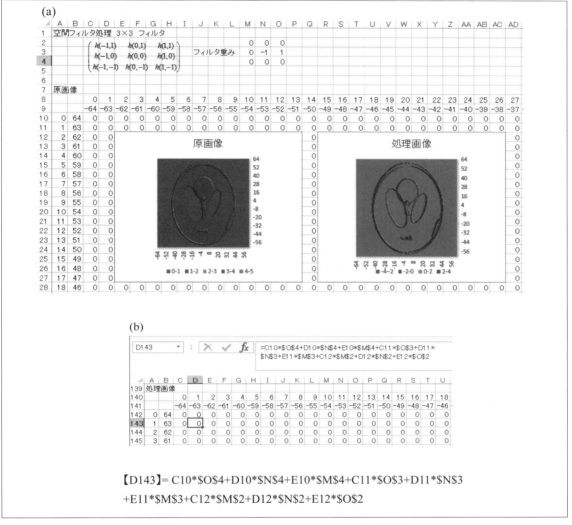

図 3-28　3-4 Shepp_x_dif_a.xlsx の入力画面
(a) フィルタ重み，(b) 畳み込みの計算．

$$g_1(0,0) = f(x,y) \otimes h_1(x,y) = 5$$
$$g_2(0,0) = f(x,y) \otimes h_2(x,y) = 4$$

となる．ここで $\otimes$ は畳み込みを表す演算子とする．両者の差は

$$g_1(0,0) - g_2(0,0) = 5 - 4 = 1$$

となるが，これは $f(x,y)$ とフィルタ $h_3(x,y)$ を畳み込みした値と等しく (3-18) 式が成り立つ．

$$g_3(0,0) = f(x,y) \otimes h_3(x,y) = 5 - 4 = 1$$
$$g(x) = f(x) \otimes h_1(x) - f(x) \otimes h_2(x) = f(x) \otimes (h_1(x) - h_2(x)) = f(x) \otimes h_3(x)$$

(3-32)

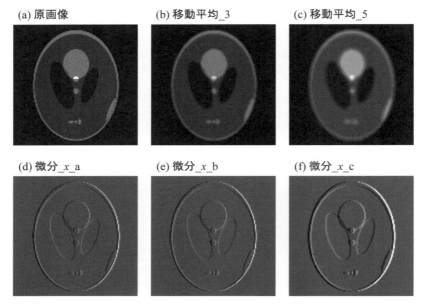

図 3-29 移動平均フィルタと微分フィルタの処理例

(3-32) 式について

$$h_1(x,y) = \begin{pmatrix} 0 & 0 & 0 \\ 0 & 1 & 0 \\ 0 & 0 & 0 \end{pmatrix}, \quad h_2(x,y) = \begin{pmatrix} 0 & 1 & 0 \\ 0 & 0 & 0 \\ 0 & 0 & 0 \end{pmatrix}, \quad h_3(x,y) = \begin{pmatrix} 0 & -1 & 0 \\ 0 & 1 & 0 \\ 0 & 0 & 0 \end{pmatrix} \quad (3\text{-}33)$$

$$h_1(x,y) = \begin{pmatrix} 0 & 0 & 0 \\ 0 & 1 & 0 \\ 0 & 0 & 0 \end{pmatrix}, \quad h_2(x,y) = \begin{pmatrix} 0 & 0 & 1 \\ 0 & 0 & 0 \\ 0 & 0 & 0 \end{pmatrix}, \quad h_3(x,y) = \begin{pmatrix} 0 & 0 & -1 \\ 0 & 1 & 0 \\ 0 & 0 & 0 \end{pmatrix} \quad (3\text{-}34)$$

$$h_1(x,y) = \begin{pmatrix} 0 & 0 & 0 \\ 0 & 1 & 0 \\ 0 & 0 & 0 \end{pmatrix}, \quad h_2(x,y) = \begin{pmatrix} 0 & 0 & 0 \\ 0 & 0 & 0 \\ 1 & 0 & 0 \end{pmatrix}, \quad h_3(x,y) = \begin{pmatrix} 0 & 0 & 0 \\ 0 & 1 & 0 \\ -1 & 0 & 0 \end{pmatrix} \quad (3\text{-}35)$$

図 3-30 に原画像と 2 つのデルタ関数との畳み込みの差による微分処理を示す．1 行 1 列：(3-31) 式，1 行 2 列：(3-33) 式，2 行 1 列：(3-34) 式，2 行 2 列：(3-35) 式で計算している（3-5 Amoji_ デルタ関数 _ 微分 _ 比較 .xlsx）．

微分フィルタとして Prewitt フィルタと Sobel フィルタが知られており，Prewitt フィルタは次式で表される．

$$\begin{pmatrix} -1 & 0 & 1 \\ -1 & 0 & 1 \\ -1 & 0 & 1 \end{pmatrix} \qquad \begin{pmatrix} 1 & 1 & 1 \\ 0 & 0 & 0 \\ -1 & -1 & -1 \end{pmatrix} \quad (3\text{-}36)$$

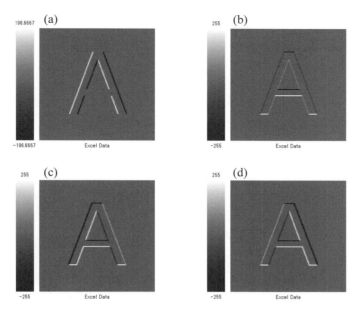

図 3-30　原画像と 2 つのデルタ関数との畳み込みの差による微分処理
(a)（3-31）式，(b)（3-33）式，(c)（3-34）式，(d)（3-35）式．

このフィルタの成り立ちを考えてみよう．Prewitt フィルタは 3-6 Prewitt フィルタの成り立ち.xlsx に示すように以下の 2 つのフィルタから畳み込みで得られる（3×3 フィルタの外側はゼロとして畳み込みを行う）．

$$h_1(x,y) = \begin{pmatrix} 0 & 0 & 0 \\ -1 & 0 & 1 \\ 0 & 0 & 0 \end{pmatrix}, \quad h_2(x,y) = \begin{pmatrix} 0 & 1 & 0 \\ 0 & 1 & 0 \\ 0 & 1 & 0 \end{pmatrix} \tag{3-37}$$

$$h_3(x,y) = h_1(x,y) \otimes h_2(x,y) = \begin{pmatrix} -1 & 0 & 1 \\ -1 & 0 & 1 \\ -1 & 0 & 1 \end{pmatrix} \tag{3-38}$$

このフィルタは，（3-29）式や（3-30）式の微分フィルタと異なり，注目画素の微分を求めるのに（3-38）式が示すように周辺の画素も用いている．これは平滑化効果を加えることで微分を計算する際に雑音の抑制を意図している．Sobel フィルタは次式で表される．

$$\begin{pmatrix} -1 & 0 & 1 \\ -2 & 0 & 2 \\ -1 & 0 & 1 \end{pmatrix} \quad\quad \begin{pmatrix} 1 & 2 & 1 \\ 0 & 0 & 0 \\ -1 & -2 & -1 \end{pmatrix} \tag{3-39}$$

Sobel フィルタは以下の 2 つのフィルタから畳み込みで得られる．

$$h_1(x,y) = \begin{pmatrix} 0 & 0 & 0 \\ -1 & 0 & 1 \\ 0 & 0 & 0 \end{pmatrix}, \quad h_2(x,y) = \begin{pmatrix} 0 & 1 & 0 \\ 0 & 2 & 0 \\ 0 & 1 & 0 \end{pmatrix} \tag{3-40}$$

$$h_3(x,y) = h_1(x,y) \otimes h_2(x,y) = \begin{pmatrix} -1 & 0 & 1 \\ -2 & 0 & 2 \\ -1 & 0 & 1 \end{pmatrix} \tag{3-41}$$

2次微分フィルタのLaplacianフィルタは次式で表される.

$$\begin{pmatrix} 0 & 1 & 0 \\ 1 & -4 & 1 \\ 0 & 1 & 0 \end{pmatrix} \quad \begin{pmatrix} 1 & 1 & 1 \\ 1 & -8 & 1 \\ 1 & 1 & 1 \end{pmatrix} \tag{3-42}$$

1列のLaplacianフィルタは注目画像とその上下左右の4近傍をフィルタ処理に用いる. 2列のLaplacianフィルタは上下左右に45°方向を加え8近傍を用いる. 先鋭化フィルタはLaplacianフィルタと平滑化フィルタの組み合わせたものである.

$$\begin{pmatrix} 0 & -1 & 0 \\ -1 & 5 & -1 \\ 0 & -1 & 0 \end{pmatrix} \quad \begin{pmatrix} -1 & -1 & -1 \\ -1 & 9 & -1 \\ -1 & -1 & -1 \end{pmatrix} \tag{3-43}$$

空間フィルタ処理の学習の例として, はじめに以下のx方向の1次微分フィルタ$h_1(x,y)$, $h_2(x,y)$を作成し

$$h_1(x,y) = \begin{pmatrix} 0 & 0 & 0 \\ 0 & -1 & 1 \\ 0 & 0 & 0 \end{pmatrix}, \quad h_2(x,y) = \begin{pmatrix} 0 & 0 & 0 \\ -1 & 1 & 0 \\ 0 & 0 & 0 \end{pmatrix} \tag{3-44}$$

原画像との畳み込みでそれぞれの処理画像を作成する. 次に2つのフィルタを減算したフィルタ$h_3(x,y)$

$$h_3(x,y) = h_1(x,y) - h_2(x,y) = \begin{pmatrix} 0 & 0 & 0 \\ 1 & -2 & 1 \\ 0 & 0 & 0 \end{pmatrix} \tag{3-45}$$

による処理画像を作成し数値と画像で2次微分となっていることを確認すれば, 1次微分フィルタと2次微分フィルタの関係を理解しやすい. 図3-31にPrewitt, Sobel, Laplacianフィルタの例を示す. (e) dif_2は(3-45)式による2次微分を示す.

「メモ」メディアンフィルタ

畳み込みで表される線形フィルタと関係ないが画像処理に広く用いられるメディアン（中央値）フィルタについて述べる. メディアンフィルタは平滑化の程度を低く抑えごま塩雑音などを除去できる. メディアンフィルタは非線形フィルタであり, (3-18)式が成り立たないことを確認してみよう. 第3章6節の$f_1(x,y)$を小さい順に並べると

{6　8　12　16　17　29　41　46　47}

中央値は17. $f_2(x,y)$を小さい順に並べると

{0　1　5　8　20　23　25　28　29}

中央値は20. $f_3(x,y)$を小さい順に並べると

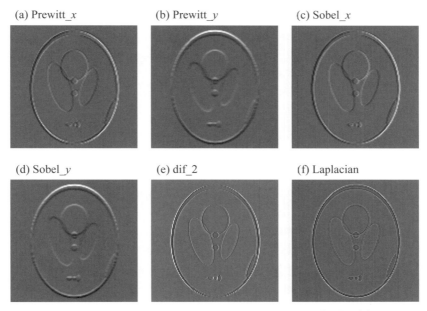

図 3-31　Prewitt, Sobel, Laplacian フィルタ処理の例

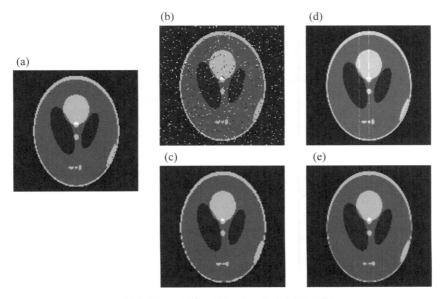

図 3-32　メディアンフィルタ処理の例

　　　　{16　22　34　37　39　42　46　58　67}

中央値は 39 となり，前の 2 つの和 37 と一致しない．このようにメディアンフィルタは線形フィルタと異なり（3-18）式が成り立たない．

　メディアンフィルタ処理の場合においても線形フィルタ処理と同様，入力画像（原画像）の 0 行と $N-1$ 行，0 列と $N-1$ 列は処理ができないため，処理画像には入力画像の値を入れる（0 を入れる場合

や周期性を仮定して $N×N$ 画素の処理を行う場合もある）．Excel には中央値を計算する関数 MEDIAN が備えられている．この関数を用い処理対象画素を中心とする3×3領域で中心の画素の値を中央値で置き換える操作を繰り返す．図3-32にメディアンフィルタ処理の例を示す．（a）原画像，（b）ごま塩雑音付加画像，（c）メディアンフィルタ処理画像，（d）縦状のスパイク雑音付加画像，（e）メディアンフィルタ処理画像．ごま塩雑音や縦状のスパイク雑音が除去されている（3-7 Shepp_Median.xlsx）．

〔第8節〕 畳み込みの動態解析への応用

　灌流画像は組織の毛細血管レベルにおける血流動態を画像化したものであり，血管障害や腫瘍などの循環や代謝機能などの診断に用いられている．灌流の評価は MRI の他に，CT や SPECT，PET などでも検査を行うことができそれぞれ特徴がある．この中で SPECT が最も歴史が古く，様々な臓器についてのデータが豊富である．PET 検査は定量性に優れ，エネルギー代謝などの情報も同時に得ることができる．一方，CT でも造影剤を用いることにより灌流画像を得ることができる．CT は広く普及しており利便性は良いが X 線による被ばくが問題となる．MRI を用いた脳灌流画像は侵襲性が低く利便性に優れる．CT や MRI における造影剤の濃度時間曲線の解析に出てくる用語について核医学の動態解析を例に紹介する．

　灌流画像の原理は，組織に流入する動脈血に何らかの標識を付けこれをトレーサとし，トレーサが組織内を通過する過程を測定・解析することである．解析結果から様々な血流情報を得ることができるが，代表的なものとして regional cerebral blood volume（rCBV），regional cerebral blood flow（rCBF），mean transit time（MTT）[10] がある．rCBV は組織中の血液量を表し，エネルギーを供給する際の毛細血管の量を反映する．単位は（ml/100g）である．rCBF は組織中を流れる血流量を表し，脳実質へ供給される酸素やグルコース等のエネルギー量を反映する．単位は（ml/100g/min）である．MTT は組織中を流れる血流の平均時間を表し，エネルギー供給の効率性を反映する．単位は（s）である．脳血管障害によって灌流圧が低下すると，脳血管の自律調整能が働き代償性の血管拡張が生じ脳血流を維持する．この場合，MTT が延長し，rCBV が軽度上昇する．灌流圧がさらに低下すると自律調整能が限界に達し，rCBF が低下する．したがって，MTT の延長，および rCBV の上昇は脳灌流圧が低下した際に初期に変化する血流情報と考えらえる．

　MRI による灌流画像の撮像には大きく分けて2つの方法がある．1つは造影剤を急速静注しこれをトレーサとして用いる dynamic susceptibility contrast（DSC）法であり，もう一方は造影剤を使用せず，動脈血を内因性のトレーサとして用いる arterial spin labeling（ASL）法である．DSC 法はガドリニウム造影剤を投与後 T2* 強調画像を連続撮像する．これは造影剤の磁化率効果によって血管内外に信号強度の差が生じ，組織の信号強度低下から灌流画像を得る．DSC 法はまず造影剤の投与前後の T2* 緩和速度（R2*）の差（ΔR2*）を求める．ΔR2* が信号強度比の対数に比例し，またその値が造影剤の濃度に比例することを利用し，希釈理論よって DSC 法は定量的に解析される．解析法としては，動脈入力関数を設定しデコンボリューション（deconvolution）法が用いられ，MTT，rCBV，rCBF などが算出される．

（1）平均通過時間（mean transit time：MTT）[11]

　図3-33は薬物を急速静注すると1つの固まり（ボーラス）となって心臓を通過していくと仮定し，心臓に関心領域（ROI）を設定して計数値を測定したデータ（心時間放射能曲線）が1つの指数関数で表されるとしたグラフである．時間放射能曲線と時間軸の間の面積を曲線下の面積といい AUC（area

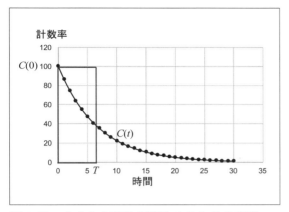

図 3-33 血中から薬物が消失するときの時間放射能曲線（仮定）

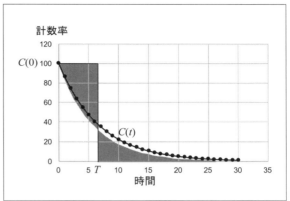

図 3-34 平均通過時間

under curve）と表す．薬物の消失が遅く心臓に留まる時間が長いほど AUC は大きく，その時間が短く消失が早いほど AUC は小さい．時間ゼロにおける計数率 $C(0)$ は投与した薬物の放射能に比例すると仮定すれば，AUC / $C(0)$ は薬物が心臓に停滞する平均の時間を表すことになる．

$$T = \frac{\text{AUC}}{C(0)} = \frac{\int_0^\infty C(t)dt}{C(0)} \tag{3-46}$$

AUC の単位は縦座標と横座標それぞれの単位を掛け算した計数率×時間，それを計数率の $C(0)$ で割るので AUC / $C(0)$ の単位は時間になる．血中消失率は平均停滞時間 T の逆数をとって $1/T$ で表される．AUC を求めるには積分が必要であるが，これは矩形や台形の和で近似する数値積分で計算できる．指数関数の場合，平均停滞時間は AUC を高さ $C(0)$，幅 T の矩形（図 3-34 の四角）の面積 $C(0) \times T$ と等しく置いたものから導かれる．平均通過時間は図 3-34 に示した時間放射能曲線の左上塗りつぶし領域と右下塗りつぶし領域の面積が等しくなる位置でもある．平均停滞時間は平均通過時間とも呼ばれ，全体の重み付け平均を求める問題となる．積み木の高さの平均値を求める問題に結び付けて導出してみよう．図 3-35 は横軸に積み木の高さ，縦軸に積み木の個数である．すべての積み木の平均の高さは各々の高さとその個数を掛けたものの総和を積み木の総数で割って得られる．

$$\mu = \frac{5 \times 3 + 10 \times 5 + 15 \times 2}{3 + 5 + 2} = 9.5 \tag{3-47}$$

図 3-36 はある放射性薬物が臓器あるいは組織を通過するときの放射能を測定したグラフとする．組織に早く到達する薬物もあれば遅れて到達するものもあり全体で通過時間に幅を持つ．平均通過時間（MTT）は図 3-35 と同じ考えから，各々の通過時間 t にそのときの計数率 $C(t)$ を掛けたものの総和を計数率の総和で割って求められる．

$$MTT = \frac{2 \times 2 + 3 \times 20 + 4 \times 40 + \cdots + 14 \times 20 + 16 \times 10}{2 + 20 + 40 + \cdots + 20 + 10} = 7.56 \tag{3-48}$$

このことは次式で表される．

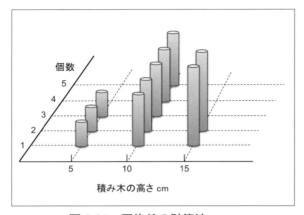

図3-35 平均値の計算法

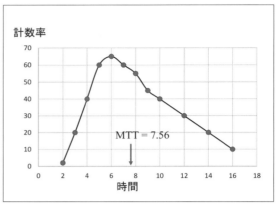

図3-36 臓器・組織を薬物が通過するときの時間放射能曲線（仮定）

$$MTT = \frac{\sum_{t=0}^{\infty} t\, C(t)}{\sum_{t=0}^{\infty} C(t)} \tag{3-49}$$

時間間隔を短くして測定すれば（4）式は積分で表される．

$$MTT = \frac{\int_0^{\infty} t\, C(t)\, dt}{\int_0^{\infty} C(t)\, dt} \tag{3-50}$$

(2) 血流量とクリアランス

動態解析は3つの変数，体積，質量，そして時間を扱い，これらは次式で結ばれている．

$$T = \frac{V}{Q} \tag{3-51}$$

$$C = \frac{M}{V} \tag{3-52}$$

$$\frac{dM(t)}{dt} = Q(C_a(t) - C_v(t)) \tag{3-53}$$

ここで，T，V，M，Cはそれぞれ薬物の平均通過時間，分布容積（薬物が組織に広がって分布する際の仮想的な体積），質量（mg あるいは MBq），薬物濃度を表す．Q は血流量，$C_a(t)$ と $C_v(t)$ は動脈および静脈中の薬物濃度である．(3-53) 式はコンパートメント解析で主要な役割を果たす Fick の法則であり，薬物量の組織内の変化速度（変化率）率は血流量と動脈血および静脈血中の薬物濃度差との積に等しいことを示す．質量 M の薬物を分布容積 V の組織に急速投与すると，そこを流れる血流によっ

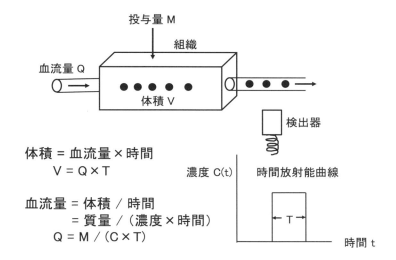

図 3-37 動態解析に関係する 3 つの変数（体積，質量，時間）

て薬物は運ばれていく．

図 3-37 のように始めの薬物が検出器を通過してから T 分後に最後の薬物が通過し，その時間放射能曲線が矩形で表されるとすれば，(3-51)，(3-52) 式から血流量は

$$Q = \frac{M}{C \times T} \tag{3-54}$$

となる．$C \times T$ は矩形の面積なので AUC と置けば

　　　血流量＝投与した薬物の質量／血中時間放射能曲線下の面積

と表される．すなわち，血流量は急速投与された既知量の薬物の血中濃度 C に反比例し，この関係をStewart-Hamilton の法則という．短い時間 dt の間に移動する薬物量 dM は，血流量 Q とその濃度 $C(t)$ に比例するので

$$dM = QC(t)dt \tag{3-55}$$

と書ける．0 から無限積分すると

$$M = \int_0^\infty QC(t)dt \tag{3-56}$$

となり，血流量は次式で表される．

$$Q = \frac{M}{\int_0^\infty C(t)dt} \tag{3-57}$$

一方，(3-53) 式の Fick の法則の右辺を変形すると

$$\frac{dM(t)}{dt} = \frac{Q(C_a(t) - C_v(t))C_a(t)}{C_a(t)} \tag{3-58}$$

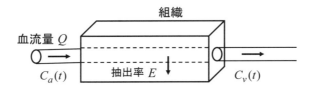

$$\text{クリアランス} = \frac{\text{薬物の消失速度}\,(dM(t)/dt)}{\text{血中薬物濃度}\,(C_a(t))} = Q \cdot E$$

図 3-38　クリアランス

ここで

$$E = \frac{C_a(t) - C_v(t)}{C_a(t)} \tag{3-59}$$

は動脈血と静脈血中の薬物の濃度差を動脈血中の薬物の濃度で割ったものであり，E は組織による薬物の抽出率を表す．したがって，薬物の組織に集積する速度と動脈血中濃度の関係は次式で表される．

$$\frac{dM(t)}{dt} = (Q \cdot E)C_a(t) \tag{3-60}$$

血流量 Q と抽出率 E との積をクリアランスという．(3-60) 式の両辺を 0 から無限積分するとクリアランス Z は次式で表される．

$$Z = \frac{M}{\int_0^\infty C_a(t)dt} \tag{3-61}$$

図 3-38 は血流量，抽出率，クリアランスの関係を示す．薬物に対する組織の抽出率を求めるのが困難な場合，測定される血流量には抽出率の影響が含まれたクリアランスになる．

(3) 畳み込み（コンボリューション）と逆畳み込み（デコンボリューション）

　入力と出力が比例関係にあるとき，すなわち入力が 2 倍になれば出力も 2 倍になるような関係は線形システムといい，線形システムの入出力は畳み込みで表される．CT, MRI などのイメージング装置では，入力は被写体，システムは撮像装置の分解能や感度特性，出力は画像となる．被写体と画像間に線形性を仮定すると，システムの分解能と感度特性を 1 つにまとめて応答関数とするとき，入力関数，応答関数，出力関数の関係は畳み込みで表される．畳み込みはコンボリーションとも呼ばれ，CT の画像再構成で投影データをランプフィルタや Shepp-Logan フィルタで補正する際に出てくる．畳み込みは入力とシステムの応答関数から出力を求める演算で，逆に応答関数と出力から入力を求める演算，あるいは入力と出力から応答関数を求める演算をデコンボリューションという．デコンボリューションは畳み込みの逆演算である．

　撮像装置の分解能や感度特性は線線源や点線源を撮像すると調べられる．線線源は 1 直線上にのみ値を持つ関数，点線源は 1 点にのみ値を持つ関数とみなすことができ，このような関数はデルタ関数（Δ

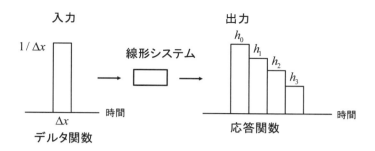

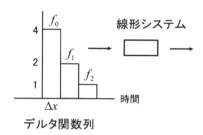

図 3-39　デルタ関数と応答関数

関数）あるいはインパルス関数と呼ばれる．デルタ関数は，幅が無限小，高さが無限大，面積 1 で定義されるが想像しにくいので，図 3-39 ではデルタ関数を 1 行左に示すような底辺 Δx，高さ $1/\Delta x$，面積 1 の矩形関数とする．幅を小さくしていけば面積を 1 に保つため高さはどんどん大きくなることを想像できるかと思われる．動態解析で薬物を臓器や組織に瞬間的に投与しその時間経過を観察することができれば，投与した薬物に対する臓器や組織の応答関数が得られるが，実際には目的とする臓器や組織に薬物を直接投与し観察することは難しい．図 3-39 の 1 行は薬物を急速投与したときの出力として右の応答関数が得られたとする．応答関数が得られたので線形システムに薬物を 2 行のような時間経過で入力した場合の出力は，入力を薬物量とそれが投与される時間の遅れを考慮した 3 つのデルタ関数（デルタ関数列）に分けて考えることで求められる．線形システムに底辺 Δx，高さ $1/\Delta x$ のデルタ関数を入力したとき応答関数の 1 番目の出力が h_0 であるから，入力が f_0 のときはデルタ関数の $f_0/(1/\Delta x) = f_0 \Delta x$ 倍だけ作用をすると考えれば出力 g_0 は $f_0 \Delta x h_0 = f_0 h_0 \Delta x$ となる．同様に，h_0 の時間から Δx 遅れた h_1 での f_0 に対する出力は $f_0 \Delta x h_1 = f_0 h_1 \Delta x$ となる．このようにして，f_0 に対する出力は次式の右辺第 1 項で表される．

$$g_0 = f_0 h_0 \Delta x$$
$$g_1 = (f_0 h_1 + f_1 h_0) \Delta x$$
$$g_2 = (f_0 h_2 + f_1 h_1 + f_2 h_0) \Delta x$$
$$g_3 = (f_0 h_3 + f_1 h_2 + f_2 h_1 + f_3 h_0) \Delta x$$
$$\vdots$$
$$g_i = \sum_{j=0} f_{i-j} h_j \Delta x$$

(3-62)

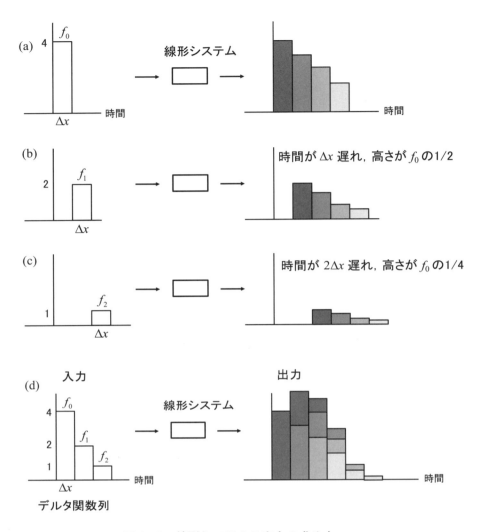

図 3-40　線形システムの出力の求め方

　図 3-39 の 2 行では入力関数の 2 番目の成分 f_1 は f_0 の大きさの 1/2，3 番目の成分 f_2 は f_0 の大きさの 1/4 としている．入力関数の 2 番目の成分 f_1 と 3 番目の成分 f_2 についても f_0 の場合と同様に考えることでそれぞれの出力が得られる．この入力関数に対する出力は，図 3-40（a）〜（c）のように成分に分けて考えると全体の出力は f_0, f_1, f_2 それぞれに対する出力を合計した図 3-40（d）になる．

　入力関数のデータ数を M，応答関数のデータ数を N とすると，畳み込みで得られる出力関数のデータ数は $M+N-1$ になる．したがって，(3-62) 式の最後の式の i は 0 から始まっているので上限は $M+N-2$ になる．表 3-1 は畳み込みに使用する入力関数 $f(x)$，応答関数 $h(x)$，出力関数 $g(x)$ のデータ例を示す．図 3-41 は表 3-1 をグラフで示す．表 3-1 のデータについて $\Delta x=1$ とし，(3-62) 式の畳み込みの計算過程を示す（3-8 1 次元畳み込み _ 実空間 .xlsx）．

表 3-1 畳み込みによる線形システムの入出力関係

x	f (x)	h (x)	g (x)
0	1	0	0
1	1	0.6	0.6
2	0.2	0.2	0.8
3	0.1	0.1	0.42
4	0.1	0.1	0.3
5	0.1	0	0.2
6	0	0	0.11
7	0	0	0.04
8	0	0	0.02
9	0	0	0.01
10	0	0	0
11	0	0	0
12	0	0	0
13	0	0	0
14	0	0	0
15	0	0	0

$$g_0 = f_0 h_0 \Delta x = 1 \times 0 \times 1 = 0$$

$$g_1 = (f_0 h_1 + f_1 h_0)\Delta x = (1 \times 0.6 + 1 \times 0) \times 1 = 0.6$$

$$g_2 = (f_0 h_2 + f_1 h_1 + f_2 h_0)\Delta x = (1 \times 0.2 + 1 \times 0.6 + 0.2 \times 0) \times 1 = 0.8$$

$$g_3 = (f_0 h_3 + f_1 h_2 + f_2 h_1 + f_3 h_0)\Delta x = (1 \times 0.1 + 1 \times 0.2 + 0.2 \times 0.6 + 0.1 \times 0) \times 1 = 0.42$$

$$g_4 = (1 \times 0.1 + 1 \times 0.1 + 0.2 \times 0.2 + 0.1 \times 0.6 + 0.1 \times 0) \times 1 = 0.3$$

$$g_5 = (1 \times 0 + 1 \times 0.1 + 0.2 \times 0.1 + 0.1 \times 0.2 + 0.1 \times 0.6 + 0.1 \times 0) \times 1 = 0.2$$

(3-63)

ここで g_0 は $g(x)$ の $x = 0$ における出力，g_1 は $g(x)$ の $x = 1$ における出力，···を表す．
次に入力関数と畳み込みで得られた出力関数から応答関数をデコンボリューションで求めてみよう．動態解析では組織に薬物をデルタ関数として直接投与することはできないため，動脈血の持続採血によ

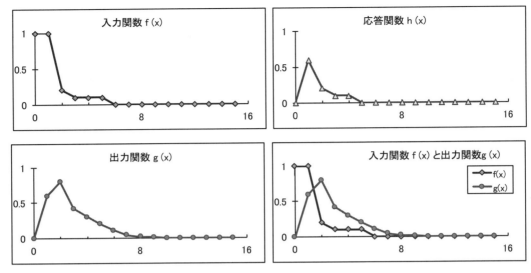

図 3-41　畳み込みの計算

る時間放射能曲線や心臓に ROI を設定しその時間放射能曲線を入力関数とし，組織上の ROI の時間放射能曲線を出力関数としてデコンボリューションによって組織の応答関数を求める．そして，応答関数から計算した平均通過時間などの評価指標が正常群と疾患群で異なるか，あるいは疾患群において重症度によって異なれば診断や治療効果の判定に評価指標を用いることができる．そこで，入力関数と出力関数が既知としてデコンボリューションによって応答関数を求めることを考える．(3-63) 式の始めの式では入力関数の第 1 成分 f_0 と出力関数の第 1 成分 g_0，時間間隔 Δx は既知なので未知数 h_0 は簡単に求められる．h_0 が求められたら以下のように h_1, h_2 ・・・ と順に解ける．

$$h_0 = \frac{1}{f_0}[g_0 / \Delta x]$$

$$h_1 = \frac{1}{f_0}[g_1 / \Delta x - f_1 h_0]$$

$$h_2 = \frac{1}{f_0}[g_2 / \Delta x - (f_2 h_0 + f_1 h_1)]$$

$$h_3 = \frac{1}{f_0}[g_3 / \Delta x - (f_3 h_0 + f_2 h_1 + f_1 h_2)]$$

$$\vdots$$

$$h_i = \frac{1}{f_0}[g_i / \Delta x - \sum_{j=0} f_{i-j} h_j]$$

(3-64)

表 3-1 のデータについて $\Delta x = 1$ とし，(3-64) 式のデコンボリューションの計算過程を示す．

$$h_0 = \frac{1}{f_0}[g_0/\Delta x] = \frac{1}{1}[0/1] = 0$$

$$h_1 = \frac{1}{f_0}[g_1/\Delta x - f_1 h_0] = \frac{1}{1}[0.6/1 - 1 \times 0] = 0.6$$

$$h_2 = \frac{1}{f_0}[g_2/\Delta x - (f_2 h_0 + f_1 h_1)] = \frac{1}{1}[0.8/1 - (0.2 \times 0 + 1 \times 0.6)] = 0.2$$

$$h_3 = \frac{1}{f_0}[g_3/\Delta x - (f_3 h_0 + f_2 h_1 + f_1 h_2)] = \frac{1}{1}[0.42/1 - (0.1 \times 0 + 0.2 \times 0.6 + 1 \times 0.2)] = 0.1$$

(3-65)

ここで h_0 は $h(x)$ の $x = 0$ における応答関数,h_1 は $h(x)$ の $x = 1$ における応答関数,・・・を表す.デコンボリューションには他にも計算法があるが,本節で述べた計算法は最も直感的であり,畳み込みとその逆演算を理解するには十分である.

〈第4章〉
ラドン変換

　X線を利用し体外計測したデータから人体内部の構造を知る医用イメージングでは，ラドン変換と呼ばれる積分変換が重要な役割を果たす．画像の回転を利用したラドン変換は組織の線減弱係数の積分値とX線透過率および画像再構成の基礎となる投影との関係を理解する手助けとなる．X線の入射位置を変えるため画像を回転させると透過率と投影をグラフで素早く確認することができる．このような実験はラドン変換の線積分を単に数式として理解するのに比べより具体的である．また，線減弱係数が変化すると透過率と投影がどのように変わるかを実験できる．

〔第1節〕　X線の減弱

　単位長さあたり光子の減弱を表す線減弱係数を μ cm^{-1} とする．図4-1は吸収体の線減弱係数が位置に依らず一定（一様吸収体）とし，強度 I の光子が長さ Δl の吸収体に入射する様子を示す．吸収体との相互作用（光子の吸収・散乱）による光子の変化量は，入射強度，線減弱係数，吸収体の長さに比例すると考えられ次式で表される．

$$\Delta I = -I \mu \Delta l \tag{4-1}$$

（4-1）式は入射光子数が多いほど，線減弱係数が大きいほど，そして吸収体が長いほど，光子が吸収体と相互作用をする機会が増えると予想される式となっている．吸収体の長さが無限小のとき（4-1）式は

$$dI = I \mu dl \tag{4-2}$$

となり，変数分離形の積分をし

$$\frac{dI}{I} = -\mu dl \tag{4-3}$$

吸収体がないときの入射強度を I_0 とすると次式が得られる．

$$I = I_0 e^{-\mu l} \tag{4-4}$$

線減弱係数が一定な吸収体について入射強度と透過強度の関係式が得られたので，(1-4) 式を用い図4-2のように線減弱係数が一定な3つの吸収体を並べたときの透過強度を考える．1番目の吸収体は線減弱係数 μ_1，長さ l_1 からなり (μ_1, l_1) と表す．2番目の吸収体は線減弱係数 μ_2，長さ l_2 の (μ_2, l_2)，3番目の吸収体は線減弱係数 μ_3，長さ l_3 の (μ_3, l_3) と表す．1番目の吸収体を透過する光子数は

$$I_1 = I_0 e^{-\mu_1 l_1}$$

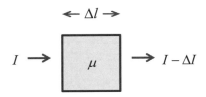

図 4-1　光子の減弱

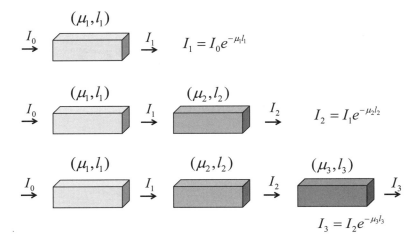

図 4-2　3 つの吸収体による光子の減弱

となる．2 番目の吸収体については 1 番目の吸収体を透過した光子が入射強度となるので，透過強度は次式で与えられる．

$$I_2 = I_1 e^{-\mu_2 l_2} = I_0 e^{-(\mu_1 l_1 + \mu_2 l_2)}$$

3 番目の吸収体については 2 番目の吸収体を透過した光子が入射強度となるので，透過強度は次式で与えられる．

$$I_3 = I_2 e^{-\mu_3 l_3} = I_0 e^{-(\mu_1 l_1 + \mu_2 l_2 + \mu_3 l_3)}$$

次に図 4-3 のように線減弱係数が位置に依存し変化する不均一吸収体に対し，光子が入射した場合の透過強度について考える．吸収体を小区間に分割する．区間内でも線減弱係数は変化するが，各区間の中央の位置における線減弱係数で代表する．区間の幅（Δl）が 1 cm のとき 1 番目の区間の線減弱係数は 0.5 cm における μ (0.5)，2 番目の区間では 1.5 cm における μ (1.5)，3 番目の区間では 2.5 cm における μ (2.5)，4 番目の区間では 3.5 cm における線減弱係数 μ (3.5) であるとする．長さ 4 cm の吸収体を透過する光子数 I_4 は

$$I_4 = I_0 e^{-\{\mu(0.5)\cdot 1 + \mu(1.5)\cdot 1 + \mu(2.5)\cdot 1 + \mu(3.5)\cdot 1\}}$$

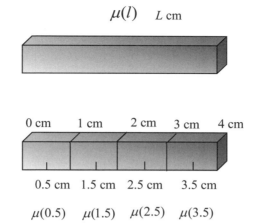

図 4-3　線減弱係数が位置に依存して変化する吸収体

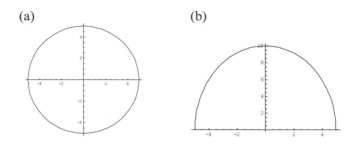

図 4-4　円内の領域で線減弱係数が一定な画像（円画像）(a) と投影 (b)

となる．以上から長さ L の吸収体を n 分割した場合には次式で表される．

$$I = I_0 e^{-\sum_{m=1}^{n} \mu_m l_m} \tag{4-5}$$

分割数を多くしていくと各小区間内では線減弱係数を一定とみなせるので和が積分となり，不均一吸収体の透過強度は次式で表される．

$$I = I_0 e^{-\int_0^L \mu(l)dl} \tag{4-6}$$

図 4-4 のように円内の線減弱係数が一定値 μ を持つ吸収体（原画像）は

$$f(x,y) = \begin{cases} \mu & x^2 + y^2 \leq a^2 \\ 0 & otherwise \end{cases} \tag{4-7}$$

で表される．ここで 2 行の $otherwise$ は 1 行の条件を満たさない場合を示すことにする．この吸収体に対し y 軸に平行な直線に沿って強度 I_0 の X 線を照射した場合の透過強度 I は

$$I(x) = I_0 e^{-\int_{-\infty}^{\infty} f(x,y) dy} \tag{4-8}$$

である．$x = x_1$ のときの積分範囲は円の方程式から

$$x_1^2 + y^2 = a^2, \qquad y = \pm\sqrt{a^2 - x_1^2}$$

となる．すると $x = x_1$ のときの透過強度はこの直線上で一定な線減弱係数を持つ長さ

$$2\sqrt{a^2 - x_1^2}$$

の吸収体における X 線の減弱と等価である．

$$I(x_1) = I_0 e^{-2\mu\sqrt{a^2 - x_1^2}}$$

線減弱係数を直線に沿って積分（線積分）したものを投影といい次式で表される．

$$\ln\left(\frac{I_0}{I(x_1)}\right) = 2\mu\sqrt{a^2 - x_1^2} \tag{4-9}$$

〔第2節〕 ラドン変換

固定座標系 (x, y) とそれに対し半時計回りに回転した回転座標系 (s, t) の関係は次式で表される．

$$\begin{aligned} s &= x\cos\theta + y\sin\theta \\ t &= -x\sin\theta + y\cos\theta \end{aligned} \tag{4-10}$$

固定座標は回転座標を用い次式で表される．

$$\begin{aligned} x &= s\cos\theta - t\sin\theta \\ y &= s\sin\theta + t\cos\theta \end{aligned} \tag{4-11}$$

図 4-5 のように2次元関数 $f(x, y)$ を直線 L 上で積分することを線積分という．図 4-5 の s は x 軸と θ の傾きをなしており，原点から直線 L に下ろした垂線の距離である．s に平行な直線を検出器の並びとし，線積分の値が s 上に測定される様子を示している．線積分を用いラドン変換 $\mathcal{R}\{f(x, y)\}$ は次式で表される[12]．

$$\begin{aligned} p(s, \theta) = \mathcal{R}\{f(x, y)\} &= \int_{-\infty}^{\infty} f(x, y) dt \\ &= \int_{-\infty}^{\infty} f(s\cos\theta - t\sin\theta, s\sin\theta + t\cos\theta) dt \end{aligned} \tag{4-12}$$

(4-12) 式は (x, y) を (4-11) 式で置き換えている．デルタ関数 $\delta(\cdot)$ を用いた表記ではラドン変換は

$$p(s, \theta) = \mathcal{R}\{f(x, y)\} = \int_{-\infty}^{\infty}\int_{-\infty}^{\infty} f(x, y)\delta(x\cos\theta + y\sin\theta - s) dxdy \tag{4-13}$$

となる．デルタ関数は括弧内がゼロになるすなわち s が (4-10) 式の1行に等しくなる (x, y) 座標を抽出する性質があるので (4-12) 式を (4-13) 式のように書ける．簡便のためラドン変換を以下のように書くことにする．

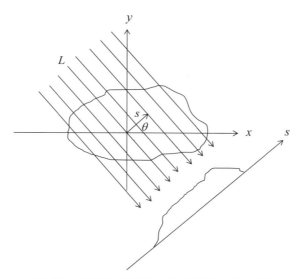

図 4-5　線積分で表される 2 次元ラドン変換

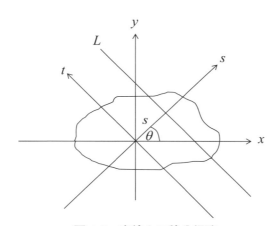

図 4-6　直線上の積分経路
(s, t) 座標系は原点 O の回りに θ だけ反時計回りに回転.

$$f(x, y) \quad \xleftrightarrow{\mathcal{R}} \quad p(s, \theta) \tag{4-14}$$

回転座標系を用いると CT のラドン変換は s 座標を変えながらそれに垂直な t 軸に平行な直線上で線減弱係数を線積分する（**図 4-6**）．透過強度とラドン変換はそれぞれ以下の式で表される．

$$I(s, \theta) = I_0 e^{-\int_{-\infty}^{\infty} f(x, y) dt} \tag{4-15}$$

$$p(s, \theta) = \ln\left(\frac{I_0}{I(s, \theta)}\right) = \int f(x, y) dt \tag{4-16}$$

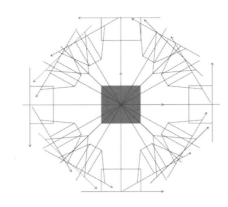

図 4-7 矩形領域内で線減弱係数が一定な画像（矩形画像）の投影

(4-16) 式は 2 次元の線減弱係数分布を任意の直線上で線積分することを示す．本書ではラドン変換を投影と呼ぶことにする．

図 4-7 の矩形領域内では線減弱係数が一定で矩形外ではゼロの原画像は次式で表される．

$$f(x,y) = \begin{cases} A & |x| \leq a, |y| \leq a \\ 0 & otherwise \end{cases} \tag{4-17}$$

ここで 1 行の条件式のカンマ（,）はかつ（and）を，2 行の $otherwise$ は 1 行の条件を満たさない場合を示すことにする．矩形領域内で強度が一定値 A の 2 次元関数の投影は 4 つの頂点の座標を回転座標系から見ることによって求めることができる．投影は検出器の座標を示す s を固定し t 軸に平行な直線上で $f(x, y)$ を線積分する．1 つの s について線積分が終了したら，s を Δs だけ移動し同様に線積分を繰り返すと s を変数にした投影が得られる．(4-17) 式は偶関数なので投影を作成するには**図 4-8** の片側の b，c の座標（あるいは $-b$，$-c$ の座標）と高さ d がわかればよい．

1) **図 4-8**（a）の $\theta = 0°$ の投影角度では s 軸が x 軸と平行となり，s 軸上の b と c の座標は一致する．b は p_1 を回転座標系から見ることに，また，$-b$ の座標は p_2 を回転座標系から見ることで決まる．(4-10) 式の s 座標を b あるいは c と置いて

$$b = c = a\cos\theta + a\sin\theta, \quad -b = -c = -a\cos\theta + a\sin\theta, \quad d = 2aA \tag{4-18}$$

2) **図 4-8**（b）の $\theta = 30°$ では s 軸上の b の座標は p_4 を回転座標系から見ることに，また，c の座標は p_1 から，$-b$，$-c$ の座標は p_2，p_3 から得られる．

$$\begin{aligned} b = a\cos\theta - a\sin\theta, \quad c = a\cos\theta + a\sin\theta, \quad d = 2aA/\cos\theta \\ -b = -a\cos\theta + a\sin\theta, \quad -c = -a\cos\theta - a\sin\theta, \end{aligned} \tag{4-19}$$

図 4-9 は矩形内の強度は一定値 A でその中心が x 軸上にある矩形画像を被写体（原画像）$f(x, y)$ とし，$f(x, y)$ の周囲を検出器が回転し，検出器の座標 s，回転角度 θ における平行ビームによる投影 $p(s, \theta)$ を収集する様子を示す[1]（4-1 矩形_40_10.xlsx）．CT では入射強度を透過強度で除し対数をと

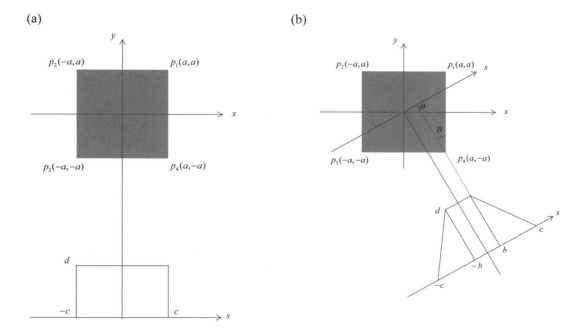

図 4-8　矩形画像の投影

矩形画像の投影は一般に台形となるので，その強度分布は台形の底辺を決める s 軸上の座標 b, c（$b < c$）あるいは（$-b$, $-c$ の座標）と高さ d がわかればよい．0°方向の投影は台形の特別な場合で $b = c$ の矩形の強度分布となる．(a) $\theta = 0°$ の投影，(b) $\theta = 30°$ の投影．

ることで $f(x, y)$ と $p(s, \theta)$ の関係が積分変換で表される．平行ビーム投影は検出器に垂直な垂線上で $f(x, y)$ を線積分したものなので，$\theta = 0°$ から 360°の投影角度によって矩形，台形，三角形の繰り返しとなる．実際の CT では被写体が回転することはないが，Excel では X 線が画素を斜めに横切るときの線積分を簡単に計算できない．そのため，検出器は常に x 軸に平行な直線上にあるものとし画像を回転させている．検出器の位置を表す (4-10) 式の回転座標系 (s, t) を反時計回りに回転させているので画像は時計回りに回転する．(a) の 1 行は $\theta = 0°$ のとき検出器は x 軸（x 軸：横，y 軸：縦）に平行に置かれるとし ($s = x$)，それに垂直に X 線が入射するときの被写体と検出器の幾何学的配置を示す．(a) の 2 行は入射強度を $I_0 = 100$ としたときの透過強度 $I(s, 0)$ を示す．(a) の 3 行は透過率の逆数を対数変換した (4-16) 式の投影を示す．(b) の 1 行は $\theta = 30°$ のときの被写体と検出器の幾何学的配置を示す．被写体と検出器の幾何学的配置は (b) の 1 行のように画像が時計回りに 30°回転している．(b) の 2 行と 3 行はそれぞれ透過強度 $I(s, 30)$ と投影を示す．(c) の 1 行は $\theta = 45°$ のときの被写体と検出器の幾何学的配置，2 行と 3 行はそれぞれ透過強度 $I(s, 45)$ と投影を示す．(d) ～ (f) はそれぞれ $\theta = 90°$，120°，135°の場合である．

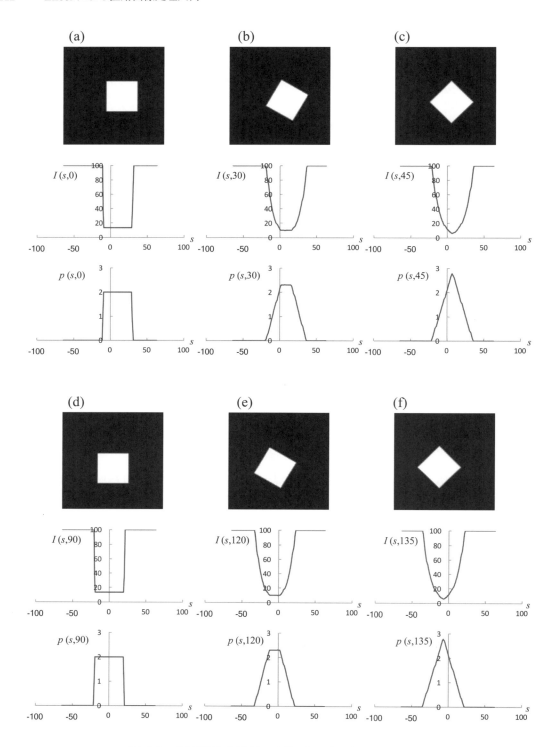

図 4-9 矩形画像のラドン変換(4-1 矩形_40_10.xlsx)

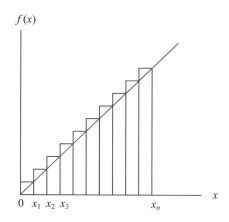
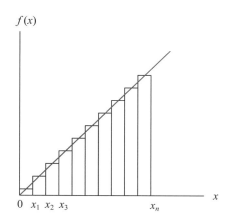

図 4-10　中点法による積分

〔第 3 節〕　X 線透過強度のシミュレーション

　本節では，はじめに初等数学で馴染みの深い関数を用い，線減弱係数が位置に依存し変化する 1 次元の被写体に対し X 線の透過強度を Excel で計算する．これは図 4-3 で行った線減弱係数の積分を具体的な関数について計算することである．**図 4-10** の $f(x)$ は線減弱係数を表し，これが x とともに直線的に増加することを示す．$f(x)$ を積分すればラドン変換すなわち投影となる．そこで，区間 L について直線 $f(x) = x$ の積分を $f(x)$ と x 軸とのなす面積と考え（a）のように近似すると，全体の面積は n 個の矩形関数の面積の和で表される．

$$S = \sum_{i=1}^{n} \frac{L}{n} f(x_i) = \sum_{i=1}^{n} f(x_i) \Delta x \tag{4-20}$$

（b）は積分を近似する際に各小区間の中央値の矩形の高さを用いるもので中点法と呼ばれる．**図 4-3** で小区間の線減弱係数をその中央位置における値で代表させ面積を求めたのはこの中点法を用いている．（a）と（b）を比較すると関数が直線の場合には（b）の中点法の方が面積をうまく近似できそうなことがわかる．実際，この例では（b）によって正確に面積を計算できる．関数が曲線となる場合，台形法，シンプソン法などを用いるとより正確に数値積分を求めることができるが，本節では X 線の減弱を例にラドン変換に慣れることが目的なので，簡便で比較的正確に積分を近似することができる中点法を用いる．区間 L を [a, b] で表し，$x_0 = a, x_n = b$ とすると中点法は次式で表される．

$$S = \sum_{i=1}^{n} \frac{(b-a)}{n} f(x_{i-1} + \Delta x / 2) = \sum_{i=1}^{n} f(x_{i-1} + \Delta x / 2) \Delta x, \qquad \Delta x = \frac{(b-a)}{n} \tag{4-21}$$

図 4-11 に下記関数例で表される位置とともに変化する線減弱係数を示す（4-2 X 線の減弱_関数の例.xlsx）．

　　例 1　　$f(x) = ax e^{-bx}, \qquad (a = 0.1, b = 0.2)$ \hfill (4-22)

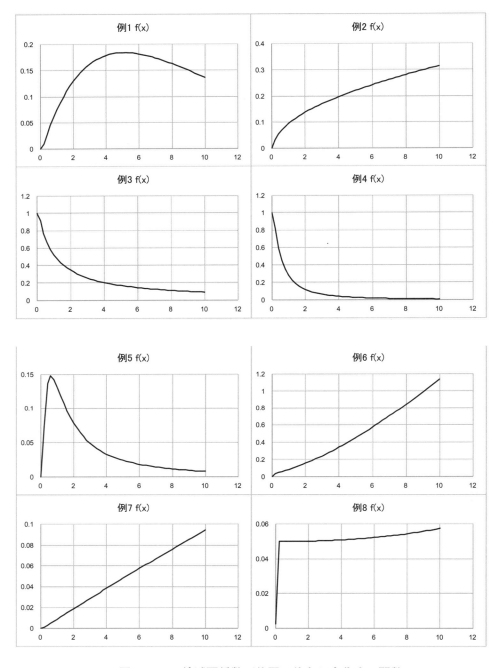

図 4-11-1　線減弱係数が位置に依存し変化する関数

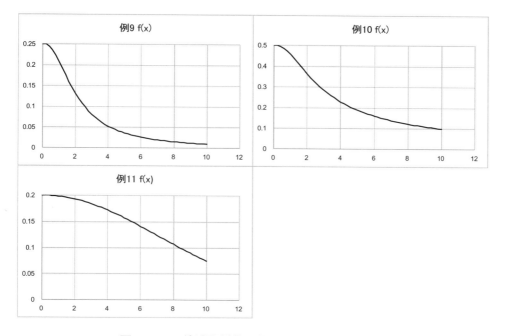

図 4-11-2 線減弱係数が位置に依存し変化する関数

$$I = 100 e^{-\int_0^{10} f(x)dx} = 22.6506 \qquad (\text{4-3 X 線の減弱\_例 1.xlsx})$$

線減弱係数が (4-22) 式で表される長さ 10 cm の吸収体に強度 100 の X 線が入射したとき，透過強度は 22.6506 となる．積分に中点公式を用いた近似計算は 22.64628 でありほぼ理論値に近い．

例 2 $\quad f(x) = a\sqrt{bx}, \qquad (a=1, b=0.01)$ (4-23)

$$I = 100 e^{-\int_0^{10} f(x)dx} = 12.1458 \qquad (\text{4-4 X 線の減弱\_例 2.xlsx})$$

例 3 $\quad f(x) = \dfrac{1}{ax+b}, \qquad (a=1, b=1)$ (4-24)

$$I = 100 e^{-\int_0^{10} f(x)dx} = 9.09091 \qquad (\text{4-5 X 線の減弱\_例 3.xlsx})$$

例 4 $\quad f(x) = \dfrac{1}{(ax+b)^2}, \qquad (a=1, b=1)$ (4-25)

$$I = 100 e^{-\int_0^{10} f(x)dx} = 40.289 \qquad (\text{4-6 X 線の減弱\_例 4.xlsx})$$

例5　　$f(x) = \dfrac{x}{(ax+b)^3}, \qquad (a=1, b=1)$ (4-26)

$I = 100 e^{-\int_0^{10} f(x)dx} = 66.1515$ 　　(4-7 X 線の減弱_例 5.xlsx)

例6　　$f(x) = (ax+b)\sqrt{(ax+b)}, \qquad (a=0.1, b=0.1)$ (4-27)

$I = 100 e^{-\int_0^{10} f(x)dx} = 0.632285$ 　　(4-8 X 線の減弱_例 6.xlsx)

例7　　$f(x) = \log(ax+b), \qquad (a=0.01, b=1)$ (4-28)

$I = 100 e^{-\int_0^{10} f(x)dx} = 61.6239$ 　　(4-9 X 線の減弱_例 7.xlsx)

例8　　$f(x) = \dfrac{b}{\sqrt{a^2 - x^2}}, \qquad (a=20, b=1)$ (4-29)

$I = 100 e^{-\int_0^{10} f(x)dx} = 59.2385$ 　　(4-10 X 線の減弱_例 8.xlsx)

例9　　$f(x) = \dfrac{b}{x^2 + a^2}, \qquad (a=2, b=1)$ (4-30)

$I = 100 e^{-\int_0^{10} f(x)dx} = 50.3234$ 　　(4-11 X 線の減弱_例 9.xlsx)

例10　　$f(x) = \dfrac{b}{\sqrt{x^2 + a^2}}, \qquad (a=2, b=1)$ (4-31)

$I = 100 e^{-\int_0^{10} f(x)dx} = 9.90195$ 　　(4-12 X 線の減弱_例 10.xlsx)

例11　　$f(x) = ae^{-bx^2}, \qquad (a=0.2, b=0.01)$ (4-32)

$I = 100 e^{-\int_0^{10} f(x)dx} = 22.4552$ 　　(4-13 X 線の減弱_例 11.xlsx)

図 4-12 は中点法を用い吸収体の長さ $L = 10$ cm，入射強度 $I_0 = 100$ のときの透過強度の計算を例1について示す．(4-6) 式による正しい値 22.6506 に対し近似値は【I62】に示す 22.64628 である．

　ガンマ線の自己吸収を受けた放射能測定のシミュレーションにも中点法を応用できる．**図 4-13** は直方体容器の中に一様濃度のラジオアイソトープ（RI）が満たされており，その下の検出器で放射能を測定する模式図である．光子は散乱せず自己吸収のみを受け検出器に到達すると仮定すれば，放射能の

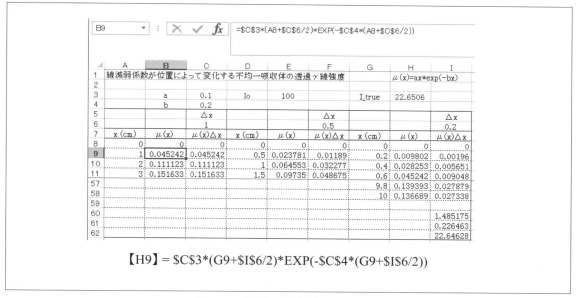

図 4-12　不均一吸収体の入力画面

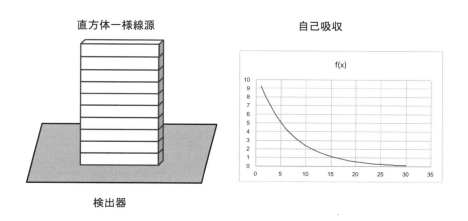

図 4-13　中点法で近似計算した放射能強度

測定値は

$$B = \int_0^L A e^{-bx} dx = \frac{A}{b}(1 - e^{-bL}) \tag{4-33}$$

となる．$A = 10$ MBq/cm^3，$b = 0.15$ cm^{-1}，$L = 30$ cm のとき，(4-32)式による解析解は 65.926，中点法による計算は 65.864 である．

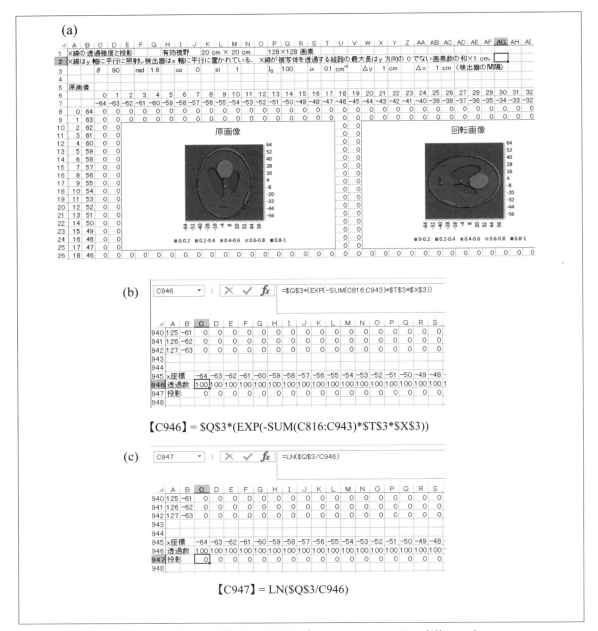

図 4-14　ラドン変換の入力画面（4-14 Shepp_ ラドン変換 .xlsx）

〔第 4 節〕　ラドン変換のシミュレーション

　CT の簡単なシミュレーションとして，X 線の入射強度と透過強度からラドン変換（投影）を計算する．線減弱係数分布 $f(x, y)$ は最大値を 1 に規格化しておく．プログラムでは $f(x, y)$ に矩形画像，Shepp-Logan ファントム，MR 画像などを用い，それらに任意の線減弱係数を掛けると一様吸収体や位置に応じて線減弱係数が変化する不均一吸収体となる．図 4-14（a）は 4-14 Shepp_ ラドン変換 .xlsx の投影角

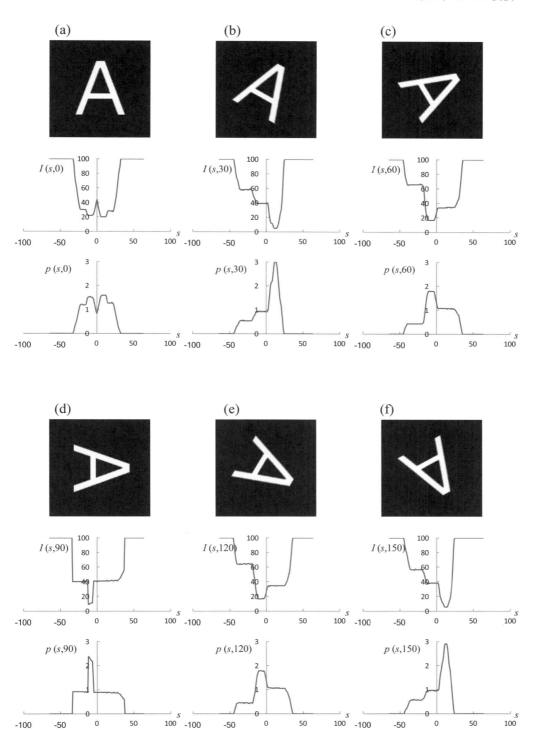

図 4-15　A 文字のラドン変換（4-15 A_moji_ ラドン変換 .xlsx）

度と線減弱係数を入力する画面である．(b) は透過強度，(c) は投影の計算を示す．
　　　【C946】= $Q$3*(EXP(-SUM(C816:C943)*$T$3*$X$3))
SUM（C816:C943）*$T$3*$X$3 が線減弱係数を積分している部分である．なお，本節では線減弱係数は正方形のセル内に一様に満たされているものとし，これにセルの長さ（1 cm）を掛けその総和で積分を近似している．(b) は投影の計算を示す．
　　　【C947】= LN($Q$3/C946)
$Q$3 が入射強度の 100，C946 が透過強度であり，両者の対数が投影になる．図 4-15 〜図 4-17 の例では $\mu = 0.05$ cm^{-1} としており，実際の線減弱係数は $f(x, y)$ に μ を掛けた $\mu f(x, y)$ になる．μ を違った値に設定すれば吸収の程度が変化する．画面左は原画像（吸収体）で投影角度 0°の配置に相当する．X 線は縦軸（y 軸）に平行な直線に沿って強度 100 で吸収体に入射し，透過強度を原画像の下側に設置した 128 画素の検出器で測定する．画面右の画像は原画像を指定した角度だけ線形補間を用い回転させる．画像の下に透過率と投影のグラフを表示している．角度を変えればすぐに回転した画像と透過率，投影のグラフが表示されるので実験の操作性は良いと思われる．また，disp シートをクリックすれば原画像と回転画像が見られる．第 1 章で説明した数値ファントムの作成法を参考に，読者が線減弱係数分布を作成すると，いろいろな吸収体のラドン変換を実験できる．
　図 4-15 は A 文字内で線減弱係数が一定の吸収体（一様吸収体）の例で，投影角度 $\theta = 0°$，30°，60°，90°，120°，150°の画像，透過強度，投影を示す（4-15 A_moji_ ラドン変換 .xlsx）．図 4-16（4-14 Shepp_ ラドン変換 .xlsx）と図 4-17（4-16 T1 強調画像 _ ラドン変換 .xlsx）は不均一吸収体の例で，投影角度 $\theta = 0°$，30°，45°，90°，120°，135°の画像，透過強度，投影を示す（投影角度を図 4-15 と変えていることに意味はない）．

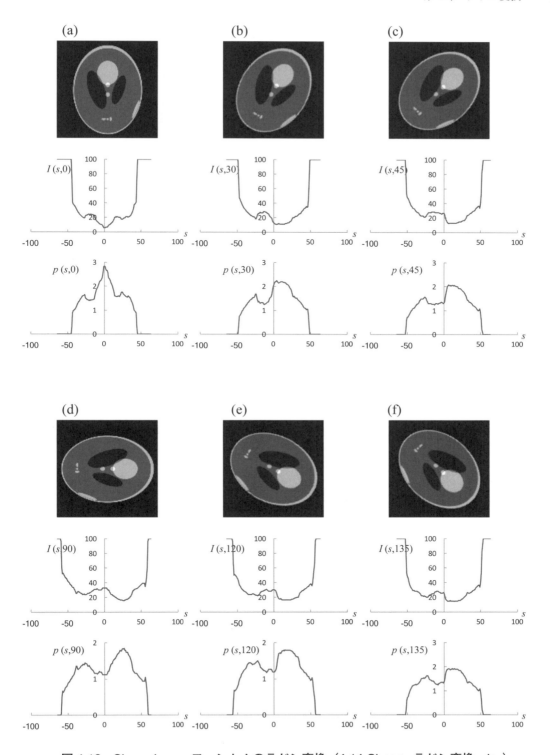

図4-16 Shepp-Loganファントムのラドン変換（4-14 Shepp_ラドン変換.xlsx）

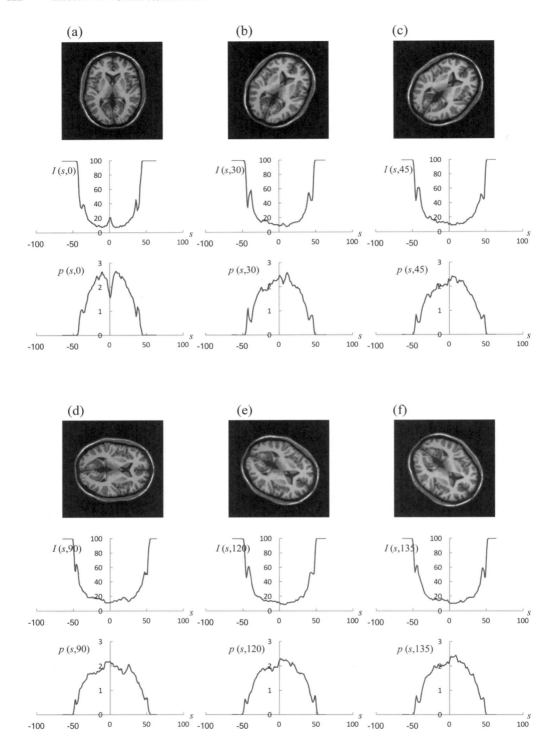

図 4-17　T1 強調画像のラドン変換（4-16 T1 強調画像 _ ラドン変換 .xlsx）

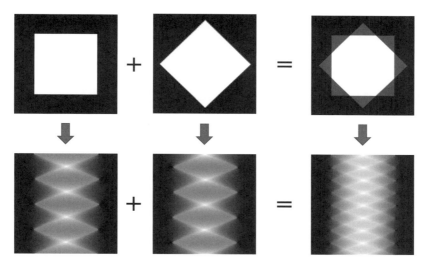

図 4-18　ラドン変換の線形性

〔第 5 節〕　ラドン変換の性質

ラドン変換には以下の性質がある[12]．

(1) 線形性

$$af_1(x,y) + bf_2(x,y) \xleftrightarrow{\mathcal{R}} ap_1(s,\theta) + bp_1(s,\theta) \tag{4-34}$$

図 4-18 には合計 6 つの画像があるが，本書ではそれらを行列のように並んでいるものとみなし，左上の画像は 1 行 1 列，右上の画像は 1 行 3 列，左下の画像は 2 行 1 列，右下の画像は 2 行 3 列ということにする．1 行は 2 つの画像を足し算した画像を 3 列に示す．2 行は 1 行の 1 列，2 列，3 列それぞれのラドン変換を示す．2 行 1 列と 2 列の和は 3 列に等しい．

(2) 対称性

$$p(s,\theta) = p(-s, \theta + \pi) \tag{4-35}$$

図 4-19 は点線源のラドン変換を 0° から 360° まで収集する様子を示す．対向する位置のラドン変換は等しい．

(3) 周期性

$$p(s,\theta) = p(s, \theta + 2n\pi) \tag{4-36}$$

図 4-20 は $n = 1$ の場合についてラドン変換の周期性を示す．

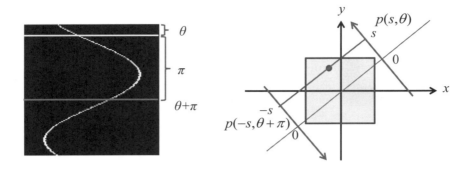

図 4-19　ラドン変換の対称性

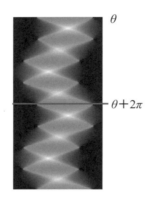

図 4-20　ラドン変換の周期性

(4) スケーリング

$$f(ax, ay) \quad \overset{\mathcal{R}}{\longleftrightarrow} \quad \frac{1}{|a|} p(as, \theta)$$

(4-37)

$$\mathcal{R}\{f(ax, ay)\} = \int_{-\infty}^{\infty} \int_{-\infty}^{\infty} f(ax, ay) \delta(x\cos\theta + y\sin\theta - s) \, dxdy$$

証明

a が正の場合について示すが，a が負の場合についても同様に導出できる.

$$ax = x', \quad ay = y', \quad dxdy = \frac{1}{a^2} dx'dy'$$

と置くと

$$\mathcal{R}\{f(ax, ay)\} = \int_{-\infty}^{\infty} \int_{-\infty}^{\infty} f(x', y') \delta\left(\frac{1}{a}x'\cos\theta + \frac{1}{a}y'\sin\theta - s\right) \frac{1}{a^2} dx'dy'$$

$$= \frac{1}{a^2} \int_{-\infty}^{\infty} \int_{-\infty}^{\infty} f(x', y') \delta\left(\frac{1}{a}(x'\cos\theta + y'\sin\theta - as)\right) dx'dy'$$

$$= \frac{1}{a} p(as, \theta)$$

2行から3行への移行はデルタ関数について以下の性質を用いている．

$$\delta(ax) = \frac{1}{|a|}\delta(x)$$

(5) 回転
$$f(x\cos\varphi + y\sin\varphi, -x\sin\varphi + y\cos\varphi) \overset{\mathcal{R}}{\longleftrightarrow} p(s, \theta-\varphi) \tag{4-38}$$

証明

(4-38) 式で
$$x\cos\varphi + y\sin\varphi = x', \quad -x\sin\varphi + y\cos\varphi = y'$$
と置くと
$$x'\cos\varphi - y'\sin\varphi = x, \quad x'\sin\varphi + y'\cos\varphi = y, \quad dxdy = dx'dy'$$
が得られる．ラドン変換は

$$\mathcal{R}\{f(x\cos\varphi + y\sin\varphi, -x\sin\varphi + y\cos\varphi)\} = \mathcal{R}\{f(x', y')\}$$

$$\mathcal{R}\{f(x', y')\} = \int_{-\infty}^{\infty}\int_{-\infty}^{\infty} f(x', y')\delta\{(x'\cos\varphi - y'\sin\varphi)\cos\theta + (x'\sin\varphi + y'\cos\varphi)\sin\theta - s\}dx'dy'$$

$$= \int_{-\infty}^{\infty}\int_{-\infty}^{\infty} f(x', y')\delta\{x'\cos(\theta-\varphi) + y'\sin(\theta-\varphi) - s\}dx'dy'$$

$$= p(s, \theta-\varphi)$$

となる．**図4-21** のように実空間で画像を φ 回転するとそのラドン変換は回転前に比べ角度方向に φ 推移する．画像と鳥瞰図はいずれも左上が投影角度0°の位置である．

(6) 推移
$$f(x-a, y-b) \overset{\mathcal{R}}{\longleftrightarrow} p(s - a\cos\theta - b\sin\theta, \theta) \tag{4-39}$$

証明
$$\mathcal{R}\{f(x-a, y-b)\} = \int_{-\infty}^{\infty}\int_{-\infty}^{\infty} f(x-a, y-b)\delta(x\cos\theta + y\sin\theta - s)dxdy$$
ここで
$$x - a = x', \quad y - b = y'$$
と置くと

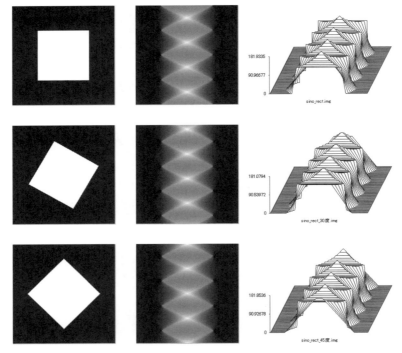

図 4-21 ラドン変換の回転

$$\mathcal{R}\{f(x-a, y-b)\} = \int_{-\infty}^{\infty}\int_{-\infty}^{\infty} f(x', y')\delta\{(x'+a)\cos\theta + (y'+b)\sin\theta - s]\}dx'dy'$$

$$= \int_{-\infty}^{\infty}\int_{-\infty}^{\infty} f(x', y')\delta(x'\cos\theta + y'\sin\theta + a\cos\theta + b\sin\theta - s)dx'dy'$$

$$= \int_{-\infty}^{\infty}\int_{-\infty}^{\infty} f(x', y')\delta\{x'\cos\theta + y'\sin\theta - (s - a\cos\theta - b\sin\theta)\}dx'dy'$$

$$= p(s - a\cos\theta - b\sin\theta, \theta)$$

図 4-22 は原点に中心がある矩形画像，x 軸上に中心がある矩形画像，y 軸上に中心がある矩形画像とそれぞれのラドン変換を示す．実空間で画像を推移させるとラドン変換は同じ θ で s 方向に $a\cos\theta + b\sin\theta$ だけ平行移動する．

(7) エネルギー保存

$$\int_{-\infty}^{\infty}\int_{-\infty}^{\infty} f(x, y)dxdy = \int_{-\infty}^{\infty} p(s, \theta)ds \tag{4-40}$$

2 次元関数の 2 重積分はラドン変換で得られる 1 次元関数の積分に等しい．

(8) 畳み込み定理

$$\mathcal{R}\left\{\int_{-\infty}^{\infty}\int_{-\infty}^{\infty} f(x', y')h(x-x', y-y')dx'dy'\right\} = \int_{-\infty}^{\infty} p_f(s', \theta)p_h(s-s', \theta)ds' \tag{4-41}$$

図 4-23 の 1 行 1 列は矩形画像，2 列は点広がり関数，3 列はそれらの畳み込みを示す．2 行 1 列は矩形

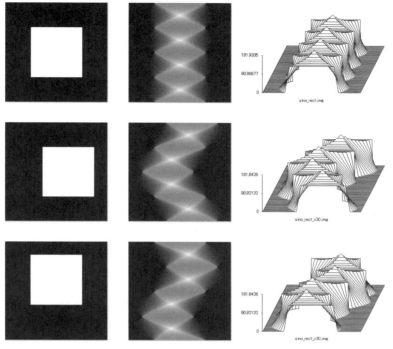

図 4-22　ラドン変換の推移

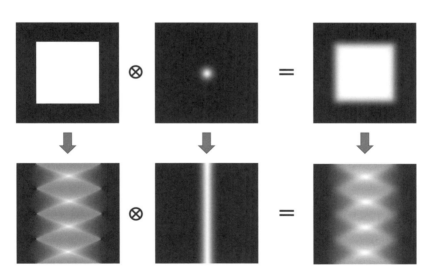

図 4-23　ラドン変換の畳み込み
⊗ は畳み込みを表す．

画像のラドン変換，2列は点広がり関数のラドン変換，3列はそれらの畳み込みを示す．2次元関数の畳み込みのラドン変換はそれぞれのラドン変換についてθを固定したsに関する1次元関数の畳み込みに等しい．

〔第6節〕 多次元ラドン変換

(1) 立方体内の強度が一定な関数．図4-24の1辺の長さaの立方体内で強度が一定値Aの関数は次式で表される．

$$f(x,y,z) = \begin{cases} A & |x| \leq a, |y| \leq a, |z| \leq a \\ 0 & otherwise \end{cases} \tag{4-41}$$

(4-41)式をz軸に平行な直線に沿って2次元ラドン変換を行うと，平板上の強度が$2aA$の2次元関数となる．

$$f(x,y) = \int_{-\infty}^{\infty} f(x,y,z)dz = \int_{-a}^{a} A\,dz = 2aA \qquad |x| \leq a, |y| \leq a \tag{4-42}$$

(4-42)式の2次元関数をy軸に平行な直線に沿って2次元ラドン変換を行うと直線上の強度が$4a^2A$の1次元関数となる．

$$f(x) = \int_{-\infty}^{\infty} f(x,y)dy = \int_{-a}^{a} 2aA\,dz = 4a^2A \qquad |x| \leq a \tag{4-43}$$

この例からわかるように3次元ラドン変換は2次元ラドン変換を2回繰り返して得られる．x軸に垂直な断面内の強度を面積分するのが3次元ラドン変換であり，これはzについて線積分し続いてyについて線積分を行うことで達成できる．

$$\mathcal{R}_3 = \mathcal{R}_2 \mathcal{R}_2 \tag{4-44}$$

(2) 球関数（図4-25）

$$f(x,y,z) = \begin{cases} A & x^2 + y^2 + z^2 \leq a^2 \\ 0 & otherwise \end{cases}$$

をz軸に平行な直線上で線積分して得られる2次元ラドン変換は

$$f(x,y) = \int_{-\infty}^{\infty} f(x,y,z)dz = 2A\sqrt{a^2 - x^2 - y^2} \qquad x^2 + y^2 \leq a^2 \tag{4-45}$$

となる．この2次元関数をy軸に平行な直線上で線積分すると

$$f(x) = \int_{-\infty}^{\infty} f(x,y)dy = \pi A(a^2 - x^2) \qquad |x| \leq a \tag{4-46}$$

3次元ラドン変換となる．(4-46)式は球関数の3次元ラドン変換といい1次元の投影である．立方体と同じく球について2次元ラドン変換を2回行うと，1次元の投影すなわち3次元ラドン変換が得られる．

3次元ラドン変換の(4-46)式は(4-45)式から以下のように導出される．
$x^2 + y^2 \leq a^2$からyの範囲は$-\sqrt{a^2 - x^2} \leq y \leq \sqrt{a^2 - x^2}$となるので，$y$軸に平行な直線上での線積分は

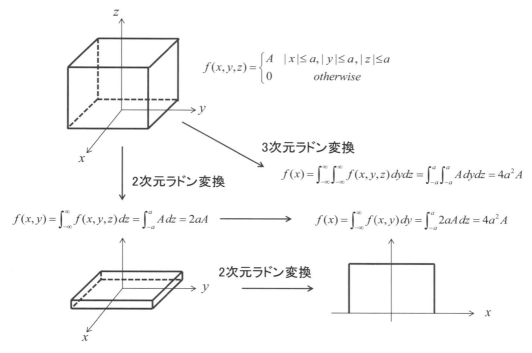

図 4-24　立方体内の強度が一定な 3 次元関数の 2 次元ラドン変換と 3 次元ラドン変換

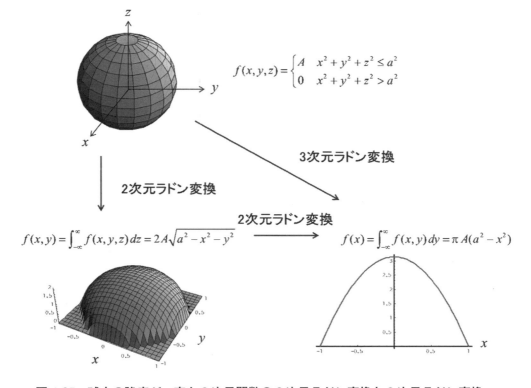

図 4-25　球内の強度が一定な 3 次元関数の 2 次元ラドン変換と 3 次元ラドン変換

$$f(x) = \int_{-\infty}^{\infty} f(x,y)\,dy = 2A\int_{-\sqrt{a^2-x^2}}^{\sqrt{a^2-x^2}} \sqrt{a^2-x^2-y^2}\,dy$$

となる．ここで，$y = \sqrt{a^2-x^2}\cos\theta,\ 0 \leq \theta \leq \pi$

$$dy = \sqrt{a^2-x^2}(-\sin\theta)\,d\theta, \quad \begin{cases} y = -\sqrt{a^2-x^2}, & \theta = \pi \\ y = \sqrt{a^2-x^2}, & \theta = 0 \end{cases}$$

と置いて

$$f(x) = 2A\int_{\pi}^{0} \sqrt{(a^2-x^2)(1-\cos^2\theta)}\,\sqrt{a^2-x^2}(-\sin\theta)\,d\theta$$

$$= 2A\int_{0}^{\pi} (a^2-x^2)\sqrt{\sin^2\theta}\,\sin\theta\,d\theta$$

$0 \leq \theta \leq \pi$ のとき $\sin\theta \geq 0$ となるから

$$f(x) = 2A\int_{0}^{\pi} (a^2-x^2)\sin^2\theta\,d\theta$$

$$= 2(a^2-x^2)A\int_{0}^{\pi} \frac{1-\cos 2\theta}{2}\,d\theta = 2(a^2-x^2)A\left[\frac{\theta}{2} - \frac{\sin 4\theta}{4}\right]_{0}^{\pi}$$

$$= \pi A(a^2-x^2) \qquad |x| \leq a$$

〈第5章〉 フーリエ変換

フーリエ変換は線形位置不変システムあるいは線形時間不変システムの入出力関係を解析する上で重要な役割を果てしている．空間フィルタリングによる画像処理，相関・自己相関による画像解析などもフーリエ変換を利用している．フーリエ変換は周波数空間での信号処理・画像処理そして画像再構成においても重要な役割を果たしている．本章では，データ数128の1次元データや128×128画素の画像を対象にExcelで1次元フーリエ変換や2次元フーリエ変換をする方法について解説する．Office 2007からは256×256画素の画像についても，SUMPRODUCT関数とOFFSET関数を用いた本法によってフーリエ変換することが可能である．

〔第1節〕 1次元フーリエ変換

本書では関数 $f(x)$ のフーリエ変換 $F(u)$ を次式のように表す．

$$F(u) = \mathcal{F}\{f(x)\} = \int_{-\infty}^{\infty} f(x) e^{-i2\pi ux} dx \tag{5-1}$$

ここで e は指数関数，i は虚数単位 $\sqrt{-1}$ を示す．(5-1) 式は $f(x)$ に複素指数関数を掛け積分変換して変数を x から u に換えている．また，$F(u)$ のフーリエ逆変換 $f(x)$ を次式のように表す．

$$f(x) = \mathcal{F}^{-1}\{F(u)\} = \int_{-\infty}^{\infty} F(u) e^{i2\pi ux} du \tag{5-2}$$

$f(x)$ と $F(u)$ がフーリエ変換とフーリエ逆変換の関係（フーリエ変換対）にあるとき次式のように表す．

$$f(x) \longleftrightarrow F(u) \tag{5-3}$$

オイラーの公式から複素指数関数は次式で表される．

$$e^{-i2\pi ux} = \cos(2\pi ux) - i\sin(2\pi ux) \tag{5-4}$$

(5-4) 式を用いると (5-1) 式は

$$\begin{aligned} F(u) &= \int_{-\infty}^{\infty} f(x) e^{-i2\pi ux} dx \\ &= \int_{-\infty}^{\infty} f(x) \{\cos(2\pi ux) - i\sin(2\pi ux)\} dx \\ &= \int_{-\infty}^{\infty} f(x)\cos(2\pi ux) dx - i\int_{-\infty}^{\infty} f(x)\sin(2\pi ux) dx \end{aligned} \tag{5-5}$$

のように実部と虚部からなる複素数で表される．ここで (5-5) 式の実部 $F_{\mathrm{Re}}(u)$，虚部 $F_{\mathrm{Im}}(u)$ をそれ

それ

$$F_{\text{Re}}(u) = \int_{-\infty}^{\infty} f(x)\cos(2\pi ux)\,dx \tag{5-6}$$

$$F_{\text{Im}}(u) = -\int_{-\infty}^{\infty} f(x)\sin(2\pi ux)\,dx \tag{5-7}$$

とするとフーリエ変換は次式で表される．

$$F(u) = F_{\text{Re}}(u) + iF_{\text{Im}}(u) \tag{5-8}$$

(5-1) 式の複素数は絶対値（振幅）$|F(u)|$ と位相 $\theta(u)$ を用い次式で表される．

$$F(u) = F_{\text{Re}}(u) + iF_{\text{Im}}(u) = |F(u)|e^{i\theta(u)} \tag{5-9}$$

振幅と位相は $F_{\text{Re}}(u)$，$F_{\text{Im}}(u)$ を用いそれぞれ以下で定義される．

$$|F(u)| = \sqrt{F_{\text{Re}}^2(u) + F_{\text{Im}}^2(u)} \tag{5-10}$$

$$\theta(u) = \tan^{-1}[F_{\text{Im}}(u)/F_{\text{Re}}(u)] \qquad -\pi < \theta(u) < \pi \tag{5-11}$$

(5-1) 式で $u = 0$ と置くと

$$F(0) = \int_{-\infty}^{\infty} f(x)e^{-i2\pi 0 x}\,dx = \int_{-\infty}^{\infty} f(x)\,dx \tag{5-12}$$

また，(5-2) 式で $x = 0$ と置くと

$$f(0) = \int_{-\infty}^{\infty} F(u)e^{i2\pi u 0}\,du = \int_{-\infty}^{\infty} F(u)\,du \tag{5-13}$$

が得られる．(5-12) 式は実空間の関数の積分値（面積）がフーリエ変換の原点における値 $F(0)$ に等しいことを示す．また，(5-13) 式は周波数空間の関数（フーリエ変換された関数）の積分値が実空間の原点における値 $f(0)$ に等しいことを示す．$F(0)$ は $f(x)$ の積分が比較的容易に求められる場合，フーリエ変換の結果が正しいかを調べるのに利用できる．フーリエ変換は関数と複素指数関数との類似度をみていることになる．複素指数関数はオイラーの公式から余弦関数と正弦関数で表されるので，フーリエ変換は関数とそれらとの類似度をみている．

〔第2節〕 2次元フーリエ変換

　フーリエ変換は図5-1のように実空間の原画像を周波数空間の複素数（実部と虚部）に変換する方法であり，空間周波数に関しては原画像を図5-2のように原点周辺の低周波数成分，原点から離れた位置にある高周波数成分に分けることができる．

　図5-3は低周波数，中程度の周波数，高周波数成分が画像にどのように関わってくるかを示す．低周波数成分は画像の形状の大まかな情報と強度情報を有し，高周波数成分は画像の細かな部分やエッジ情報を有している．フーリエ変換は線形位置不変システム（位置不変とは，医用イメージング装置を対象として考えると，点広がり関数が位置に依存せず装置の中心付近においても中心から離れた周辺部においても一定になること）を解析する重要な概念である．

　2次元関数 $f(x, y)$ のフーリエ変換と逆変換は次式で定義される．

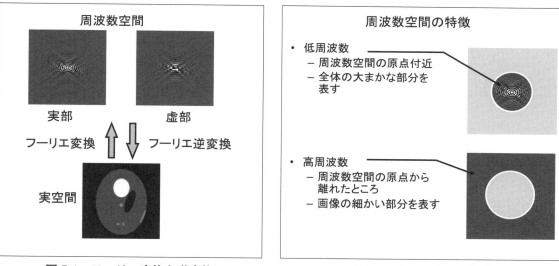

図 5-1　フーリエ変換と逆変換　　　　　　　図 5-2　周波数空間の特徴

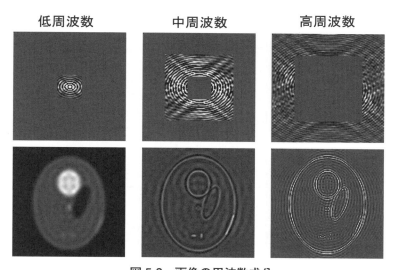

図 5-3　画像の周波数成分

$$F(u,v) = \mathcal{F}\{f(x,y)\} = \int_{-\infty}^{\infty}\int_{-\infty}^{\infty} f(x,y) e^{-i2\pi(ux+vy)}\, dxdy \tag{5-14}$$

$$f(x,y) = \mathcal{F}^{-1}\{F(u,v)\} = \int_{-\infty}^{\infty}\int_{-\infty}^{\infty} F(u,v) e^{i2\pi(ux+vy)}\, dudv \tag{5-15}$$

2次元複素指数関数は次式で表される．

$$e^{-i2\pi(ux+vy)} = \cos[2\pi(ux+vy)] - i\sin[2\pi(ux+vy)] \tag{5-16}$$

フーリエ変換とフーリエ逆変換が変換対にあるとき以下のように表すことにする．

$$f(x,y) \longleftrightarrow F(u,v) \tag{5-17}$$

2次元フーリエ変換は逐次積分することで計算できる.

$$F(u,v) = \int_{-\infty}^{\infty} \left\{ \int_{-\infty}^{\infty} f(x,y) e^{-i2\pi ux} dx \right\} e^{-i2\pi vy} dy \tag{5-18}$$

あるいは積分の順序を逆にすると次式で表される.

$$F(u,v) = \int_{-\infty}^{\infty} \left\{ \int_{-\infty}^{\infty} f(x,y) e^{-i2\pi vy} dy \right\} e^{-i2\pi ux} dx \tag{5-19}$$

例 2次元矩形関数のフーリエ変換（**図5-4**）

$$f(x,y) = \begin{cases} A & |x|<a, |y|<a \\ 0 & otherwise \end{cases} \tag{5-20}$$

2次元フーリエ変換において，x および y がそれぞれ $(-a, a)$ の範囲のとき $f(x,y)=A$ なので，定数 A を積分の外に出すと x と y の2重積分は，それぞれ x に関する指数関数の積分と y に関する指数関数の積分に分離できる（それぞれの積分の積になる）.

$$\begin{aligned}
F(u,v) &= \int_{-\infty}^{\infty} \int_{-\infty}^{\infty} A e^{-i2\pi(ux+vy)} dxdy \\
&= A \int_{-a}^{a} e^{-i2\pi ux} \left\{ \int_{-a}^{a} e^{-i2\pi vy} dy \right\} dx = A \left[-\frac{e^{-i2\pi ux}}{i2\pi u} \right]_{-a}^{a} \left[-\frac{e^{-i2\pi vy}}{i2\pi v} \right]_{-a}^{a} \\
&= A \left\{ \left(\frac{-e^{-i2\pi ua}+e^{-i2\pi u(-a)}}{i2\pi u} \right) \left(\frac{-e^{-i2\pi va}+e^{-i2\pi v(-a)}}{i2\pi v} \right) \right\} \\
&= A \left\{ \left(\frac{e^{i2\pi ua}-e^{-i2\pi ua}}{i2\pi u} \right) \left(\frac{e^{i2\pi va}-e^{-i2\pi va}}{i2\pi v} \right) \right\}
\end{aligned}$$

2行目の指数関数の積分は以下の公式を利用した.

$$\int_{-a}^{a} e^{-bx} dx = \left[-\frac{e^{-bx}}{b} \right]_{-a}^{a}$$

ここで $b = i2\pi u$ と置くと

$$\int_{-a}^{a} e^{-i2\pi ux} dx = \left[-\frac{e^{-i2\pi ux}}{i2\pi u} \right]_{-a}^{a}$$

となる．オイラーの公式

$$\begin{aligned} e^{i2\pi ua} &= \cos(2\pi ua) + i\sin(2\pi ua) \\ e^{-i2\pi ua} &= \cos(2\pi ua) - i\sin(2\pi ua) \end{aligned} \tag{5-21}$$

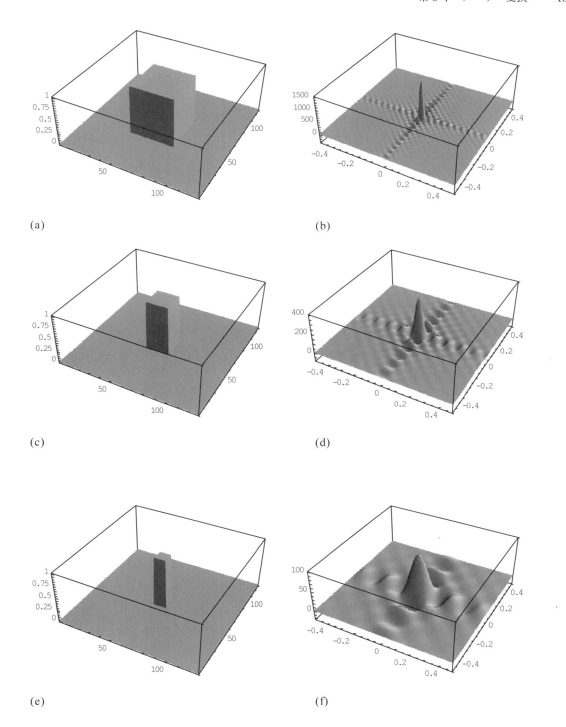

図 5-4 矩形関数の 2 次元フーリエ変換
(a) $A=1$, $a=20$ の矩形画像, (b) (a) のフーリエ変換, (c) $A=1$, $a=10$ の矩形画像, (d) (c) のフーリエ変換, (e) $A=1$, $a=5$ の矩形画像, (f) (e) のフーリエ変換.

から

$$\sin(2\pi ua) = \frac{e^{i2\pi ua} - e^{-i2\pi ua}}{2i} \tag{5-22}$$

となるのでこれを利用すると

$$F(u,v) = A\frac{\sin(2\pi au)}{\pi u}\frac{\sin(2\pi av)}{\pi v} = \frac{4a^2 A \sin(2\pi au)}{2\pi au}\frac{\sin(2\pi av)}{2\pi av} \tag{5-23}$$

となる．

【別解】

偶関数の矩形関数に偶関数の余弦関数を掛けると偶関数になり積分が0でない値を持つ．偶関数の矩形関数に奇関数の正弦関数を掛けると奇関数になるため積分は0になる．余弦関数の積分は正弦関数であるから

$$F(u,v) = \int_{-\infty}^{\infty}\int_{-\infty}^{\infty} Ae^{-i2\pi(ux+vy)}\,dxdy = A\int_{-a}^{a} e^{-i2\pi ux}\left\{\int_{-a}^{a} e^{-i2\pi vy}\,dy\right\}dx$$

$$= A\left\{\int_{-a}^{a}[\cos(2\pi ux) - i\sin(2\pi ux)]dx \int_{-a}^{a}[\cos(2\pi vy) - i\sin(2\pi vy)]dy\right\}$$

$$= A\left[\frac{\sin(2\pi ux)}{2\pi u}\right]_{-a}^{a}\left[\frac{\sin(2\pi vy)}{2\pi v}\right]_{-a}^{a} = \frac{4a^2 A \sin(2\pi au)}{2\pi au}\frac{\sin(2\pi av)}{2\pi av}$$

なお，2次元フーリエ変換では座標の取り方をこれまでの数学座標と異なり，便宜上，図5-5（b）のようにy座標を下向きに正とした座標を用いることにする．理由はExcelでフーリエ変換をプログラム化する場合このようにした方がわかりやすいためである．

数学座標と異なり配列座標のy軸は下方に正をとっている．この表記ではx座標は数学座標と同じく左が負，右が正で同じであるが，y座標は上に負，下に正となっていることに注意しよう．

はじめにy方向にフーリエ変換し，次にx方向にフーリエ変換する（5-13）式の離散式は次式で表される．

$$F(u,v) = \sum_{x=-N/2}^{N/2-1}\left\{\sum_{y=-N/2}^{N/2-1} f(x,y)e^{-i2\pi vy/N}\right\}e^{-i2\pi ux/N} \tag{5-24}$$

ここでy方向にフーリエ変換した実部を$F_{\mathrm{Re}}(x,v)$，虚部を$F_{\mathrm{Im}}(x,v)$とし

$$F_{\mathrm{Re}}(x,v) = \sum_{y=-N/2}^{N/2-1} f(x,y)\cos(2\pi vy/N) \tag{5-25a}$$

$$F_{\mathrm{Im}}(x,v) = -\sum_{y=-N/2}^{N/2-1} f(x,y)\sin(2\pi vy/N) \tag{5-25b}$$

と表すと2次元フーリエ変換の離散式は

$$F_{\mathrm{Re}}(u,v) = \sum_{x=-N/2}^{N/2-1}\{F_{\mathrm{Re}}(x,v)\cos(2\pi ux/N) + F_{\mathrm{Im}}(x,v)\sin(2\pi ux/N)\} \tag{5-26a}$$

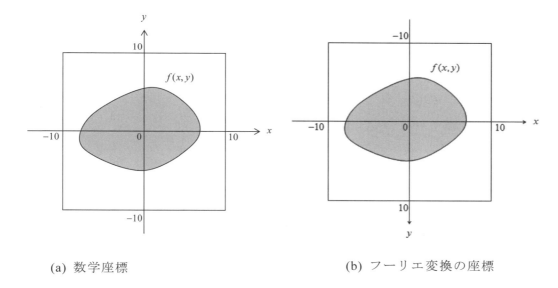

(a) 数学座標　　　　　　　　　　　　(b) フーリエ変換の座標

図 5-5　数学座標（a）と配列座標（b）

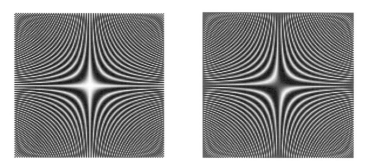

図 5-6　1列：位相回転因子 _ 余弦成分，2列：位相回転因子 _ 正弦成分

縦軸は空間周波数の添字 u，横軸は空間座標の添字 x を表し 128 × 128 画素の画像として表示．縦軸は上を負，下を正にとっている．

$$F_{\mathrm{Im}}(u,v) = \sum_{x=-N/2}^{N/2-1} \{-F_{\mathrm{Re}}(x,v)\sin(2\pi ux/N) + F_{\mathrm{Im}}(x,v)\cos(2\pi ux/N)\} \quad (5\text{-}26\mathrm{b})$$

となる．

　複素指数関数の部分は位相回転因子とも呼ばれる．**図 5-6** は 128×128 画素の位相回転因子の余弦成分 $\cos(2\pi ux/N)$ と正弦成分 $\sin(2\pi ux/N)$ を示す．

　図 5-7a ははじめに y 方向にフーリエ変換する場合の（5-25a）式の計算過程を 1 行に，（5-25b）式の計算過程を 2 行に示す．行列の乗算の定義式から，y 方向にフーリエ変換するには原画像 $f(x,y)$ に位相回転因子を左から掛ける．

　図 5-7b は $f(x,y)$ を y 方向にフーリエ変換した $F(x,v)$ の実部 $F_{\mathrm{Re}}(x,v)$ と虚部 $F_{\mathrm{Im}}(x,v)$ から，（5-26a）式によって 2 次元フーリエ変換の実部を得る計算過程を示す．行列の乗算の定義式から，x 方

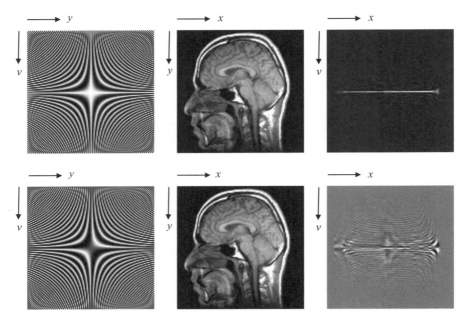

図 5-7a y 方向のフーリエ変換の実部 $F_{\text{Re}}(x, v)$ と虚部 $F_{\text{Im}}(x, v)$

1行1列：$\cos(2\pi vy/N)$，2列：原画像 $f(x, y)$，3列：y 方向のフーリエ変換_実部 $F_{\text{Re}}(x, v)$．x 方向にはフーリエ変換されていないので $F_{\text{Re}}(x, v)$ 中には変数 x が残っている．2行1列：$-\sin(2\pi vy/N)$，2列：原画像 $f(x, y)$，3列：y 方向のフーリエ変換_虚部 $F_{\text{Im}}(x, v)$．x 方向にはフーリエ変換されていないので $F_{\text{Im}}(x, v)$ 中には変数 x が残っている．y 方向にフーリエ変換するには位相回転因子を $f(x, y)$ に左から掛ける．

向にフーリエ変換するには $F_{\text{Re}}(x, v)$ と $F_{\text{Im}}(x, v)$ に位相回転因子を右から掛ける．

図 5-7c は $f(x, y)$ を y 方向にフーリエ変換した $F(x, v)$ の実部 $F_{\text{Re}}(x, v)$ と虚部 $F_{\text{Im}}(x, v)$ から，(5-26b) 式によって2次元フーリエ変換の虚部を得る計算過程を示す．x 方向にフーリエ変換するには $F_{\text{Re}}(x, v)$ と虚部 $F_{\text{Im}}(x, v)$ に位相回転因子を右から掛ける．

逐次積分をはじめに x 方向にフーリエ変換し，次に y 方向にフーリエ変換する場合の離散式は次式で表される．

$$F(u, v) = \sum_{y=-N/2}^{N/2-1} \left\{ \sum_{x=-N/2}^{N/2-1} f(x, y) e^{-i2\pi ux/N} \right\} e^{-i2\pi vy/N} \tag{5-27}$$

ここで x 方向にフーリエ変換した実部を $F_{\text{Re}}(u, y)$，虚部を $F_{\text{Im}}(u, y)$ を

$$F_{\text{Re}}(u, y) = \sum_{x=-N/2}^{N/2-1} f(x, y) \cos(2\pi ux/N) \tag{5-28a}$$

$$F_{\text{Im}}(u, y) = -\sum_{x=-N/2}^{N/2-1} f(x, y) \sin(2\pi ux/N) \tag{5-28b}$$

と表すと2次元フーリエ変換の離散式は

$$F_{\text{Re}}(u, v) = \sum_{y=-N/2}^{N/2-1} \{F_{\text{Re}}(u, y) \cos(2\pi vy/N) + F_{\text{Im}}(u, y) \sin 2\pi(vy/N)\} \tag{5-29a}$$

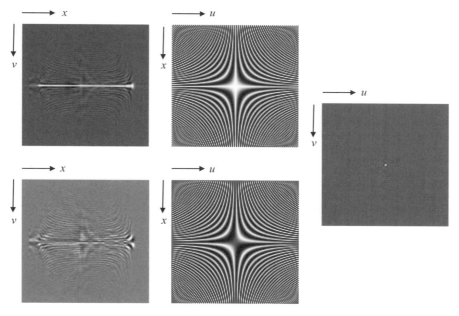

図 5-7b　2 次元フーリエ変換 _ 実部 $F_{Re}(u, v)$

1 行 1 列：$F_{Re}(x, v)$，2 列：$\cos(2\pi ux/N)$．2 行 1 列：$F_{Im}(x, v)$，2 列：$\sin(2\pi ux/N)$．3 列の $F_{Re}(u, v)$ は $F_{Re}(x, v)$ と $\cos(2\pi ux/N)$ との行列の積に，$F_{Im}(x, v)$ と $\sin(2\pi ux/N)$ との行列の積を足し算して得られる．3 列：x 方向のフーリエ変換 _ 実部 $F_{Re}(u, v)$ すなわち $f(x, y)$ の 2 次元フーリエ変換 _ 実部．

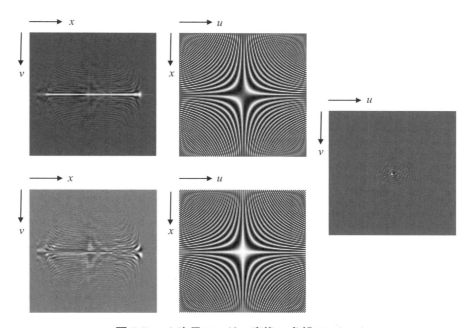

図 5-7c　2 次元フーリエ変換 _ 虚部 $F_{Im}(u, v)$

1 行 1 列：$F_{Re}(x, v)$，2 列：$-\sin(2\pi ux/N)$．2 行 1 列：$F_{Im}(x, v)$，2 列：$\cos(2\pi ux/N)$．3 列の $F_{Im}(u, v)$ は $F_{Re}(x, v)$ と $-\sin(2\pi ux/N)$ との行列の積に，$F_{Im}(x, v)$ と $\cos(2\pi ux/N)$ との行列の積を足し算して得られる．3 列：x 方向のフーリエ変換 _ 虚部 $F_{Re}(x, v)$ すなわち $f(x, y)$ の 2 次元フーリエ変換 _ 虚部．

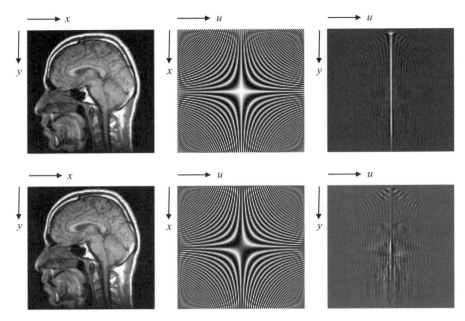

図 5-8a x 方向のフーリエ変換の実部 $F_{\mathrm{Re}}(u, v)$ と虚部 $F_{\mathrm{Im}}(u, y)$

1 行 1 列：原画像 $f(x, y)$，2 列：$\cos(2\pi ux/N)$，3 列：x 方向のフーリエ変換_実部．y 方向にはフーリエ変換されていないので $F_{\mathrm{Re}}(u, v)$ 中には変数 y が残っている．2 行 1 列：$f(x, y)$，2 列：$-\sin(2\pi ux/N)$，3 列：x 方向のフーリエ変換_虚部 $F_{\mathrm{Im}}(u, y)$．y 方向にはフーリエ変換されていないので $F_{\mathrm{Im}}(u, y)$ 中には変数 y が残っている．x 方向にフーリエ変換するには位相回転因子を原画像に右から掛ける．図 5-25a と 3 列が異なることに注意しよう．

$$F_{\mathrm{Im}}(u,v) = \sum_{y=-N/2}^{N/2-1} \{-F_{\mathrm{Re}}(u,y)\sin(2\pi vy/N) + F_{\mathrm{Im}}(u,y)\cos(2\pi vy/N)\} \quad (5\text{-}29\mathrm{b})$$

となる．

　図 5-8a ははじめに x 方向にフーリエ変換する場合の（5-28a）式の計算過程を 1 行に，（5-28b）式の計算過程を 2 行に示す．x 方向にフーリエ変換するには原画像 $f(x, y)$ に位相回転因子を右から掛ける．

　図 5-8b は $f(x, y)$ を x 方向にフーリエ変換した $F(u, y)$ の実部 $F_{\mathrm{Re}}(u, y)$ と虚部 $F_{\mathrm{Im}}(u, y)$ から，（5-29a）式によって 2 次元フーリエ変換の実部を得る計算過程を示す．y 方向にフーリエ変換するには実部 $F_{\mathrm{Re}}(u, y)$ と虚部 $F_{\mathrm{Im}}(u, y)$ に位相回転因子を左から掛ける．

　図 5-8c は $f(x, y)$ を x 方向にフーリエ変換した $F(u, y)$ の実部 $F_{\mathrm{Re}}(u, y)$ と虚部 $F_{\mathrm{Im}}(u, y)$ から，（5-29b）式によって 2 次元フーリエ変換の虚部を得る計算過程を示す．y 方向にフーリエ変換するには実部 $F_{\mathrm{Re}}(u, y)$ と虚部 $F_{\mathrm{Im}}(u, y)$ に位相回転因子を左から掛ける．

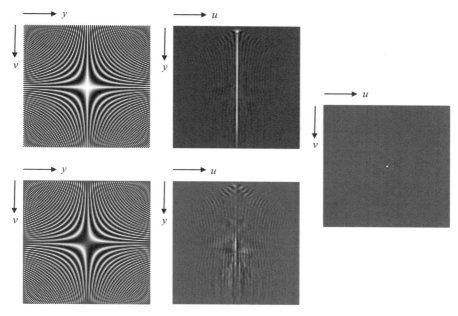

図 5-8b　2次元フーリエ変換_実部 $F_{Re}(u, v)$

1行1列：$\cos(2\pi vy/N)$，2列：$F_{Re}(u, y)$．2行1列：$\sin(2\pi vy/N)$，2列：$F_{Im}(u, y)$．3列の $F_{Re}(u, v)$ は $F_{Re}(u, y)$ と $\cos(2\pi vy/N)$ との行列の積に，$F_{Im}(u, y)$ と $\sin(2\pi vy/N)$ との行列の積を足し算して得られる．3列：y方向のフーリエ変換_実部 $F_{Re}(u, v)$ すなわち $f(x, y)$ の2次元フーリエ変換の実部．

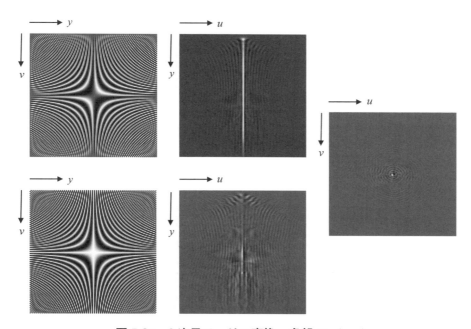

図 5-8c　2次元フーリエ変換_虚部 $F_{Im}(u, v)$

1行1列：$-\sin(2\pi vy/N)$，2列：$F_{Re}(u, y)$．2行1列：$\cos(2\pi vy/N)$，2列：$F_{Im}(u, y)$．3列の $F_{Im}(u, v)$ は $F_{Re}(u, y)$ と $-\sin(2\pi vy/N)$ との行列の積に，$F_{Im}(u, y)$ と $\cos(2\pi vy/N)$ との行列の積を足し算して得られる．3列：y方向のフーリエ変換_虚部 $F_{Im}(u, v)$．

〔第3節〕 2次元離散フーリエ変換

1次元離散フーリエ変換と同様に2次元離散フーリエ変換でも連続変数の x, y, u, v 用に新たな添字を導入することはせず，特に連続フーリエ変換と混乱を生じない限り，x, y は離散的変数とする．実空間の正方画像の幅（周期）を T, データ数を N として

$$\Delta x = \Delta y = \frac{T}{N} \tag{5-30}$$

$$x \Leftrightarrow x\Delta x, \quad y \Leftrightarrow y\Delta y$$

$$x = -N/2, -N/2+1, \cdots, N/2-1; \quad y = -N/2, -N/2+1, \cdots, N/2-1 \tag{5-31}$$

$$u = -N/2, -N/2+1, \cdots, N/2-1; \quad v = -N/2, -N/2+1, \cdots, N/2-1$$

矢印は連続変数と離散変数の関係を意味する．実空間の関数 $f(x, y)$ とフーリエ変換 $F(u, v)$ の離散式を以下のように表す．

$$f(x,y) \Leftrightarrow f(x\Delta x, y\Delta y)$$

$$F(u,v) \Leftrightarrow F(u\Delta u, v\Delta v) \tag{5-32}$$

本書では画像を x 方向（横方向）と y 方向（縦方向）のデータ数が共に N であるとしている．SUMPRODUCT 関数と OFFSET 関数を利用すれば，Excel で2次元フーリエ変換を容易に計算できる．本節では，はじめに，5-1 2DFT_8.xlsx で 8×8 画素の画像を例に，続いて 5-2 2DFT_PD_128.xlsx で 128×128 画素の画像を対象に2次元フーリエ変換について解説する．位相回転因子は対称行列なので，その場に応じて行（列）を x あるいは u のいずれとみなしてもよい．x 方向のフーリエ変換では，位相回転因子の列を x, 行を u としている．

1) 8×8 画素の画像（5-1 2DFT_8.xlsx）

2次元関数の x についてのフーリエ変換を以下のように記すことにする．

$$f(x,y) \xrightarrow{\text{DFT}\_x} F_{\text{Re}}(u,y)$$

2次元フーリエ変換の計算過程を図5-9に示す．図5-9-1の【A30:A37】にある数字 0, 1, 2, 3, 4, 5, 6, 7 は位相回転因子_余弦成分【C18:J25】および正弦成分【N18:U25】の行を参照するのに用いる．【C28:J28】の数字 0, 1, 2, 3, 4, 5, 6, 7 は位相回転因子_余弦成分【C18:J25】および正弦成分【N18:U25】の列を参照するのに用いる．x 方向のフーリエ変換の実部は，【C30】に以下のように入力し【J37】まで複写する．

= SUMPRODUCT($C7:$J7,OFFSET($C$18:$J$18,C$28,0))

【C30】では $f(x, y)$ のうち，$y = -4$ における8つの x 方向データ $f(x, -4)$; $x = -4, -3, -2, -1, 0, 1, 2, 3$ と位相回転因子_余弦成分【C18:J18】のうち1番上の成分（$u = -4$ の成分）から C$28,0 で指定する0行，0列だけシフトさせた成分（つまり1番上の $u = -4$ の成分）を掛け算しその総和を求める．この操作で【C30】には $u = -4$ のときのフーリエ変換_実部 $F_{\text{Re}}(-4, y)$ が計算される．【D30】には以下の式で $u = -3$ のときのフーリエ変換_実部 $F_{\text{Re}}(-3, y)$ が計算される．

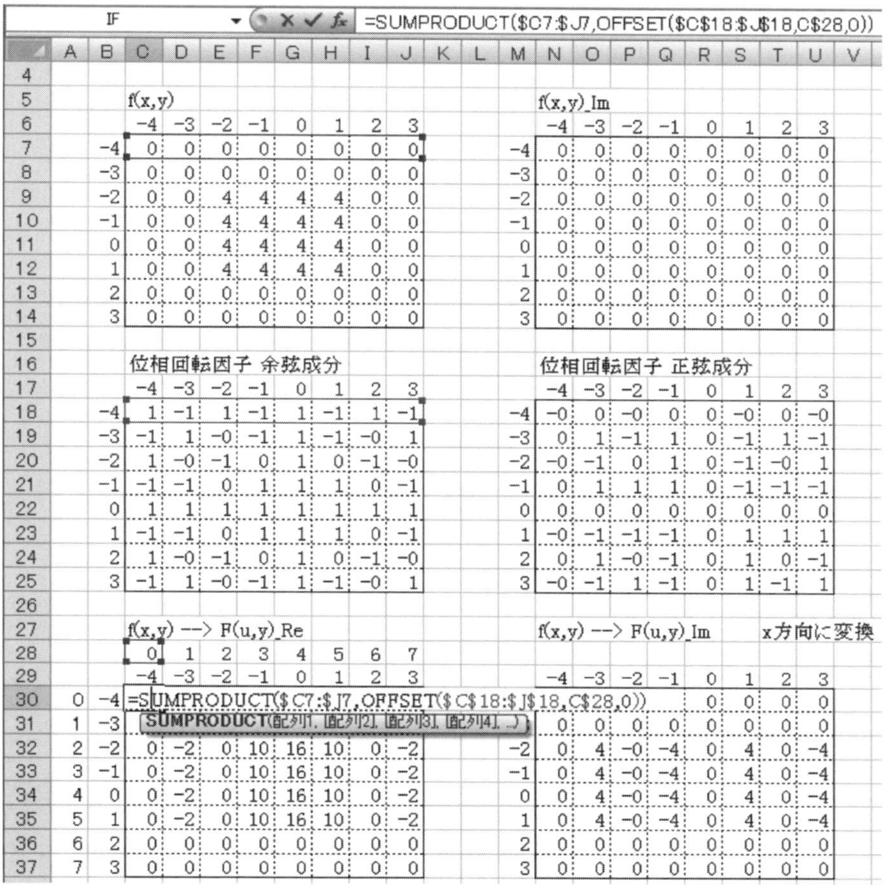

IF　=SUMPRODUCT($C7:$J7,OFFSET($C$18:$J$18,C$28,0))

f(x,y)

	-4	-3	-2	-1	0	1	2	3
-4	0	0	0	0	0	0	0	0
-3	0	0	0	0	0	0	0	0
-2	0	0	4	4	4	4	0	0
-1	0	0	4	4	4	4	0	0
0	0	0	4	4	4	4	0	0
1	0	0	4	4	4	4	0	0
2	0	0	0	0	0	0	0	0
3	0	0	0	0	0	0	0	0

f(x,y)_Im

	-4	-3	-2	-1	0	1	2	3
-4	0	0	0	0	0	0	0	0
-3	0	0	0	0	0	0	0	0
-2	0	0	0	0	0	0	0	0
-1	0	0	0	0	0	0	0	0
0	0	0	0	0	0	0	0	0
1	0	0	0	0	0	0	0	0
2	0	0	0	0	0	0	0	0
3	0	0	0	0	0	0	0	0

位相回転因子 余弦成分

	-4	-3	-2	-1	0	1	2	3
-4	1	-1	1	-1	1	-1	1	-1
-3	-1	1	-0	-1	1	-1	-0	1
-2	1	-0	-1	0	1	0	-1	-0
-1	-1	-1	0	1	1	1	0	-1
0	1	1	1	1	1	1	1	1
1	-1	-1	0	1	1	1	0	-1
2	1	-0	-1	0	1	0	-1	-0
3	-1	1	-0	-1	1	-1	-0	1

位相回転因子 正弦成分

	-4	-3	-2	-1	0	1	2	3
-4	-0	0	-0	0	0	-0	0	-0
-3	0	1	-1	1	0	-1	1	-1
-2	-0	-1	0	1	0	-1	-0	1
-1	0	1	1	1	0	-1	-1	-1
0	0	0	0	0	0	0	0	0
1	-0	-1	-1	-1	0	1	1	1
2	0	1	-0	-1	0	1	0	-1
3	-0	-1	1	-1	0	1	-1	1

f(x,y) --> F(u,y)_Re

		0	1	2	3	4	5	6	7
		-4	-3	-2	-1	0	1	2	3
0	-4	=SUMPRODUCT($C7:$J7,OFFSET($C$18:$J$18,C$28,0))							
1	-3	SUMPRODUCT(配列1, [配列2], [配列3], [配列4], ...)							
2	-2	0	-2	0	10	16	10	0	-2
3	-1	0	-2	0	10	16	10	0	-2
4	0	0	-2	0	10	16	10	0	-2
5	1	0	-2	0	10	16	10	0	-2
6	2	0	0	0	0	0	0	0	0
7	3	0	0	0	0	0	0	0	0

f(x,y) --> F(u,y)_Im　　x方向に変換

	-4	-3	-2	-1	0	1	2	3
-4					0	0	0	0
-3	0	0	0	0	0	0	0	0
-2	0	4	-0	-4	0	4	0	-4
-1	0	4	-0	-4	0	4	0	-4
0	0	4	-0	-4	0	4	0	-4
1	0	4	-0	-4	0	4	0	-4
2	0	0	0	0	0	0	0	0
3	0	0	0	0	0	0	0	0

図 5-9-1　8 × 8 画素の画像の 2 次元フーリエ変換（T = 8，N = 8）

1 行 1 列：画像の入力画面，2 行 1 列：位相回転因子 _ 余弦成分，2 列：位相回転因子 _ 正弦成分，3 行 1 列：x 方向のフーリエ変換 _ 実部，2 列：虚部．画像は幅が 4 画素，強度 4 の矩形画像としている．この画像は偶関数ではないのでフーリエ変換すると複素数となる．そして，1 次元フーリエ変換の原点における値は 16，2 次元フーリエ変換の原点における値は 64 となる．

=SUMPRODUCT($C7:$J7,OFFSET($C$18:$J$18,D$28,0))

D$28 は 1 なので $F_{\mathrm{Re}}(-3, y)$ の計算では，$u = -3$ の位相回転因子 _ 余弦成分【C19:J19】が参照される．【E30】には以下の式で $u = -2$ のときのフーリエ変換 _ 実部 $F_{\mathrm{Re}}(-2, y)$ が計算される．

=SUMPRODUCT($C7:$J7,OFFSET($C$18:$J$18,E$28,0))

E$28 は 2 なので $F_{\mathrm{Re}}(-2, y)$ の計算では，$u = -2$ の位相回転因子 _ 余弦成分【C20:J20】が参照される．虚部については【N30】に以下のように入力し【U37】まで複写する．

$$f(x,y) \xrightarrow{\mathrm{DFT}_x} F_{\mathrm{Im}}(u,y)$$

=-SUMPRODUCT($C7:$J7,OFFSET($N$18:$U$18,C$28,0))

次に，x についてフーリエ変換したデータを y についてフーリエ変換する．この操作を以下のように記すことにする．

	A	B	C	D	E	F	G	H	I	J	K	L	M	N	O	P	Q	R	S	T	U	V
15																						
16			位相回転因子 余弦成分											位相回転因子 正弦成分								
17			-4	-3	-2	-1	0	1	2	3				-4	-3	-2	-1	0	1	2	3	
18		-4	1	-1	1	-1	1	-1	1	-1			-4	-0	0	-0	0	0	-0	0	-0	
19		-3	-1	1	-0	-1	1	-1	-0	1			-3	0	1	-1	1	0	-1	1	-1	
20		-2	1	-0	-1	0	1	0	-1	-0			-2	-0	-1	0	1	0	-1	-0	1	
21		-1	-1	-1	0	1	1	1	0	-1			-1	0	1	1	1	0	-1	-1	-1	
22		0	1	1	1	1	1	1	1	1			0	0	0	0	0	0	0	0	0	
23		1	-1	-1	0	1	1	1	0	-1			1	-0	-1	-1	-1	0	1	1	1	
24		2	1	-0	-1	0	1	0	-1	-0			2	0	1	-0	-1	0	1	0	-1	
25		3	-1	1	-0	-1	1	-1	-0	1			3	-0	-1	1	-1	0	1	-1	1	
26																						
27			f(x,y) --> F(u,y)_Re											f(x,y) --> F(u,y)_Im						x方向に変換		
28			0	1	2	3	4	5	6	7												
29			-4	-3	-2	-1	0	1	2	3				-4	-3	-2	-1	0	1	2	3	
30	0	-4	0	0	0	0	0	0	0	0			-4	0	0	0	0	0	0	0	0	
31	1	-3	0	0	0	0	0	0	0	0			-3	0	0	0	0	0	0	0	0	
32	2	-2	0	-2	0	10	16	10	0	-2			-2	0	4	-0	-4	0	4	0	-4	
33	3	-1	0	-2	0	10	16	10	0	-2			-1	0	4	-0	-4	0	4	0	-4	
34	4	0	0	-2	0	10	16	10	0	-2			0	0	4	-0	-4	0	4	0	-4	
35	5	1	0	-2	0	10	16	10	0	-2			1	0	4	-0	-4	0	4	0	-4	
36	6	2	0	0	0	0	0	0	0	0			2	0	0	0	0	0	0	0	0	
37	7	3	0	0	0	0	0	0	0	0			3	0	0	0	0	0	0	0	0	
38																						
39			F(u,y) --> F(u,v)_Re											F(u,y) --> F(u,v)_Im						y方向に変換		
40			-4	-3	-2	-1	0	1	2	3				-4	-3	-2	-1	0	1	2	3	
41		-4	-0	-0	0	0	0	-0	-0	0			-4	0	-0	0	0	0	0	0	-0	
42		-3	-0	-3	0	0	-7	-8	-0	5			-3	-0	-3	0	11	16	8	0	0	
43		-2	0	0	-0	-0	0	0	0	-0			-2	0	0	-0	-0	-0	-0	0	-0	
44		-1	0	0	0	19	39	27	0	-8			-1	0	11	-0	##	##	0	0	-8	
45		0	0	-7	0	39	64	39	0	-7			0	0	16	-0	##	0	16	0	##	
46		1	-0	-8	0	27	39	19	0	0			1	0	8	-0	0	16	19	0	##	
47		2	-0	-0	0	0	0	-0	-0	0			2	0	0	-0	0	0	0	0	-0	
48		3	0	5	-0	-8	-7	0	0	-3			3	-0	0	-0	-8	##	##	-0	3	

図 5-9-2　8 × 8 画素の画像の 2 次元フーリエ変換

$v = -4$ における F_{Re}（− 4, − 4）の計算を示す．OFFSET 関数の行指定は【A30】なので【C18:C25】の位相回転因子 _ 余弦成分と【N18:N25】の位相回転因子 _ 正弦成分が参照される．

$$\{F_{\mathrm{Re}}(u,y), F_{\mathrm{Im}}(u,y)\} \xrightarrow{\mathrm{DFT_}y} F_{\mathrm{Re}}(u,v)$$

y 方向のフーリエ変換では，位相回転因子の列を v，行を y としている．実部は**図 5-9-2** の【C41】に以下のように入力し【J48】まで複写する．

```
= SUMPRODUCT(C$30:C$37,OFFSET($C$18:$C$25,0,$A30))
  +SUMPRODUCT(N$30:N$37,OFFSET($N$18:$N$25,0,$A30))
```

【C30:C37】には x 方向にフーリエ変換した実部，【C18:C25】には v =−4 の位相回転因子 _ 余弦成分が入っている．【N18:N25】には v =−4 の位相回転因子 _ 正弦成分が入っている．

虚部は【N41】に以下のように入力し【U48】まで複写する．

$$\{F_{\mathrm{Re}}(u,y), F_{\mathrm{Im}}(u,y)\} \xrightarrow{\mathrm{DFT_}y} F_{\mathrm{Im}}(u,v)$$

```
= -SUMPRODUCT(C$30:C$37,OFFSET($N$18:$N$25,0,$A30))
  +SUMPRODUCT(N$30:N$37,OFFSET($C$18:$C$25,0,$A30))
```

	A	B	C	D	E	F	G	H	I	J	K	L	M	N	O	P	Q	R	S	T	U	V
15																						
16			位相回転因子 余弦成分											位相回転因子 正弦成分								
17			-4	-3	-2	-1	0	1	2	3				-4	-3	-2	-1	0	1	2	3	
18		-4	1	-1	1	-1	1	-1	1	-1			-4	-0	0	-0	0	0	-0	0	-0	
19		-3	-1	1	-0	-1	1	-1	-0	1			-3	0	1	-1	1	0	-1	1	-1	
20		-2	1	-0	-1	0	1	0	-1	-0			-2	-0	-1	0	1	0	-1	-0	1	
21		-1	-1	-1	0	1	1	1	0	-1			-1	0	1	1	1	0	-1	-1	-1	
22		0	1	1	1	1	1	1	1	1			0	0	0	0	0	0	0	0	0	
23		1	-1	-1	0	1	1	1	0	-1			1	-0	-1	-1	-1	0	1	1	1	
24		2	1	-0	-1	0	1	0	-1	-0			2	0	1	-0	-1	0	1	0	-1	
25		3	-1	1	-0	-1	1	-1	-0	1			3	-0	-1	1	-1	0	1	-1	1	
26																						
27			f(x,y) --> F(u,y)_Re											f(x,y) --> F(u,y)_Im						x方向に変換		
28			0	1	2	3	4	5	6	7												
29			-4	-3	-2	-1	0	1	2	3				-4	-3	-2	-1	0	1	2	3	
30	0	-4	0	0	0	0	0	0	0	0			-4	0	0	0	0	0	0	0	0	
31	1	-3	0	0	0	0	0	0	0	0			-3	0	0	0	0	0	0	0	0	
32	2	-2	0	-2	0	10	16	10	0	-2			-2	0	4	-0	-4	0	4	0	-4	
33	3	-1	0	-2	0	10	16	10	0	-2			-1	0	4	-0	-4	0	4	0	-4	
34	4	0	0	-2	0	10	16	10	0	-2			0	0	4	-0	-4	0	4	0	-4	
35	5	1	0	-2	0	10	16	10	0	-2			1	0	4	-0	-4	0	4	0	-4	
36	6	2	0	0	0	0	0	0	0	0			2	0	0	0	0	0	0	0	0	
37	7	3	0	0	0	0	0	0	0	0			3	0	0	0	0	0	0	0	0	
38																						
39			F(u,y) --> F(u,v)_Re											F(u,y) --> F(u,v)_Im						y方向に変換		
40			-4	-3	-2	-1	0	1	2	3				-4	-3	-2	-1	0	1	2	3	
41		-4	-0	-0	0	0	0	-0	-0	0			-4	0	-0	0	0	0	0	0	-0	
42		-3	-0	-3	0	0	-7	-8	-0	5			-3	-0	-3	0	11	16	8	0	0	
43		-2	0	0	-0	-0	0	0	0	-0			-2	0	0	-0	-0	-0	-0	0	-0	
44		-1	0	0	0	19	39	27	0	-8			-1	0	11	-0	##	##	0	0	-8	
45		0	0	-7	0	39	64	39	0	-7			0	0	16	-0	##	0	16	0	##	
46		1	-0	-8	0	27	39	19	0	0			1	0	8	-0	0	16	19	0	##	
47		2	-0	-0	0	0	0	-0	-0	0			2	0	0	-0	0	0	0	0	-0	
48		3	0	5	-0	-8	-7	0	0	-3			3	-0	0	-0	-8	##	##	-0	3	

図 5-9-3　8 × 8 画素の画像の 2 次元フーリエ変換

$v = -3$ における $F_{\mathrm{Re}}(-4, -3)$ の計算を示す．このとき OFFSET 関数の行指定は【A31】なので【D18:D25】の位相回転因子 _ 余弦成分と【O18:O25】の位相回転因子 _ 正弦成分が参照される．

図 5-9-3 は 8×8 画素の画像 $v = -3$ における $F_{\mathrm{Re}}(-4, -3)$ の計算を示す．

y 方向へのフーリエ逆変換（v についてのフーリエ逆変換）（IDFT）の実部は，【C52】に以下のように入力し【J59】まで複写する．

$$\{F_{\mathrm{Re}}(u,v), F_{\mathrm{Im}}(u,v)\} \xrightarrow{\mathrm{IDFT_}v} F_{\mathrm{Re}}(u,y)$$

= (SUMPRODUCT(C$41:C$48,OFFSET($C$18:$C$25,0,$A30))
-SUMPRODUCT(N$41:N$48,OFFSET($N$18:$N$25,0,$A30)))/8

v についてのフーリエ逆変換の虚部は，【N52】に以下のように入力し【U59】まで複写する．

$$\{F_{\mathrm{Re}}(u,v), F_{\mathrm{Im}}(u,v)\} \xrightarrow{\mathrm{IDFT_}v} F_{\mathrm{Im}}(u,y)$$

= (SUMPRODUCT(N$41:N$48,OFFSET($C$18:$C$25,0,$A30))
+SUMPRODUCT(C$41:C$48,OFFSET($N$18:$N$25,0,$A30)))/8

x 方向へのフーリエ逆変換（u についてのフーリエ逆変換）の実部は，【C63】に以下のように入力し

	A	B	C	D	E	F	G	H
1								
2								
3			実部					
4			0	1	2	3	4	5
5			−64	−63	−62	−61	−60	−59
6	0	−64	0	0	0	0	0	0
7	1	−63	3	1	0	1	1	1
8	2	−62	3	4	6	4	2	7
9	3	−61	2	1	6	3	4	12
10	4	−60	6	7	1	3	3	2

	A	B	C	D	E	F	G	H
134								
135								
136			虚部					
137			−64	−63	−62	−61	−60	−59
138	0	−64	0	0	0	0	0	0
139	1	−63	0	0	0	0	0	0
140	2	−62	0	0	0	0	0	0
141	3	−61	0	0	0	0	0	0
142	4	−60	0	0	0	0	0	0
143	5	−59	0	0	0	0	0	0

図 5-10-1　128 × 128 画素の原画像

原画像の実部は【C6:DZ133】に入れる．虚部は【C138:DZ265】に領域を確保してあるが，実関数のフーリエ変換を対象としているのですべて 0 である．

	A	B	C	D	E	F	G	H
266								
267								
268			x方向の1 DFT_実部					
269		→	0	1	2	3	4	5
270			−64	−63	−62	−61	−60	−59
271	0	−64	0	1	3	2.7	−0	−0
272	1	−63	17	9.2	−7	−11	6.1	9.6
273	2	−62	1	4.2	0.3	8.3	−8	8
274	3	−61	−7	15	−4	−11	5	−5
275	4	−60	5	−16	5.7	17	1.1	−12

	A	B	C	D	E	F	G	H
399								
400								
401			x方向の1 DFT_虚部					
402			−64	−63	−62	−61	−60	−59
403	0	−64	−0	0	2.8	3.5	0.8	0.2
404	1	−63	0	16	−18	5.6	−20	3.8
405	2	−62	0	3	0.5	−0	−9	0.6
406	3	−61	0	−1	14	21	−13	8.1
407	4	−60	0	6.4	−12	−23	17	14
408	5	−59	−0	1.2	−1	14	−19	0.9

図 5-10-2　x 方向の 1 次元フーリエ変換

【J70】まで複写する．

$$\{F_{\mathrm{Re}}(u,y), F_{\mathrm{Im}}(u,y)\} \xrightarrow{\mathrm{IDFT_}u} f_{\mathrm{Re}}(x,y)$$

= (SUMPRODUCT($C52:$J52,OFFSET($C$18:$J$18,C$28,0))
-SUMPRODUCT($N52:$U52,OFFSET($N$18:$U$18,C$28,0)))/8

u についてのフーリエ逆変換の虚部は，【N63】に以下のように入力し【U70】まで複写する．

$$\{F_{\mathrm{Re}}(u,y), F_{\mathrm{Im}}(u,y)\} \xrightarrow{\mathrm{IDFT_}u} f_{\mathrm{Im}}(x,v)$$

= (SUMPRODUCT($C52:$J52,OFFSET($N$18:$U$18,C$28,0))
+SUMPRODUCT($N52:$U52,OFFSET($C$18:$J$18,C$28,0)))/8

2）128×128 画素の画像（5-2 2DFT_PD_128.xlsx）

2 次元フーリエ変換の計算過程を**図 5-10** に示す．画素の数が大きくなるだけで考え方は 8×8 画素の画像の場合と同じである．

x についてのフーリエ変換の実部は**図 5-10-2** の【C271】に以下のように入力し【DZ398】まで複写する．

$$f(x,y) \xrightarrow{\mathrm{DFT_}x} F_{\mathrm{Re}}(u,y)$$

	A	B	C
1			
2		phase_cos	
3		-64	-63
4	-64	1	-1
5	-63	-1	0.998795
6	-62	1	-0.99518
7	-61	-1	0.989177
8	-60	1	-0.98079
9	-59	-1	0.970031
10	-58	1	-0.95694

	A	B	C
133			
134		phase_sin	
135		-64	-63
136	-64	-7.8E-15	-2.9E-15
137	-63	-2.9E-15	0.049068
138	-62	-1.5E-14	-0.09802
139	-61	3.92E-15	0.14673
140	-60	-2.2E-14	-0.19509
141	-59	1.08E-14	0.24298
142	-58	-4.3E-19	-0.29028

図 5-10-3　位相回転因子 _ 実部と位相回転因子 _ 虚部

	A	B	C	D	E	F	G	H
531								
532								
533			y方向の1DFT_実部					
534			0	1	2	3	4	5
535			-64	-63	-62	-61	-60	-59
536	0	-64	###	164	39	###	14	236
537	1	-63	-93	201	-84	155	394	###
538	2	-62	-9	-84	###	334	###	-14
539	3	-61	###	123	-21	###	209	210
540	4	-60	74	###	223	138	147	###

	A	B	C	D	E	F	G	H
664								
665								
666			y方向の1DFT_虚部					
667			-64	-63	-62	-61	-60	-59
668	0	-64	-0	-98	-13	90	###	-1
669	1	-63	###	378	###	###	206	325
670	2	-62	27	24	###	195	45	###
671	3	-61	###	-13	-71	###	###	###
672	4	-60	-3	70	54	###	203	113
673	5	-59	51	###	###	325	###	-48

図 5-10-4　128 × 128 画素の画像の 2 次元フーリエ変換

= SUMPRODUCT($C6:$DZ6,OFFSET(phase!$B$4:$DY$4,C$269,0))
+SUMPRODUCT($C138:$DZ138,OFFSET(phase!$B$136:$DY$136,C$269,0))

ここで, $C6:$DZ6 は原画像の入力画面の枠内にある実部で, $y=-64$, $x=-64$ から 63 までの 128 個のデータを指す．OFFSET の引数 (phase!$B$4:$DY$4,C$269,0) で第 1 引数の phase!$B$4:$DY$4 は**図 5-10-3** の位相回転因子 _ 余弦成分シートで【B4:DY4】セル範囲を示す．A 列には周波数の添字が $u=-64$ から 63 まで並び，3 行には実空間の添字が $x=-64$ から 63 まで並んでいる．第 2 引数は行を参照する引き数であり，C$269 は位相回転因子のどの部分を参照するかを示す．$ が行を表す数字に付いているので行は 269 に固定され列は C, D,… とシフトしていくが，セルの中身の数値は 0,1,2,…,127 なので 1 行ずつ位相回転因子の参照場所が行の下方向にシフトする．虚部は**図 5-10-3** の【C403】に以下のように入力し【DZ530】まで複写する．

$$f(x,y)\xrightarrow{\mathrm{DFT_}x}F_{\mathrm{Im}}(u,y)$$

=-SUMPRODUCT($C6:$DZ6,OFFSET(phase!$B$136:$DY$136,C$269,0))
+SUMPRODUCT($C138:$DZ138,OFFSET(phase!$B$4:$DY$4,C$269,0))

y についてのフーリエ変換の実部は**図 5-10-4** の【C536】に以下のように入力し【DZ663】まで複写する．

$$\{F_{\mathrm{Re}}(u,y),F_{\mathrm{Im}}(u,y)\}\xrightarrow{\mathrm{DFT_}y}F_{\mathrm{Re}}(u,v)$$

= SUMPRODUCT(C$271:C$398,OFFSET(phase!$B$4:$B$131,0,$A536))
　+SUMPRODUCT(C$403:C$530,OFFSET(phase!$B$136:$B$263,0,$A536))

虚部は【C668】に以下のように入力し【DZ795】まで複写する．

$$\{F_{\mathrm{Re}}(u,y),F_{\mathrm{Im}}(u,y)\} \xrightarrow{\mathrm{DFT}\_y} F_{\mathrm{Im}}(u,v)$$

=-SUMPRODUCT(C$271:C$398,OFFSET(phase!$B$136:$B$263,0,$A668))
　+SUMPRODUCT(C$403:C$530,OFFSET(phase!$B$4:$B$131,0,$A668))

〔第4節〕 2次元離散フーリエ逆変換

図 5-11（a）フーリエ変換_実部と（b）フーリエ変換_虚部からフーリエ逆変換 5-3 I2DFT_PD_128.xlsx の手順を示す．

x 方向のフーリエ逆変換（IDFT）_実部を以下のように表すことにする．x 方向に対応する周波数空間の添字 u を用い，矢印上で IDFT_u としている．

$$\{F_{\mathrm{Re}}(u,v),F_{\mathrm{Im}}(u,v)\} \xrightarrow{\mathrm{IDFT}\_u} F_{\mathrm{Re}}(x,v)$$

実部は，(c) の【C271】に以下のように入力し【DZ398】まで複写する．

= (SUMPRODUCT($C6:$DZ6,OFFSET(phase!$B$4:$DY$4,C$269,0))
-SUMPRODUCT($C138:$DZ138,OFFSET(phase!$B$136:$DY$136,C$269,0)))/128

x 方向のフーリエ逆変換_虚部は，(e) の【C403】に以下のように入力し【DZ530】まで複写する．

$$\{F_{\mathrm{Re}}(u,v),F_{\mathrm{Im}}(u,v)\} \xrightarrow{\mathrm{IDFT}\_u} F_{\mathrm{Im}}(x,v)$$

= (SUMPRODUCT($C6:$DZ6,OFFSET(phase!$B$136:$DY$136,C$269,0))
+SUMPRODUCT($C138:$DZ138,OFFSET(phase!$B$4:$DY$4,C$269,0)))/128

y 方向のフーリエ逆変換_実部は，(e) の【C536】に以下のように入力し【DZ662】まで複写する．y 方向のフーリエ逆変換では周波数空間の添字 v を用い，矢印上で (IDFT)_v としている．

$$\{F_{\mathrm{Re}}(x,v),F_{\mathrm{Im}}(x,v)\} \xrightarrow{\mathrm{IDFT}\_v} f_{\mathrm{Re}}(x,y)$$

= (SUMPRODUCT(C$271:C$398,OFFSET(phase!$B$4:$B$131,0,$A536))
-SUMPRODUCT(C$403:C$530,OFFSET(phase!$B$136:$B$263,0,$A536)))/128

y 方向のフーリエ逆変換_虚部は，(f) の【C668】に以下のように入力し【DZ795】まで複写する．

$$\{F_{\mathrm{Re}}(x,v),F_{\mathrm{Im}}(x,v)\} \xrightarrow{\mathrm{IDFT}\_v} f_{\mathrm{Im}}(x,y)$$

= (SUMPRODUCT(C$271:C$398,OFFSET(phase!$B$136:$B$263,0,$A668))
+SUMPRODUCT(C$403:C$530,OFFSET(phase!$B$4:$B$131,0,$A668)))/128

以上の操作で2次元フーリエ逆変換が終了する．

	A	B	C	D	E	F	G	H
1								
2								
3			実部					
4			0	1	2	3	4	5
5			−64	−63	−62	−61	−60	−59
6	0	−64	###	164	39	###	14	236
7	1	−63	−93	201	−84	155	394	###
8	2	−62	−9	−84	###	334	###	−14
9	3	−61	###	123	−21	###	209	210
10	4	−60	74	###	223	138	147	###

(a) 2 次元フーリエ変換_実部

	A	B	C	D	E	F	G	H
134								
135								
136			虚部					
137			−64	−63	−62	−61	−60	−59
138	0	−64	0	−98	−13	90	###	−1
139	1	−63	###	378	###	###	206	325
140	2	−62	27	24	###	195	45	###
141	3	−61	###	−13	−71	###	###	###
142	4	−60	−3	70	54	###	203	113
143	5	−59	51	###	###	325	###	−48

(b) 2 次元フーリエ変換_虚部

	A	B	C	D	E	F	G	H
266								
267								
268		x方向のフーリエ逆変換_実部						
269			0	1	2	3	4	5
270			−64	−63	−62	−61	−60	−59
271	0	−64	35	0	−15	13	27	16
272	1	−63	−31	−21	−10	7.6	41	−17
273	2	−62	20	43	−36	−4	−10	−13
274	3	−61	−5	−18	−11	−2	−39	18
275	4	−60	−6	−15	−0	−18	15	12

(c) x 方向のフーリエ逆変換_実部

	A	B	C	D	E	F	G	H
399								
400								
401		x方向のフーリエ逆変換_虚部						
402			−64	−63	−62	−61	−60	−59
403	0	−64	−0	0	0	0	0	−0
404	1	−63	1.1	12	4.6	0.2	−12	7.2
405	2	−62	−1	−12	15	−35	−79	−5
406	3	−61	−4	−3	−28	12	15	51
407	4	−60	17	24	−32	14	32	19
408	5	−59	−34	−53	−14	27	−13	18

(d) x 方向のフーリエ逆変換_虚部

	A	B	C	D	E	F	G	H
531								
532								
533		y方向のフーリエ逆変換_実部						
534			0	1	2	3	4	5
535			−64	−63	−62	−61	−60	−59
536	0	−64	−0	0	0	0	−0	−0
537	1	−63	3	1	0	1	1	1
538	2	−62	3	4	6	4	2	7
539	3	−61	2	1	6	3	4	12
540	4	−60	6	7	1	3	3	2

(e) y 方向のフーリエ逆変換_実部

	A	B	C	D	E	F	G	H
664								
665								
666		y方向のフーリエ逆変換_虚部						
667			−64	−63	−62	−61	−60	−59
668	0	−64	−0	0	0	0	−0	−0
669	1	−63	0	−0	−0	−0	0	0
670	2	−62	0	−0	0	−0	0	−0
671	3	−61	0	−0	−0	−0	0	0
672	4	−60	0	−0	0	−0	0	−0
673	5	−59	−0	0	−0	0	−0	0

(f) y 方向のフーリエ逆変換_虚部

図 5-11　Excel による 2 次元フーリエ逆変換の手順

〔第 5 節〕　畳み込み

2 つの関数 $f(x)$ と $h(x)$ の畳み込みは次式で表される.

$$g(x) = f(x) \otimes h(x) = \int_{-\infty}^{\infty} f(x')h(x - x')\,dx' \qquad (5\text{-}33)$$

ここで，$\otimes$ は畳み込みを表す．畳み込みの結果できる関数のフーリエ変換については次式が成り立つ.

$$f(x) \otimes h(x) \quad \longleftrightarrow \quad F(u)H(u) \qquad (5\text{-}34)$$

すなわち，畳み込みのフーリエ変換はそれぞれのフーリエ変換の積に等しい．一方，実空間での 2 つの

関数 $f(x)$ と $h(x)$ の積のフーリエ変換はそれぞれのフーリエ変換 $F(u)$ と $H(u)$ の畳み込みになる．

$$f(x)h(x) \longleftrightarrow F(u) \otimes H(u) \tag{5-35}$$

畳み込み定理はフーリエ変換の性質の中でも特に重要な性質であり，線形シフト不変システムにおける実空間の入力，応答関数，出力の関係を表すのに広く応用される．医用イメージングでは，入力が被検者，応答関数がイメージング装置の分解能を表す点広がり関数，出力が画像となる．畳み込み定理は以下のように導出される．

$$\mathcal{F}\{f(x) \otimes h(x)\} = \int_{-\infty}^{\infty} \left[\int_{-\infty}^{\infty} f(x')h(x-x')dx' \right] e^{-i2\pi ux} dx$$

$$= \int_{-\infty}^{\infty} f(x') \left[\int_{-\infty}^{\infty} h(x-x')e^{-i2\pi ux} dx \right] dx'$$

$$= \int_{-\infty}^{\infty} f(x')e^{-i2\pi ux'} H(u)dx' = F(u)H(u)$$

2行から3行への移行は $x-x'=y$ と置いて変形している．

$$\int_{-\infty}^{\infty} h(x-x')e^{-i2\pi ux}dx = \int_{-\infty}^{\infty} h(y)e^{-i2\pi u(y+x')}dy$$

$$= e^{-i2\pi ux'} \int_{-\infty}^{\infty} h(y)e^{-i2\pi uy}dy$$

2次元関数について畳み込み定理は次式で表される．

$$f_1(x,y) \otimes f_2(x,y) \longleftrightarrow F_1(u,v)F_2(u,v) \tag{5-36}$$

$$f_1(x,y)f_2(x,y) \longleftrightarrow F_1(u,v) \otimes F_2(u,v) \tag{5-37}$$

図 5-12 は 5-4 2DFT_リング 30-20_畳み込み.xlsx で，畳み込みによる線形システムの入出力を示す．リング 30-20 は 128×128 画素の画像でリングの外径が 30 画素，内径が 20 画素である．フーリエ変換 2 シートで点広がり関数の半値幅を入力すると畳み込みが計算される．入力である原画像とシステムの応答関数である点広がり関数の畳み込みから，出力としてのぼけた画像が得られる．

図 5-13 は 5-5 2DFT_mr2_畳み込み.xlsx で，原画像と点広がり関数との畳み込みから作成したぼけた画像を示す．

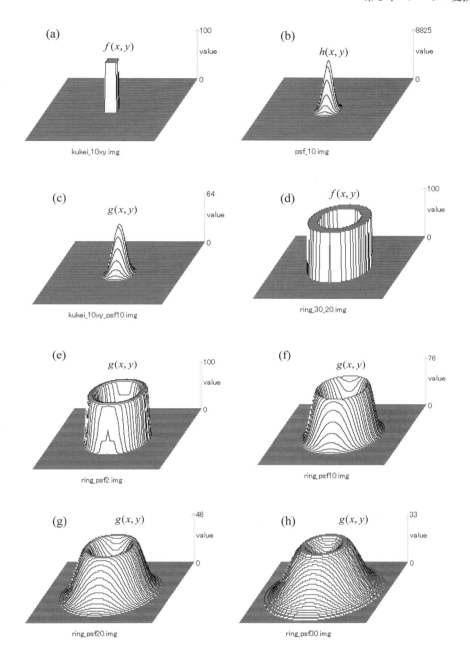

図 5-12 畳み込みによる線形システムの入出力

(a) 矩形領域内で強度が一定の被写体（原画像），(b) システムの点広がり関数，(c) (a) を (b) の点広がり関数を持つイメージングシステムで撮影したときの出力（イメージ），(d) リング状の強度分布を持つ被写体，(d) リング状の強度分布を持つ被写体を (a) の矩形画像の集まりと考え，点広がり関数の半値幅（FWHM）を変えたイメージングシステムで撮影したときの出力画像．

矩形画像 (a) に対するイメージの (c) を各点線源の位置に配置し重なった部分を足し算してできる画像（畳み込みから得られる画像）は (f) となる．(e) は (b) よりも高い分解能のイメージングシステムで撮影したときの出力，(g) と (h) は (b) よりも低い分解能のイメージングシステムで撮影したときの出力．

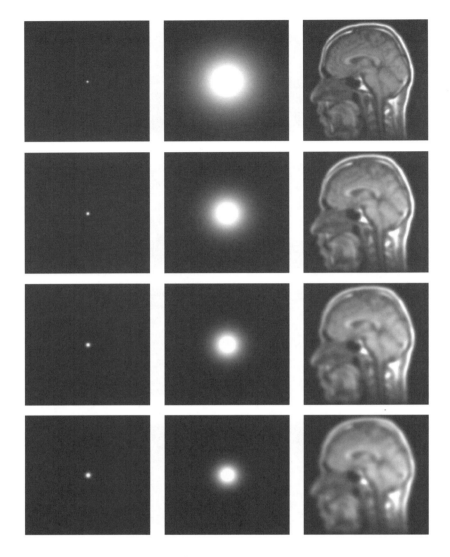

図 5-13 イメージングシステムの分解能と出力画像

原画像とイメージンシステムの点広がり関数の畳み込みによって得られる画像．原画像に用いた MR 画像は第 4 章の図 4-8（a）と同じ．

1 行 1 列：半値幅 2 画素の点広がり関数（実空間），2 列：点広がり関数の 2 次元フーリエ変換の実部（虚部はゼロとなる），3 列：原画像と点広がり関数の畳み込み画像．2 行，3 行，4 行については，半値幅が 3，4，5 画素の場合を示す．

	A	B	C	D	E	F	G	H
1	デコンボリューション							
2								
3			実部					
4			0	1	2	3	4	5
5			−64	−63	−62	−61	−60	−59
6	0	−64	###	164	39	###	14	236
7	1	−63	−93	201	−84	155	394	###
8	2	−62	−9	−84	###	334	###	−14
9	3	−61	###	123	−21	###	209	210
10	4	−60	74	###	223	138	147	###

	A	B	C	D	E	F	G	H
134								
135								
136			虚部					
137			−64	−63	−62	−61	−60	−59
138	0	−64	0	−98	−13	90	###	−1
139	1	−63	###	378	###	###	206	325
140	2	−62	27	24	###	195	45	###
141	3	−61	###	−13	−71	###	###	###
142	4	−60	−3	70	54	###	203	113
143	5	−59	51	###	###	325	###	−48

図 5-14　デコンボリューション

〔第6節〕　デコンボリューション

図5-14は畳み込みの応用として，イメージングシステムの点広がり関数を用いたデコンボリューションを示す（5-6 mr2_fwhm5_dconv_fwhm5.xlsx）．線形位置不変性システムでは原画像 $f\,(x, y)$，点広がり関数 $h\,(x, y)$，出力画像 $g\,(x, y)$ の周波数空間における関係は

$$G(u,v) = F(u,v)H(u,v) \tag{5-38}$$

で与えられる．逆フィルタによるデコンボリューションは次式で表される．

$$f(x,y) = \mathcal{F}^{-1}\{F(u,v)\} = \mathcal{F}^{-1}\left(\frac{G(u,v)}{H(u,v)}\right) \tag{5-39}$$

ここで $\mathcal{F}^{-1}$ はフーリエ逆変換を表す．

$$F(u,v) = \frac{G(u,v)}{H(u,v)} = \frac{G_{\mathrm{Re}}(u,v) + iG_{\mathrm{Im}}(u,v)}{H_{\mathrm{Re}}(u,v) + iH_{\mathrm{Im}}(u,v)} \tag{5-40}$$

実部と虚部はそれぞれ

$$F_{\mathrm{Re}}(u,v) = \frac{G_{\mathrm{Re}}(u,v)H_{\mathrm{Re}}(u,v) + G_{\mathrm{Im}}(u,v)H_{\mathrm{Im}}(u,v)}{H^2_{\mathrm{Re}}(u,v) + H^2_{\mathrm{Im}}(u,v)} \tag{5-41a}$$

$$F_{\mathrm{Im}}(u,v) = \frac{-G_{\mathrm{Re}}(u,v)H_{\mathrm{Im}}(u,v) + G_{\mathrm{Im}}(u,v)H_{\mathrm{Re}}(u,v)}{H^2_{\mathrm{Re}}(u,v) + H^2_{\mathrm{Im}}(u,v)} \tag{5-41b}$$

となる．(5-40) 式から (5-41) 式の計算は複素数の有理化を行っている．

$$\frac{1}{(a+ib)} = \frac{(a-ib)}{(a+ib)(a-ib)} \tag{5-42}$$

デコンボリューションは (5-41a)，(5-41b) 式で実部と虚部を計算し，それらを用い2次元フーリエ逆変換をする．

ぼけ画像 $g\,(x, y)$ は image シートに，点広がり関数は psf シートに入っている．3番目のシートにデ

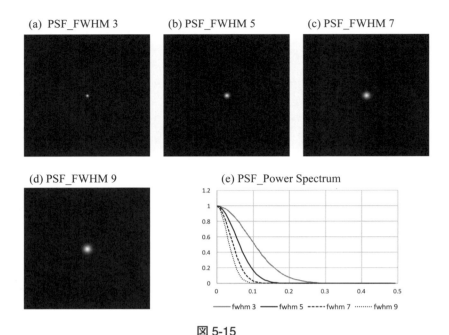

図 5-15
（a）FWHM = 3 画素，（b）5 画素，（c）7 画素，（d）9 画素，それぞれの 2 次元ガウス関数（点広がり関数：PSF），（e）それらのパワースペクトルを示す．

コンボリューション画像を入れる．【O1】に 10^{-10} を絶対参照するため = 10^-10 と入力しておく．【C6】の実部に

= (image!C536*psf!C536+image!C668*psf!C668)/(psf!C536^2+psf!C668^2+$O$1)

と入力し，【C138】の虚部に

= (-image!C536*psf!C668+image!C668*psf!C536)/(psf!C536^2+psf!C668^2+$O$1)

と入力し残りのセル範囲に複写する．ここで，【O1】の 10^{-10} という小さな値は【C6】と【C138】の式で分母がゼロになることを防ぐために入れている．図 5-15 は（a）FWHM = 3 画素，（b）5 画素，（c）7 画素，（d）9 画素，それぞれの 2 次元ガウス関数（点広がり関数：PSF），（e）それらのパワースペクトルを示す．図 5-16（a）原画像，（b）原画像と FWHM = 5 画素の PSF との畳み込みによるぼけ画像，（c）FWHM = 5 画素，（d）3 画素，（e）4 画素，（f）4.5 画素，（g）5.1 画素，（h）5.2 画素，（i）5.3 画素，（j）5.4 画素，（k）5.5 画素，（l）5.6 画素，それぞれの PSF を用いたデコンボリューション画像を示す．図 5-17（a）原画像，（b）原画像と FWHM = 3 画素の PSF との畳み込みによるぼけ画像，（c）FWHM = 3 画素，（d）2.5 画素，（e）3.1 画素，（f）3.2 画素，それぞれの PSF を用いたデコンボリューション画像を示す（5-7 mr2_fwhm3_dconv_fwhm3.xlsx）．図 5-18（a）原画像，（b）原画像と FWHM = 7 画素の PSF との畳み込みによるぼけ画像，（c）FWHM = 7 画素，（d）6.5 画素，（e）7.1 画素，（f）7.2 画素，それぞれの PSF を用いたデコンボリューション画像を示す（5-8 mr2_fwhm7_dconv_fwhm7.xlsx）．図 5-19（a）原画像，（b）原画像と FWHM = 9 画素の PSF との畳み込みによるぼけ画像，（c）FWHM = 9 画素，（d）8.5 画素，（e）9.1 画素，（f）9.2 画素，それぞれの PSF を用いたデコンボリューション画像を示す（5-9 mr2_fwhm9_dconv_fwhm9.xlsx）．

　ぼけの原因となる点広がり関数の半値幅に比べデコンボリューション処理に用いる点広がり関数の

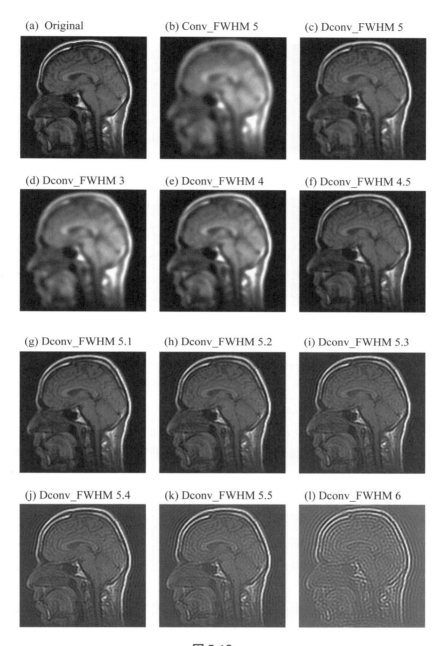

図 5-16
(a) 原画像,(b) 原画像と FWHM = 5 画素の PSF との畳み込みによるぼけ画像,(c) FWHM = 5 画素,(d) 3 画素,(e) 4 画素,(f) 4.5 画素,(g) 5.1 画素,(h) 5.2 画素,(i) 5.3 画素,(j) 5.4 画素,(k) 5.5 画素,(l) 5.6 画素,それぞれの PSF を用いたデコンボリューション画像を示す.

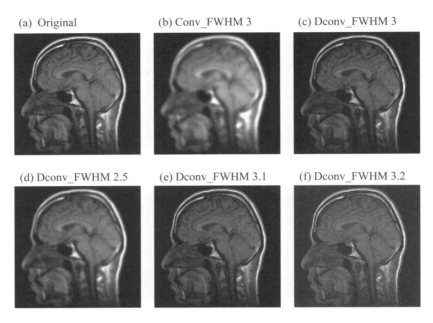

図 5-17
(a) 原画像,(b) 原画像と FWHM = 3 画素の PSF との畳み込みによるぼけ画像,(c) FWHM = 3 画素,(d) 2.5 画素,(e) 3.1 画素,(f) 3.2 画素,それぞれの PSF を用いたデコンボリューション画像を示す(5-7 mr2_fwhm3_dconv_fwhm3.xlsx).

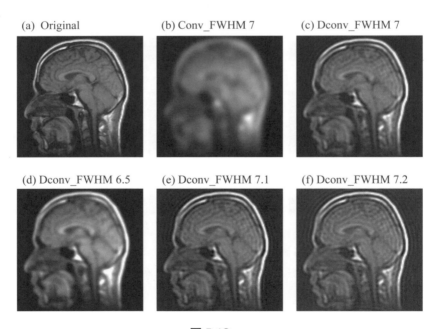

図 5-18
(a) 原画像,(b) 原画像と FWHM = 7 画素の PSF との畳み込みによるぼけ画像,(c) FWHM = 7 画素,(d) 6.5 画素,(e) 7.1 画素,(f) 7.2 画素,それぞれの PSF を用いたデコンボリューション画像を示す(5-8 mr2_fwhm7_dconv_fwhm7.xlsx).

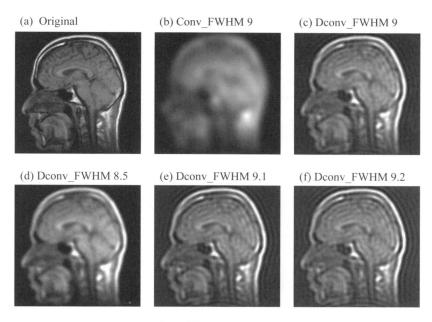

図 5-19
(a) 原画像，(b) 原画像と FWHM = 9 画素の PSF との畳み込みによるぼけ画像，(c) FWHM = 9 画素，(d) 8.5 画素，(e) 9.1 画素，(f) 9.2 画素，それぞれの PSF を用いたデコンボリューション画像を示す（5-9 mr2_fwhm9_dconv_fwhm9.xlsx）．

半値幅が小さいと，ぼけ補正の効果は得られないが両者の半値幅が一致するとぼけ補正の効果は大きい．一方，半値幅が逆になると過補正となりアーチファクトが目立つ．ぼけ補正は点広がり関数の半値幅が大きくなるにつれ困難となる．この理由は点広がり関数の画像を固有値分解すると，その最大固有値と最小固有値の比で表される条件数が半値幅の増加とともに大きくなるためと考えられている[13]．

図 5-20 (a) FWHM = 3 画素，(b) 5 画素，(c) 7 画素，(d) 9 画素，それぞれの点広がり関数について，原画像とデコンボリューション画像のパワースペクトルの比を示す．この値が 1 のとき原画像が持つ周波数成分がぼけ補正画像で回復されていることを示す．なお，本書の逆フィルタの例は雑音なしの理想状態を仮定している．実際の画像には雑音が含まれるため，逆フィルタ処理を行うには種々の工夫が必要となる．また，画像を見やすくするため，Display で表示した画像をパワーポイントに貼り付けた後，図の書籍設定−＞図の修正−＞明るさ（B）において，原画像については 30%，処理画像については 20% 明るくする調整を行っている．そのため，Display や Excel との表示が異なることをご了承願いたい．

パワースペクトルは 2 次元フーリエ変換と線形補間で計算されるが，Excel で作成していないため C 言語の実行プログラム P4-16fft2d_spectrum を利用していただきたい．入力を少なくするため 128×128 画素の画像に限定している．画像のファイル名は a.img としているので，原画像あるいはぼけ補正画像のファイル名を a.img で作成すれば入力画面上ですべてリターンキーを押すだけでプログラムを実行できる．別のファイル名で画像を作成している場合には，例えば，mr2_fwhm5.img と拡張子まで入力する必要がある．図 5-20 のパワースペクトルの図は 5-7 mr2_fwhm3_dconv3_ps.xlsx，5-6 mr2_fwhm5_dconv5_ps.xlsx，5-8 mr2_fwhm7_dconv7_ps.xlsx，5-9 mr2_fwhm9_dconv9_ps.xlsx で作成している．

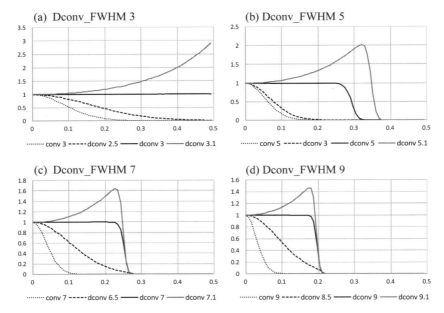

図 5-20 ぼけ補正画像のパワースペクトル

(a) FWHM = 3 画素でぼかした画像を 3 画素，2.5 画素，3 画素，3.1 画素の PSF を用いデコンボリューションした画像のパワースペクトル（原点の値を 1 としている）．(b) FWHM = 5 画素，(c) FWHM = 7 画素，(d) FWHM = 9 画素．dconv に続く数字の 3 などはデコンボリューションに用いた PSF の FWHM を示す．

P4-16fft2d_spectrum を実行すると s0.csv ファイルが作成され，このファイルをダブルクリックし数値を上記パワースペクトルのファイルに複写することで効率的に実験を行える．

【練習問題】

5-6 mr2_fwhm5_dconv_fwhm5.xlsx などは 5-5 2DFT_mr2_畳み込み.xlsx を用い image シートにぼけ画像を貼り付けている．そのため，事前に 5-5 2DFT_mr2_畳み込み.xlsx でぼけ画像を作成することが必要で実験するには操作性が悪い．5-6 mr2_fwhm5_dconv_fwhm5.xlsx に 1 番目のシートに原画像，2 番目のシートに点広がり関数，3 番目のシートに畳み込みでぼけ画像を作成すれば，デコンボリューションの実験をしやすくなる．このようにプログラムを修正してみてください．

デコンボリューションは逆フィルタを利用する解析的な方法の他，次式の反復法[14],[15]による方法がある．

$$f^{n+1}(x,y) = f^n(x,y) + \{g(x,y) - f^n(x,y) \otimes h(x,y)\} \tag{5-43}$$

$$f^{n+1}(x,y) = f^n(x,y)\left(\frac{g(x,y)}{f^n(x,y) \otimes h(x,y)}\right) \otimes h(x,y) \tag{5-44}$$

ここで $f^0(x,y) = g(x,y)$ とする．図 5-21 に (5-43) 式によるデコンボリューションの計算過程を示す（5-10 反復ぼけ補正_T1.xlsx）．畳み込みの計算はフーリエ変換を利用している．図 5-21 (a) 〜 (e) は

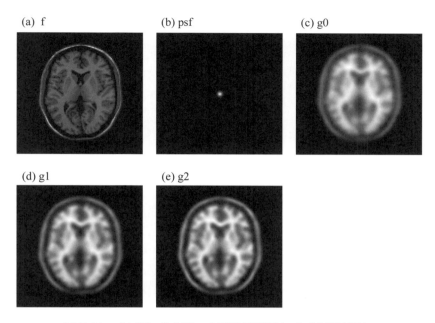

図 5-21　(5-43) 式を用いた逐次近似法によるぼけ補正
(a) 原画像，(b) PSF，(c) 原画像と PSF との畳み込み画像，(d) 1 回目のぼけ補正画像，(e) 2 回目のぼけ補正画像．

シート名を表し，(a) 原画像 f，(b) 点広がり関数 psf，(c) ぼけ画像 g0，(d) 反復 1 回目のぼけ補正画像 g1，(e) 反復 2 回目のぼけ補正画像 g2 である．

シート名	内容
f	原画像（ぼけ無）
f_disp	原画像の表示
psf	点広がり関数
psf_disp	点広がり関数の表示
g0	原画像と点広がり関数の畳み込み（ぼけ画像の作成）
g0_disp	ぼけ画像の表示
g0_f	ぼけ画像のフーリエ変換
g0_psf	ぼけ画像と点広がり関数の畳み込み
g1	反復 1 回目のぼけ補正画像
g1_disp	反復 1 回目のぼけ補正画像の表示
g1_f	反復 1 回目のぼけ補正画像のフーリエ変換
g1_psf	反復 1 回目のぼけ補正画像と点広がり関数の畳み込み
g2	反復 2 回目のぼけ補正画像
g2_disp	反復 2 回目のぼけ補正画像の表示
phase	フーリエ変換に用いる位相回転因子

$$f^0(x, y) = g(x, y) \tag{5-45}$$

$$\begin{aligned}f^1(x, y) &= f^0(x, y) + \{g(x, y) - f^0(x, y) \otimes h(x, y)\} \\ &= g(x, y) + \{g(x, y) - g(x, y) \otimes h(x, y)\}\end{aligned} \tag{5-46}$$

この計算は g1 シートで以下のように行っている．

　【C6】＝ g0!C536 + (g0!C536-g0_psf!C536)

$$f^2(x, y) = f^1(x, y) + \{g(x, y) - f^1(x, y) \otimes h(x, y)\} \tag{5-47}$$

この計算は g2 シートで以下のように行っている．

　【C6】＝'g1'!C6 + (g0!C536-g1_psf!C536)

このプログラムは 1 つのシートに 128×128 画素の領域が 2～6 あり，全体のシート数が 15（容量は 24 MB）ある．反復回数を増すとシート間の計算が遅くなるので反復を 2 回に止めている．反復法の理解には 2 回までの計算過程を追跡すれば十分である．いずれの方法もフーリエ変換を利用するので SUMPRODUCT，OFFSET 関数を使用する．

〔第 7 節〕　相関

1 次元相関 $g(x)$ は 2 つの関数をそれぞれ $f(x)$，$h(x)$ とすると次式で表される．

$$g(x) = f(x) * h(x) = \int_{-\infty}^{\infty} f(x')h(x'+x)\,dx' \tag{5-48}$$

ここで * は相関を表す．$f(x')$ と $h(x')$ は $f(x)$ と $h(x)$ の x を x' で置き換えたものであるから関数の形は変わらない．一方の関数を固定し他の関数を x だけ推移させ両者を掛け算すると新たな関数ができる．その積分値が x における相関であり，関数 $f(x)$ と $h(x)$ がどのくらい似ているかを示す類似度または相互依存性の尺度を与える．相関と畳み込みは類似したプログラムになることが推測される．畳み込みは次式のように

$$g(x) = f(x) \otimes h(x) = \int_{-\infty}^{\infty} f(x')h(x-x')\,dx' \tag{5-49}$$

一方の関数を $h(x-x')$ のように反転させるが，相関では "−" が "+" となっているため，畳み込みのような反転がない．畳み込みは周波数空間でそれぞれの関数のフーリエ変換の積であったが，相関は一方の関数の複素共役との積となる．相関は推移について注意が必要である．(5-49) 式の畳み込みでは x が正のとき $h(x-x')$ は x' 軸の正の方向に推移し，x が負のとき $h(x-x')$ は x' 軸の負の方向に推移し x の符号と推移の方向が一致する．しかし，(5-48) 式の相関では x が正のとき $h(x'+x)$ は負の方向に推移し，x が負のとき $h(x'+x)$ は正の方向に推移し x の符号と推移の方向が逆になる．本章では相関に慣れるためはじめに数式で相関を計算する．次に，(5-48) 式の相関で 3 つの関数 $f(x)$，$h(x)$，$g(x)$ の位置関係がどうなるか観察する．そして，パターン認識のように，観測画像中にある参照画像の位置を検出するように相関を計算するにはどうすればよいか検討する．

例題　矩形関数と矩形関数

　図 5-22 (a)，(b) の 2 つの矩形関数について (5-48) 式で相関を計算する．

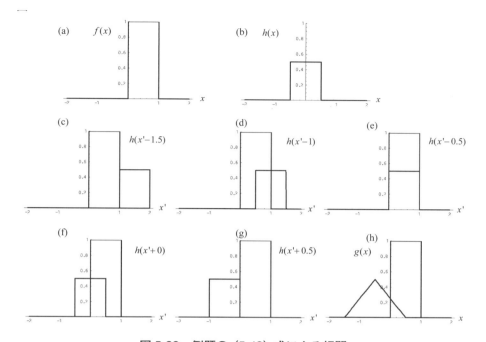

図 5-22 例題の（5-48）式による相関
矩形関数と矩形関数との相関（例題）について本文の計算過程（a）〜（h）を示す.

$$f(x) = \begin{cases} 1 & 0 \leq x \leq 1 \\ 0 & otherwise \end{cases} \tag{5-50}$$

$$h(x) = \begin{cases} 0.5 & |x| \leq 1/2 \\ 0 & otherwise \end{cases} \tag{5-51}$$

$h(x'+x)$ は x が正のとき x' 軸の負の方向（左）に x が負のとき x' 軸の正の方向（右）に推移する. $h(x)$ が（5-51）式で与えられるとき，$h(x'+x)$ は次式で表される.

$$h(x'+x) = \begin{cases} 0.5 & -1/2 \leq x'+x \leq 1/2 \\ 0 & otherwise \end{cases} = \begin{cases} 0.5 & -x-1/2 \leq x' \leq -x+1/2 \\ 0 & otherwise \end{cases} \tag{5-52}$$

x が負で $x < -1.5$ のときには $f(x')$ の右端と $h(x'+x)$ の左端が重ならないため $g(x)$ は 0 になる. (c) $x = -1.5$ のとき $f(x')$ の右端と $h(x'+x)$ の左端が接する. (d) $x = -1$ のとき $h(x'+x)$ の左端は $f(x')$ の中にあり右端は外にある. (e) $x = -0.5$ のとき $h(x'+x)$ は両端が $f(x')$ に接し中に収まる. 積分範囲は 2 つの関数を掛け算して 0 とならない領域である. $x = -1.5$ から $x = -0.5$ まで積分の下限は $h(x'+x)$ の左端の $-x-1/2$，積分の上限は $f(x')$ の右端の 1 となり，$g(x)$ は次式で表される.

$$g(x) = \int_{-x-1/2}^{1} f(x')h(x'+x)\,dx' = \int_{-x-1/2}^{1} (1 \times 0.5)\,dx'$$

$$= \frac{1}{2}[x]_{-x-1/2}^{1} = \frac{1}{2}(1+x+\frac{1}{2}) = \frac{1}{2}(x+\frac{3}{2})$$

(f) $x=0$ のとき $h(x'+x)$ の左端は $f(x')$ の外にあり右端は中にある．(g) $x=0.5$ のとき $h(x'+x)$ の右端が $f(x')$ の左端と接するが，$x>0.5$ では2つの矩形関数は重ならない．$x=-0.5$ から $x=0.5$ まで積分の下限は $f(x')$ の左端の0, 積分の上限は $h(x'+x)$ の右端の $-x+1/2$ となり, $g(x)$ は次式で表される．

$$g(x) = \int_{0}^{-x+1/2} f(x')h(x'+x)\,dx' = \int_{0}^{-x+1/2} (1 \times 0.5)\,dx'$$

$$= \frac{1}{2}[x]_{0}^{-x+1/2} = \frac{1}{2}(\frac{1}{2}-x)$$

したがって

$$g(x) = \begin{cases} \frac{1}{2}(x+\frac{3}{2}) & -1.5 \leq x < -0.5 \\ \frac{1}{2}(\frac{1}{2}-x) & -0.5 \leq x \leq 0.5 \\ 0 & otherwise \end{cases} \tag{5-53}$$

相関は二等辺三角形であり最大値は $x=-0.5$ にある．

図 5-22 で $f(x)$ の中心は $x=0.5$ にあるのに対し相関の最大値は $x=-0.5$ にある．(5-48) 式による相関はパターン認識で観側画像中の参照画像の位置を検出するには不都合である．(5-48) 式の相関では x が正のとき $h(x'+x)$ は x' 軸の負の方向に推移し, $f(x)$ の位置に相関が計算されず原点を挟んで反対位置に計算される．すなわち, x の符号と $h(x'+x)$ が推移する方向が逆になる．相関が $f(x)$ の位置に計算されるようにするには, 次式のように $h(x)$ を推移させればよい．

$$g(x) = \sum_{x'=-N/2}^{N/2-1} f(x')h(x'-x) \tag{5-54}$$

(5-54) 式の相関では x が正のとき $h(x'-x)$ は x' 軸の正の方向に推移し，負のときには x' 軸の負の方向に推移するので x の符号と推移する方向が一致する．(5-48) 式で x' を $x'-x$ に置き換えると

$$g(x) = f(x)*h(x) = \int_{-\infty}^{\infty} f(x')h(x'+x)\,dx' \tag{5-48}$$

$$g(x) = \int_{-\infty}^{\infty} f(x'-x)h(x')\,dx' \tag{5-55}$$

を得る．(5-48) 式で $h(x'+x)$ を x' 軸の負の方向に x だけ推移させたとき（すなわち x は正）の $f(x')$ と $h(x'+x)$ を掛け算してできる関数の積分値は, (5-55) 式で $f(x'-x)$ を x' 軸の正の方向に x だけ推移させたときの $f(x'-x)$ と $h(x')$ を掛け算してできる関数の積分値に等しい．したがって, (5-48)

式の相関は次式のようにも書ける．

$$g(x) = \int_{-\infty}^{\infty} f(x')h(x'+x)\,dx' = \int_{-\infty}^{\infty} f(x'-x)h(x')\,dx' \tag{5-56}$$

ここで，関数 $f(x)$ と $h(x)$ を逆にして次式を得る．

$$g(x) = \int_{-\infty}^{\infty} f(x')h(x'-x)\,dx' \tag{5-57}$$

(5-57) 式を具体的に書いてみる．

$$g(-1) = f(-4)h(-4-(-1)) + f(-3)h(-3-(-1)) + \cdots + f(0)h(0-(-1)) + \cdots + f(3)h(3-(-1))$$
$$= f(-4)h(-3) + f(-3)h(-2) + \cdots + f(0)h(1) + \cdots + f(3)h(4)$$

$$g(0) = f(-4)h(-4-(0)) + f(-3)h(-3-(0)) + \cdots + f(0)h(0-(0)) + \cdots + f(3)h(3-(0))$$
$$= f(-4)h(-4) + f(-3)h(-3) + \cdots + f(0)h(0) + \cdots + f(3)h(3)$$

$$g(1) = f(-4)h(-4-(1)) + f(-3)h(-3-(1)) + \cdots + f(0)h(0-(1)) + \cdots + f(3)h(3-(1))$$
$$= f(-4)h(-5) + f(-3)h(-4) + \cdots + f(0)h(-1) + \cdots + f(3)h(2)$$

図 5-23 に例題の関数について (5-57) 式で計算した相関を示す．$h(x)$ が (5-51) 式で与えられるとき，$h(x'-x)$ は次式で表される．

$$h(x'-x) = \begin{cases} 0.5 & -1/2 \leq x'-x \leq 1/2 \\ 0 & otherwise \end{cases} = \begin{cases} 0.5 & x-1/2 \leq x' \leq x+1/2 \\ 0 & otherwise \end{cases} \tag{5-58}$$

x が負で $x < -0.5$ のときには (c) のように $f(x')$ の左端と $h(x'+x)$ の右端が重ならないため $g(x)$ は 0 になる．(d) $x = 0$ のとき $h(x'-x)$ の右端は $f(x')$ の中にあり左端は外にある．(e) $x = 0.5$ のとき $h(x'-x)$ の両端が $f(x')$ に接し中に収まる．$x = -0.5$ から $x = 0.5$ まで積分の下限は $f(x')$ の左端の 0，積分の上限は $h(x'-x)$ の右端の $x+1/2$ となり，$g(x)$ は次式で表される．

$$g(x) = \int_0^{x+1/2} f(x')h(x'-x)\,dx' = \int_0^{x+1/2} (1 \times 0.5)\,dx'$$
$$= \frac{1}{2}[x]_0^{x+1/2} = \frac{1}{2}\left(x + \frac{1}{2}\right)$$

(f) $x = 1$ のとき $h(x'-x)$ の右端は $f(x')$ の外にあり左端は中にある．(g) $x = 1.5$ のとき $h(x'-x)$ の左端が $f(x')$ の右端と接するが，$x > 1.5$ では 2 つの矩形関数は重ならない．$x = 0.5$ から $x = 1.5$ まで積分の下限は $h(x'-x)$ の左端の $x-1/2$，積分の上限は $f(x')$ の右端の 1 となり，$g(x)$ は次式で表される．

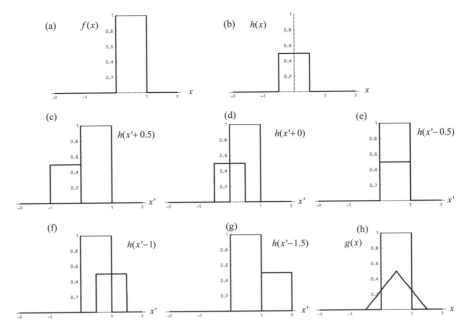

図 5-23 例題の (5-57) 式による相関
本文の計算過程 (a) 〜 (h) を示す.

$$g(x) = \int_{x-1/2}^{1} f(x')h(x'-x)\,dx' = \int_{x-1/2}^{1} (1 \times 0.5)\,dx'$$

$$= \frac{1}{2}[x]_{x-1/2}^{1} = \frac{1}{2}(1 - x + \frac{1}{2}) = \frac{1}{2}(\frac{3}{2} - x)$$

したがって

$$g(x) = \begin{cases} \frac{1}{2}(x + \frac{1}{2}) & -0.5 \le x < 0.5 \\ \frac{1}{2}(\frac{3}{2} - x) & 0.5 \le x \le 1.5 \\ 0 & otherwise \end{cases} \tag{5-59}$$

となり, $f(x)$ の中心 $x = 0.5$ において相関が最大になる.

相関定理から (5-48) 式は周波数空間で

$$\mathcal{F}\{f(x) * h(x)\} = F^*(u)H(u) \tag{5-60}$$

で表される. これはそれぞれのフーリエ変換

$$F(u) = \int_{-\infty}^{\infty} f(x) e^{-i2\pi ux} dx, \quad H(u) = \int_{-\infty}^{\infty} h(x) e^{-i2\pi ux} dx$$

から以下のように導出される．

$$\mathcal{F}\{f(x)*h(x)\} = \int_{-\infty}^{\infty}\left[\int_{-\infty}^{\infty} f(x')h(x+x')\,dx'\right]e^{-i2\pi ux}\,dx$$

$$= \int_{-\infty}^{\infty} f(x')\left[\int_{-\infty}^{\infty} h(x+x')e^{-i2\pi ux}\,dx\right]dx'$$

において $x + x' = y$ と置くと

$$\int_{-\infty}^{\infty} h(x+x')e^{-i2\pi ux}\,dx = \int_{-\infty}^{\infty} h(y)e^{-i2\pi u(y-x')}\,dy$$

$$= e^{i2\pi ux'}\int_{-\infty}^{\infty} h(y)e^{-i2\pi uy}\,dy = e^{i2\pi ux'}H(u)$$

$f(x)$ は実関数なので

$$\int_{-\infty}^{\infty} f(x')e^{i2\pi ux'}\,dx' = \int_{-\infty}^{\infty}\{f(x')e^{-i2\pi ux'}\}^*\,dx' = F^*(u)$$

したがって

$$\mathcal{F}\{f(x)*h(x)\} = F^*(u)H(u)$$

となる．

(5-57) 式による相関については

$$\mathcal{F}\{f(x)*h(x)\} = \int_{-\infty}^{\infty}\left[\int_{-\infty}^{\infty} f(x')h(x'-x)\,dx'\right]e^{-i2\pi ux}\,dx$$

$$= \int_{-\infty}^{\infty} f(x')\left[\int_{-\infty}^{\infty} h(x'-x)e^{-i2\pi ux}\,dx\right]dx'$$

において $x' - x = y$ と置くと

$$\int_{-\infty}^{\infty} h(x'-x)e^{-i2\pi ux}\,dx = \int_{\infty}^{-\infty} h(y)e^{-i2\pi u(x'-y)}(-dy)$$

$$= e^{-i2\pi ux'}\int_{-\infty}^{\infty} h(y)e^{i2\pi uy}\,dy = e^{-i2\pi ux'}\int_{-\infty}^{\infty}\{h(x)e^{-i2\pi ux}\}^*\,dx$$

$$= e^{-i2\pi ux'}H^*(u)$$

したがって次式が得られる．

$$\mathcal{F}\{f(x)*h(x)\} = F(u)H^*(u) \tag{5-61}$$

(5-48) 式と異なり (5-61) 式は $H(u)$ に複素共役記号が付く．(5-61) 式に対応する実空間の相関は次式で表されることに注意してほしい．

$$g(x) = \int_{-\infty}^{\infty} f(x'+x)h(x')\,dx' \tag{5-62}$$

すなわち $f(x)$ を推移させる．図 5-24 に (5-62) 式による相関を示す．これは (5-54) 式による相関と一致する．図 5-25 は次式で例題の相関を計算した結果を示す．これは (5-48) 式による相関と等しい．

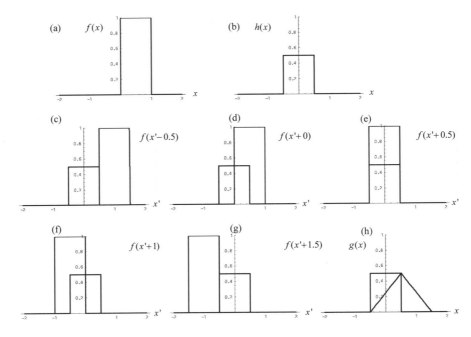

図 5-24 例題の (5-62) 式による相関
本文の計算過程 (a) 〜 (h) を示す.

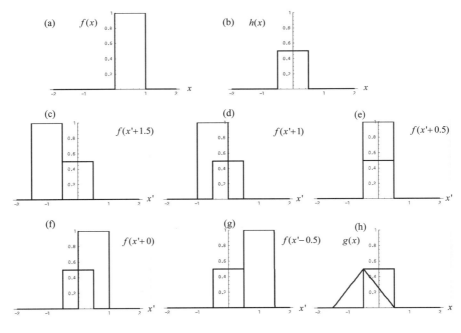

図 5-25 例題の (5-63) 式による相関
本文の計算過程 (a) 〜 (h) を示す.

$$g(x) = \int_{-\infty}^{\infty} f(x'-x)h(x')\,dx' \tag{5-63}$$

2次元相関は（5-48）式を 2 次元に拡張すると次式で表される．

$$g(x,y) = \int_{-\infty}^{\infty}\int_{-\infty}^{\infty} f(x',y')h(x'+x, y'+x)\,dx'dy'$$
$$g(x,y) = \mathcal{F}^{-1}\{F^*(u,v)H(u,v)\} \tag{5-64}$$

（5-57）式を 2 次元に拡張した形は次式で表される．

$$g(x,y) = \int_{-\infty}^{\infty}\int_{-\infty}^{\infty} f(x',y')h(x'-x, y'-y)\,dx'dy'$$
$$g(x,y) = \mathcal{F}^{-1}\{F(u,v)H^*(u,v)\} \tag{5-65}$$

これと等価な相関は次式で表される．

$$g(x,y) = \int_{-\infty}^{\infty}\int_{-\infty}^{\infty} f(x'+x, y'+x)h(x', y')\,dx'dy'$$
$$g(x,y) = \mathcal{F}^{-1}\{F(u,v)H^*(u,v)\} \tag{5-66}$$

図 5-26 は矩形画像とリングからなる原画像とその成分画像との相関を示す．矩形画像を参照画像とした場合，原画像中の矩形画像の中心位置で相関が高いが，リング画像との間にも矩形画像と類似性がある領域に相関が見られる．リング画像を参照画像とした場合，原画像中のリング画像の中心位置で相関が高い．図 5-26 の 1 行 3 列の相互相関は 5-11 相関_幅 2_矩形＋リング_矩形 4.xlsx，2 行 3 列は 5-12 相関_幅 2_矩形＋リング_矩形 8.xlsx，3 行 3 列は 5-13 相関_幅 2_矩形＋リング_リング.xlsx を用いている．

図 5-27 は正負の値を持つ矩形画像（a）とその成分画像（b）との（5-66）式による相関（c）を示す．

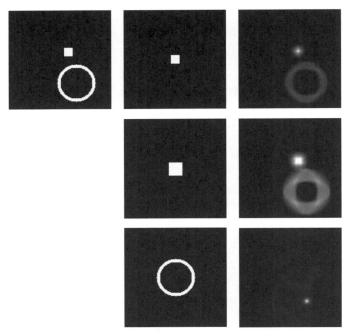

図 5-26　原画像と原画像に含まれる成分画像との相関

1行1列：矩形とリングからなる原画像，2列：矩形の参照画像，3列：原画像と参照画像との相関，2行1列：矩形の幅を原画像の矩形よりも大きくした参照画像，3列：原画像と参照画像との相関，3行2列：リングの参照画像，3列：原画像と参照画像の相関．原画像の中の矩形とリングが分離しているので，矩形あるいはリングを参照画像とすれば，それらの位置を見出すことができる．参照画像に用いる矩形画像の幅を大きくした場合でも，原画像中の矩形やリングと類似性があるのでそれぞれの領域で相関が高い．

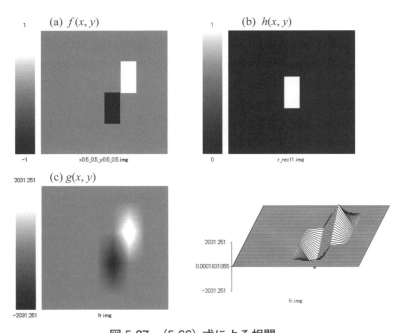

図 5-27　(5-66) 式による相関
(a) 原画像，(b) 参照画像，(c) 相関画像とその鳥瞰図．

〔第8節〕 自己相関

同じ関数同士の相関を自己相関といい次式で表される.

$$\mathcal{F}\{f(x)*f(x)\} = \int_{-\infty}^{\infty}\left[\int_{-\infty}^{\infty}f(x')f(x+x')dx'\right]e^{-i2\pi ux}dx$$

$$= F^{*}(u)F(u) = F^{2}(u)$$

(5-67)

自己相関には以下の性質や応用がある.

① 一般の関数の自己相関は原点で最大値を持ち偶関数である.
② 矩形関数の自己相関は三角形関数になる.
③ 周期関数の自己相関は x が増えても減少しない.
④ 雑音の自己相関は x が増えると急激に減少する(雑音はデータ間に相関がない).
⑤ 周期信号+雑音の計測データから信号成分を抽出するのに利用される.
⑥ 雑音評価に利用される.

フーリエ変換を利用した自己相関の計算手順を1次元関数で示す.

1) $f(x)$ をフーリエ変換する.

$$F(u) = \int_{-\infty}^{\infty}f(x)e^{-i2\pi ux}dx$$

2) $F(u)$ の複素共役を作る.実際の操作は $F(u)$ の虚部について符号を $-i$ から i に換える.

$$F^{*}(u) = \int_{-\infty}^{\infty}f(x)e^{i2\pi ux}dx$$

3) 自己相関は $F(u)$ と $F^{*}(u)$ を掛け算しそれをフーリエ逆変換すれば求められる.

$$g(x) = \mathcal{F}^{-1}\{F^{*}(u)F(u)\}$$

図 5-28 は2次元正弦波+白色雑音の画像(1行)と自己相関画像(2行),2次元余弦波+白色雑音の画像(3行)と自己相関画像(4行)を示す.(a)〜(d)は雑音の大きさが異なる.(a)から順に雑音が大きくなると2次元平面波の信号が観察しづらくなるが,自己相関画像では明確に2次元平面波の信号が現れその周期を推定できる.

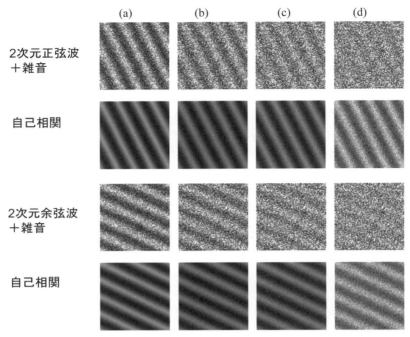

図 5-28　自己相関による 2 次元平面波の信号成分の検出

〔第 9 節〕 フーリエ位相相関

フーリエ変換

$$F(u,v) = F_{\mathrm{Re}}(u,v) + iF_{\mathrm{Im}}(u,v) = |F(u,v)|e^{i\theta(u,v)} \tag{5-68}$$

において，位相の部分だけをフーリエ逆変換すると原画像の形状に関する情報（位相情報）を含む画像が得られる[16),17)]．位相情報のみを用いた相関をフーリエ位相相関あるいは位相限定相関といい，工学分野ではパターン認識に広く応用されている．画像が持っている強度情報を除外して相関を求めることができる．

$$\mathcal{F}^{-1}\{e^{i\theta(u,v)}\} = \mathcal{F}^{-1}\left(\frac{F(u,v)}{|F(u,v)|}\right) \tag{5-69}$$

振幅の部分だけをフーリエ逆変換すると強度に関する情報を含む画像（振幅画像）が得られる．

$$\mathcal{F}^{-1}\{|F(u,v)|\} = \mathcal{F}^{-1}\left(\sqrt{F_{\mathrm{Re}}^2(u) + F_{\mathrm{Im}}^2(u)}\right) \tag{5-70}$$

図 5-29 は 3 つの円が重なった観測画像中にある参照画像をフーリエ位相相関で検出しており，デルタ関数の鋭いピークが位置を示す．

本章のまとめとして，図 5-30 〜図 5-32 にフーリエ変換をイメージする際の要点を示す．フーリエ変

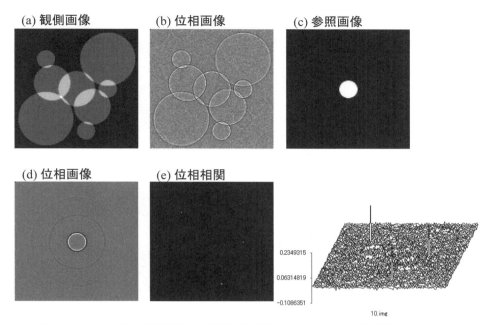

図 5-29 フーリエ位相相関（位相限定相関）による小円の位置推定

$$F(u) = \int_{-\infty}^{\infty} f(x) e^{-i2\pi ux} dx \quad 非周期関数を扱える.$$

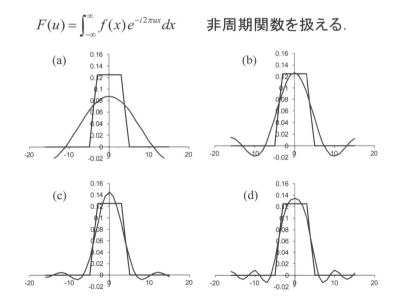

図 5-30 フーリエ変換による非周期関数の復元
5-18 1DFT_矩形関数_フーリエ変換と逆変換過程のグラフ.xlsx 参照.

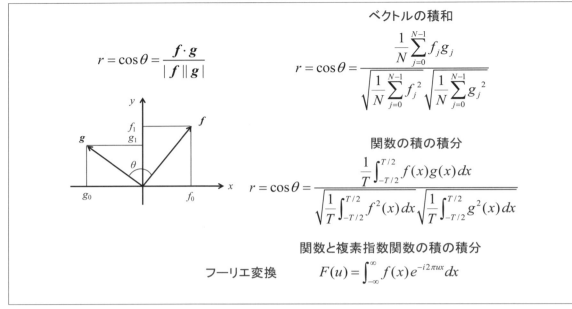

図 5-31　内積と相関係数

換は非周期関数を扱うことができ，図 5-30 はフーリエ変換による非周期関数の復元の様子を示す．図 5-31 は内積と相関係数の関係であり，相関係数の計算は内積に基づいている．類似度の指標である相関係数は 2 つの関数を掛け算し積分するので，関数と複素指数関数の積の積分をするフーリエ変換はそれらの類似度をみていることになる．図 5-32 はフーリエ変換の意味を記述している．

【メモ】
1）図 5-9-1　8×8 画素の画像の 2 次元フーリエ変換（$T=8$, $N=8$）
　フーリエ変換の計算は SUMPRODUCT 関数と OFFSET 関数を用い行ったが，MMULT 関数を使うと行列の掛け算ができこちらの方が単純で非常にわかりやすいので以下に説明する．
【C30:J37】を選択して「=MMULT（C7:J14,C18:J25）」と入力し，Shift+Ctrl+Enter を押すだけで計算できる．実部は図 5-9-2 の【C41:J48】を選択して以下のように入力し，Shift+Ctrl+Enter を押すと計算される．
　　　= MMULT(C18:J25,C30:J37)+MMULT(N18:U25,N30:U37)
虚部は【N41:U48】を選択して以下のように入力し，Shift+Ctrl+Enter を押すと計算される．
　　　= -MMULT(N18:U25,C30:J37)+MMULT(C18:J25,N30:U37)

2）図 5-9-3　8×8 画素の画像の 2 次元フーリエ変換
　こちらも同様に MMULT 関数にすると以下のようになる．y 方向へのフーリエ逆変換（v についてのフーリエ逆変換）（IDFT）の実部は，【C52:J59】を選択して以下のように入力し，Shift+Ctrl+Enter を押すと計算される．
　　　= (MMULT(C18:J25,C41:J48)-MMULT(N18:U25,N41:U48))/8

> 2つの関数の積を積分することは類似度の指標になる．フーリエ変換は関数（計測データ）と正弦波や余弦波との類似度を周波数ごとに調べるものである．関数を正弦波や余弦波に分解することで，その特徴を周波数の観点から分析することができる．
>
> $$f(x) \quad \longleftrightarrow \quad F(u) = F_{\mathrm{Re}}(u) + iF_{\mathrm{Im}}(u)$$
>
> フーリエ変換は実部と虚部からなる複素数で表される．実部は関数と余弦波との類似度を表す．虚部は関数と正弦波との類似度を表す．
>
> $$F_{\mathrm{Re}}(u) = \int_{-\infty}^{\infty} f(x)\cos(2\pi ux)\,dx \qquad 実部$$
>
> $$F_{\mathrm{Im}}(u) = -\int_{-\infty}^{\infty} f(x)\sin(2\pi ux)\,dx \qquad 虚部$$

図 5-32　フーリエ変換の意味

v についてのフーリエ逆変換の虚部は，【N52:U59】を選択して以下のように入力し，Shift+Ctrl+Enter を押すと計算される．

= (MMULT(C18:J25,N41:U48)+MMULT(N18:U25,C41:J48))/8

x 方向へのフーリエ逆変換（u についてのフーリエ逆変換）の実部は，【C63:J70】を選択して以下のように入力し，Shift+Ctrl+Enter を押すと計算される．

= (MMULT(C52:J59,C18:J25)-MMULT(N52:U59,N18:U25))/8

u についてのフーリエ逆変換の虚部は，【N63:U70】を選択して以下のように入力し，Shift+Ctrl+Enter を押すと計算される．

= (MMULT(C52:J59, N18:U25)+MMULT(N52:U59, C18:J25))/8

図 5-9 を含め図 5-10，図 5-11 について MMULT を用いたフーリエ変換は，読者の練習問題としたい．

〈第6章〉ウェーブレット変換

　ウェーブレット変換は，時間または位置の概念を含めて周波数解析を行う．ウェーブレット変換は画像近似，画像圧縮，画像の雑音除去，画像の特徴抽出など信号解析・画像処理に応用される重要な情報処理技術である．ウェーブレット変換は画像の圧縮技術として良く知られているが，近年，圧縮センシングにおける信号や画像のスパース変換において広く用いられている．スパース変換はゼロの画素数が少ない画像からゼロの画素数が多い画像に変換する．MR 血管撮影の画像は背景の多くがゼロなので画素単位で表された実空間においてスパース性を持つ．これ以外の MR 画像は画素単位の表現ではスパース性を持たないため，ウェーブレット変換や空間差分を利用し別の空間でスパース性を持つようにスパース変換を行うことで，圧縮センシングの適用が可能になる．ウェーブレット変換には様々なウェーブレット関数が用いられるが，本章では応用範囲が広く Excel でプログラム化が可能なハール関数（Haar 関数）を用いたウェーブレット変換を述べる．なお，Gabor ウェーブレット変換については，Wolfram 社の Mathematica 10.0 のドキュメントに紹介されている Mathematica 応用例[18]を参考に，それらの数式の一部を変えた (6-6) 式，(6-7) 式，(6-8) 式で実験した結果を図 6-6 〜図 6-11 として掲載させていただいている．

〔第1節〕 連続ウェーブレット変換

　ウェーブレット変換は，時間または位置の概念を含めて周波数解析を行う．周波数解析で最も有名なのはフーリエ変換であるが，フーリエ変換では周波数解析をする際に時間や位置の概念を含めることはできない．**図6-1**（a）は次式で表されるウェーブレット関数 $\psi_{a,b}(x)$ において

$$\psi_{a,b}(x) = \frac{1}{\sqrt{a}} \psi\left(\frac{x-b}{a}\right) \tag{6-1}$$

$a = 1$, $b = 0$ のマザーウェーブレットと呼ばれる有限の小さな波を示す．

$$\psi_{1,0}(x) = \frac{1}{\sqrt{1}} \psi\left(\frac{x-0}{1}\right) = \psi(x) \tag{6-2}$$

ウェーブレット変換は任意の関数をその波の幅 a と波と波の間隔 b を変数とするウェーブレット関数の和に変換する．ウェーブレット変換する任意の信号を $f(x)$ とするとウェーブレット変換の係数 $W(a, b)$ は

$$W(a,b) = \frac{1}{\sqrt{a}} \int_{-\infty}^{\infty} f(x) \psi^*\left(\frac{x-b}{a}\right) dx \tag{6-3}$$

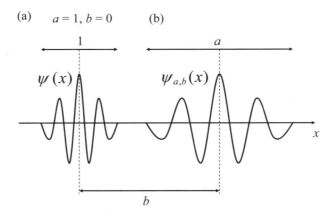

図 6-1 マザーウェーブレットとパラメータ

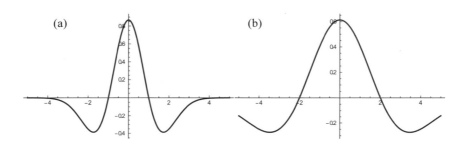

図 6-2 MexicanHat ウェーブレット
(a) 幅 (σ) が 1 ($\sigma = 1$), (b) $\sigma = 2$.

と表され，それを連続ウェーブレット変換と呼んでいる．ここで，* は複素共役を表し，マザーウェーブレットをいろいろな縮尺に引き延ばす変数 a は周波数の逆数，マザーウェーブレットを平行移動させる変数 b は時間または位置に相当する．$\psi(x)$ が実数のときには $\psi(x)$ とその複素共役は等しくなる．ウェーブレット係数 $W(a, b)$ は，時間または位置 b における周波数 $1/a$ の成分である．第5章で述べたようにフーリエ変換は信号に複素指数関数を掛け積分するので，フーリエ変換は信号と複素指数関数との類似度をみていることになる．連続ウェーブレット変換は信号 $f(x)$ とウェーブレット関数 $\psi_{a,b}(x)$ との類似度を a, b を連続的に変化させ各時間（位置）でみている．**図 6-2** は次式の MexicanHat ウェーブレット[18]を示す（exp は指数関数を表す）．

$$\psi(x) = \frac{-2}{\sqrt[4]{\pi}\sqrt{3\sigma}} \left(\frac{x^2}{\sigma^2} - 1 \right) \exp\left(-\frac{x^2}{2\sigma^2} \right) \tag{6-4}$$

(a) は幅 (σ) が 1 ($\sigma = 1$), (b) は $\sigma = 2$ の MexicanHat ウェーブレットである．**図 6-3** (a) はガウス関数を示す．Gaussian ウェーブレットはガウス関数を n 階微分してできる関数（n 次微分関数）で，(b) は 1 次，(c) は 2 次の Gaussian ウェーブレットである[18]．1 次の MexicanHat ウェーブレット

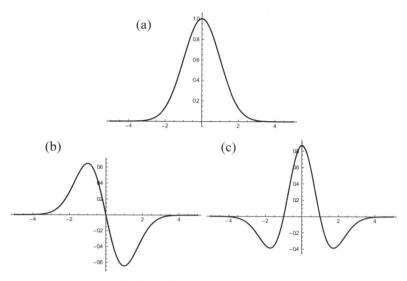

図 6-3　ガウス関数と Gaussian ウェーブレット
(a) ガウス関数を示す．Gaussian ウェーブレットは (a) のガウス関数を n 階微分してできる関数（n 次微分関数）で，(b) 1 次，(c) 2 次．

は 2 次の Gaussian ウェーブレットに等しい．図 6-4 (a) は周波数（u）が 1（$u = 1$），(b) $u = 2$，それぞれの Gabor ウェーブレットを示す．黒の線は実部，灰色の線は虚部を表す．(c), (d) は $u = 6$ の Gabor ウェーブレットの実部と虚部，(e), (f) は $u = 10$ の Gabor ウェーブレットの実部と虚部，(g), (h) は $u = 15$ の Gabor ウェーブレットの実部と虚部を示す．Gabor ウェーブレットは MexicanHat ウェーブレット，Gaussian ウェーブレットと異なり次式の複素数となる．

$$\psi(x) = \frac{1}{\sqrt[4]{\pi}} \exp(iux) \exp\left(-\frac{x^2}{2}\right) \tag{6-5}$$

図 6-5 は $u = 6$ の Gabor ウェーブレットの成り立ちを示す．複素指数関数はオイラーの公式によって余弦関数と正弦関数で表されるので，実部は (a) の余弦関数に (c) のガウス関数を掛けた (d) となる．虚部は (b) の正弦関数に (c) のガウス関数を掛けた (e) となる．Gabor ウェーブレットは周波数が高くなるほど $f(x)$ の細かな変化を捉えることができる．フーリエ変換の基底には直交性の性質があったが，MexicanHat，Gaussian，Gabor の各ウェーブレットはそのような性質を持たない非直交性である．また，これらウェーブレットは後述のスケーリング関数を持たない．

図 6-6 (a) は次式の信号 1 で x を時間として 0 から 1 秒（s）までの変化を 1/2047 秒ごとにプロットしている．

$$f(x) = \sin(50\pi x)e^{-100\pi(x-0.25)^2} + \sin(100\pi x)e^{-100\pi(x-0.5)^2} \\ + \sin(150\pi x)e^{-100\pi(x-075)^2} \tag{6-6}$$

横軸はサンプリング点，縦軸は信号の値を示す．時間にすると横軸のおおよそ 512 が 0.25 s，1024 が 0.5 s，1740 が 0.75 s になる．(6-6) 式の右辺第 1 項は周波数（1／秒：ω）25 ヘルツ（Hz）の正弦波に中心 0.25 s，係数 100 π のガウス関数を掛けた波を示す．第 2 項は $\omega = 50$ の正弦波に中心 0.5 s，係数

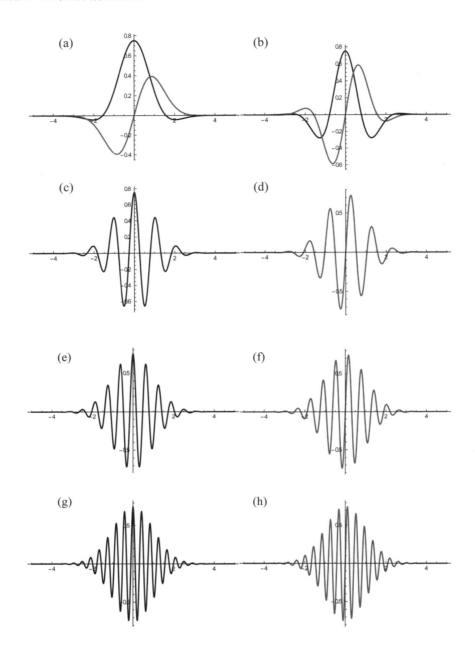

図 6-4 Gabor ウェーブレット
(a) 周波数（u）が1（$u=1$）のときの実部（黒色）と虚部（灰色），(b) $u=2$のときの実部（黒色）と虚部（灰色），(c) $u=6$の実部，(d) $u=6$の虚部，(e) $u=10$の実部，(f) $u=10$の虚部，(g) $u=15$の実部，(h) $u=15$の虚部．

100π のガウス関数を掛けた波を示す．第3項は $\omega=75$ の正弦波に中心 0.75 s，係数 100π のガウス関数を掛けた波を示す．正弦波にガウス関数を掛けた理由は，正弦波を減衰させガウス関数の中心からある範囲の時間内に積の関数の値を留めるためである．(b) は $u=6$ の Gabor ウェーブレット変換を示す．

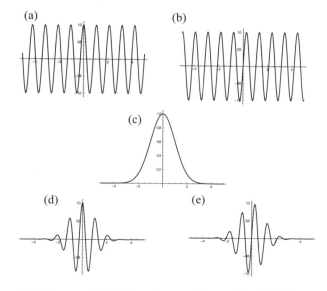

図 6-5 $u=6$ の Gabor ウェーブレットの成り立ち
(a) 余弦関数, (b) 正弦関数, (c) ガウス関数, (d) Gabor ウェーブレットの実部, (d) 虚部.

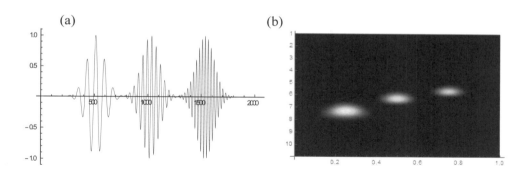

図 6-6 信号1の連続ウェーブレット変換
(a) 信号1, (b) $u=6$ の Gabor ウェーブレット変換.

横軸は時間, 縦軸は周波数の逆数に関係する指標で, 上から1, 2, … になり値が小さいほど高周波数になる. 画像の濃淡がウェーブレット変換の係数 $W(a,b)$ で明るいほど値が大きいことを示す. 3つの分布のピークは 0.25 s, 0.5 s, 0.75 s にあり, そして周波数では下から $\omega = 25, 50, 75$ の順(周波数の低い順)に並んでいる. このようにウェーブレット変換は $f(x)$ の中にどの時間帯にどのような周波数成分があるかを分析することができる.

図 6-7 は次式の信号2についてウェーブレット変換を示す. 図 6-6 と異なり第1項を $\omega = 5$ の正弦波にしており, また第3項のガウス関数の係数を 100π から 80π にして減衰を少し弱めている.

$$f(x) = \sin(10\pi x)e^{-100\pi(x-0.25)^2} + \sin(100\pi x)e^{-100\pi(x-0.5)^2} \\ + \sin(150\pi x)e^{-80\pi(x-075)^2} \tag{6-7}$$

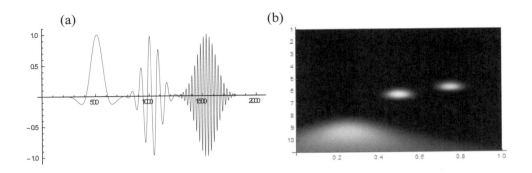

図 6-7　信号 2 の連続ウェーブレット変換
(a) 信号 2，(b) $u = 6$ の Gabor ウェーブレット変換．

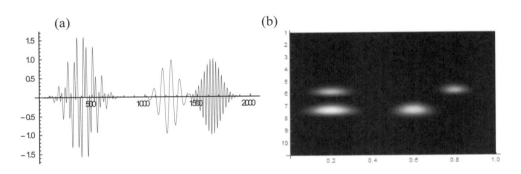

図 6-8　信号 3 の連続ウェーブレット変換
(a) 信号 3，(b) $u = 6$ の Gabor ウェーブレット変換．

第 1 項は（6-6）式の第 1 項に比較し周波数が低くまた波形が正の成分を多く含むので，ウェーブレットを掛けたときの積分値は**図 6-6** に比べ大きくなる．その結果，$\omega = 5$ の正弦波を含む第 1 項はウェーブレット変換された空間（ウェーブレット空間）の周波数軸と時間軸に広く分布している．

　図 6-8 は次式の信号 3 についてウェーブレット変換を示す．第 1 項は $\omega = 25$ の正弦波と $\omega = 70$ の正弦波の和とガウス関数の積からなる．第 2 項は $\omega = 25$，第 3 項は $\omega = 75$ のそれぞれの正弦波とガウス関数の積からなる．

$$f(x) = \bigl(\sin(50\pi x) + \sin(140\pi x)\bigr)e^{-50\pi(x-0.2)^2} + \sin(50\pi x)e^{-100\pi(x-0.6)^2} \\ + \sin(150\pi x)e^{-100\pi(x-0.8)^2} \tag{6-8}$$

図 6-9 は（6-8）式の第 1 項を $\omega = 25$ と $\omega = 70$ の成分に分けて示す．ウェーブレット空間の域値処理で**図 6-8** の 70 の波の成分（**図 6-9**（c））を除くと，**図 6-10**（a）のように $\omega = 70$ の成分が消失している．その後，ウェーブレット逆変換すると実空間の信号は（b）になる．このようにウェーブレット変換は任意の時間あるいは位置において周波数成分を選択的に処理することができる．（c）は（6-8）式の信号のフーリエ変換を示す．位置の情報が失われているため，（a）のような域値処理は不可能である．**図**

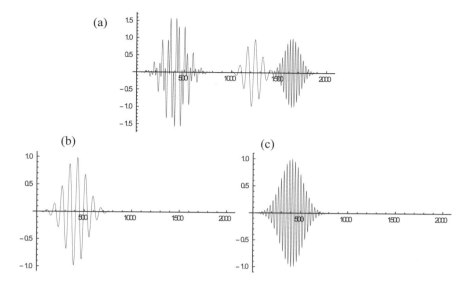

図 6-9　信号 3 の第 1 項成分
(a) 信号 3，(b) 第 1 項成分の低い周波数の波 ($\omega = 25$)，(c) 第 1 項成分の高い周波数の波 ($\omega = 70$).

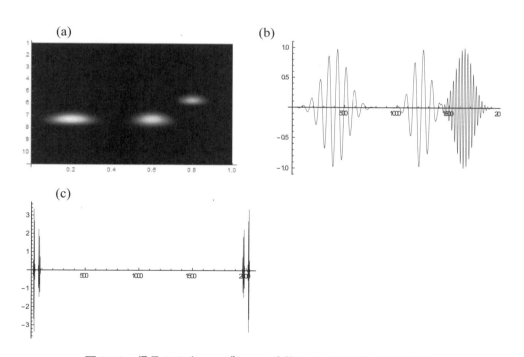

図 6-10　信号 3 のウェーブレット変換による周波数成域値処理
(a) 周波数成分域値処理後のウェーブレット変換，(b) ウェーブレット逆変換，(c) 信号 3 のフーリエ変換.

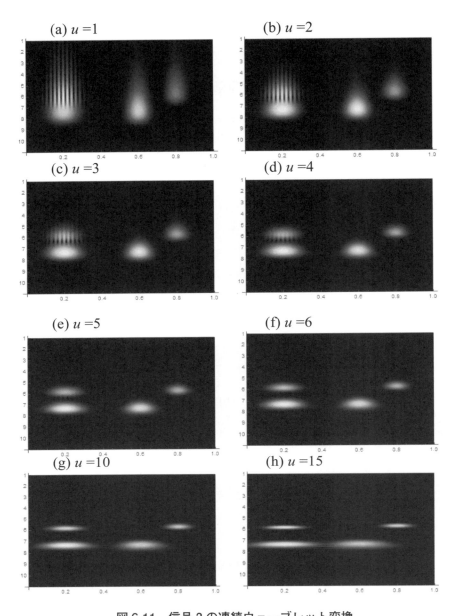

図 6-11　信号 3 の連続ウェーブレット変換
(a) $u = 1$, (b) $u = 2$, (c) $u = 3$, (d) $u = 4$, (e) $u = 5$, (f) $u = 6$, (g) $u = 10$, (h) $u = 15$, それぞれの Gabor ウェーブレット変換を示す.

6-11 は (6-8) 式について, (a) $u = 1$, (b) $u = 2$, (c) $u = 3$, (d) $u = 4$, (e) $u = 5$, (f) $u = 6$, (g) $u = 10$, (h) $u = 15$, それぞれの Gabor ウェーブレット変換を示す. ウェーブレット係数は u が小さい低周波数のとき周波数方向 (縦方向) に広がっており周波数分解能が低い. 一方, ウェーブレット係数は時間方向 (横方向) には局在しており時間分解能が高い. u が大きい高周波数になると周波数分解能が高く, 時間分解能が低い. そのため連続ウェーブレット変換では信号に応じて適切な周波数の

Gabor ウェーブレットを用いる必要がある．MexicanHat ウェーブレットの幅，Gaussian ウェーブレットの次数についても同じである．

〔第2節〕 離散ウェーブレット変換

連続ウェーブレット変換の変数 a, b を離散化することで離散化したウェーブレット関数が得られる．例えば，a と b を2進分割すると

$$a = 2^{-j}, \quad b = k2^{-j} \qquad (j = 0, \pm 1, \pm 2 \cdots), (k = 0, \pm 1, \pm 2 \cdots) \tag{6-9}$$

(6-1) 式は次式で表される[19]．

$$\psi_{j,k}(x) = \frac{1}{\sqrt{2^{-j}}} \psi\left(\frac{x - k2^{-j}}{2^{-j}}\right) = \sqrt{2^j} \psi\left(2^j x - k\right) \tag{6-10}$$

ここで以下の変形を行っている．

$$\frac{1}{\sqrt{2^{-j}}} = \frac{1}{2^{-j/2}} = 2^{j/2} = \sqrt{2^j}, \qquad \frac{x - k2^{-j}}{2^{-j}} = 2^j x - k \tag{6-11}$$

(6-10) 式を用いたウェーブレット変換を離散ウェーブレット変換という．$f(x)$ をサンプリング周期 Δx で離散化したデジタル信号を $f[n] = f(n\Delta x)$ とすると，整数値で置き換えた離散ウェーブレット関数は次式で表される．

$$\psi_{j,k}[n] = \sqrt{2^j} \psi(2^j n - k) \tag{6-12}$$

離散ウェーブレット変換は次式で表される．

$$W[j, k] = \sum_{n=0}^{N-1} f[n] \psi^*_{j,k}[n] \tag{6-13}$$

離散ウェーブレット関数が N 個の j, k の組み合わせに対して正規直交基底であれば離散ウェーブレット逆変換が存在し

$$f[n] = \sum_{j,k} W[j,k] \psi_{j,k}[n] \tag{6-14}$$

となる．

離散ウェーブレット関数で最も有名な関数にハール関数と呼ばれるものがある．離散ウェーブレット変換を行う場合，マザーウェーブレットのほかにスケーリング関数，またはファザーウェーブレットと呼ばれる関数が必要となる．フーリエ変換で言えば直流成分のようなものである．ハールのマザーウェーブレットは

$$\psi_{Haar}(x) = \begin{cases} 1 & 0 \leq x \leq 1/2 \\ -1 & 1/2 \leq x < 1 \\ 0 & otherwise \end{cases} \tag{6-15}$$

であり，スケーリング関数は

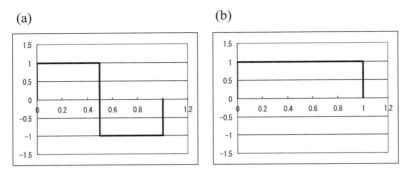

図 6-12 ハールのマザーウェーブレットとスケーリング関数

$$\phi_{Haar}(x) = \begin{cases} 1 & 0 \leq x < 1 \\ 0 & otherwise \end{cases} \quad (6\text{-}16)$$

と表される．この関数の形状を図 6-12 に示す．また，マザーウェーブレットとスケーリング関数には次式のツースケール関係が成り立つ．

$$\begin{cases} \varphi_{Haar}(x) = \varphi_{Harr}(2x) + \varphi_{Harr}(2x-1) \\ \psi_{Haar}(x) = \varphi_{Harr}(2x) - \varphi_{Harr}(2x-1) \end{cases} \quad (6\text{-}17)$$

右辺第 1 項は（6-16）式から

$$\phi_{Haar}(2x) = \begin{cases} 1 & 0 \leq 2x < 1 \\ 0 & otherwise \end{cases} = \begin{cases} 1 & 0 \leq x < 1/2 \\ 0 & otherwise \end{cases} \quad (6\text{-}18)$$

となる．第 2 項は

$$\phi_{Haar}(2x-1) = \begin{cases} 1 & 0 \leq 2x-1 < 1 \\ 0 & otherwise \end{cases} = \begin{cases} 1 & 1/2 \leq x < 1 \\ 0 & otherwise \end{cases} \quad (6\text{-}19)$$

となる．（6-17）式のツースケール関係を図 6-13 に示す．この関係は後に述べる多重解像度解析において重要な役割を果たす．

離散ウェーブレット変換によく用いられる関数には，ハールのほかにドベシィのウェーブレットがある．一般的なツースケール関係は

$$\begin{cases} \varphi(x) = \sum_k p_k \varphi(2x-k) \\ \psi(x) = \sum_k q_k \varphi(2x-k) \end{cases} \quad (6\text{-}20)$$

と表される．ここで数列 $\{p_k\}$ と $\{q_k\}$ はツースケール数列と呼ばれる．ドベシィの場合は特有のパラメータ N によってツースケール数列の値が変化する．$2N$ が数列の要素の数となりタップ数とも呼ばれる．数列 $\{p_k\}$ は

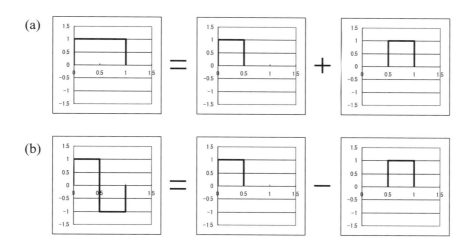

図6-13　ツースケール関係

$$\begin{cases} \displaystyle\sum_{k=0}^{2N-1} p_k = \sqrt{2} \\ \displaystyle\sum_{k=0}^{2N-1} p_k^2 = 1 \\ \displaystyle\sum_{k=0}^{2N-1} p_k p_{k+2n} = 0 \quad (n \neq 0) \end{cases} \tag{6-21}$$

の条件式から導き出される．また数列 $\{q_k\}$ は

$$q_k = (-1)^k p_{2N-1-k} \tag{6-22}$$

となる．$N=1$ のときドベシィの数列 $\{p_k\}$ は

$$\{p_0, p_1\} = \left\{ \frac{1}{\sqrt{2}}, \frac{1}{\sqrt{2}} \right\} \tag{6-23}$$

となり，ハールのウェーブレットと等しくなる．$N=2$ のときドベシィの数列 $\{p_k\}$ は

$$\{p_0, p_1, p_2, p_3\} = \left\{ \frac{1+\sqrt{3}}{4\sqrt{2}}, \frac{3+\sqrt{3}}{4\sqrt{2}}, \frac{3-\sqrt{3}}{4\sqrt{2}}, \frac{1-\sqrt{3}}{4\sqrt{2}} \right\} \tag{6-24}$$

となる．ドベシィの数列 $\{q_k\}$ は (6-22) 式から

$$\begin{aligned} q_0 &= (-1)^0 p_{2\times 2-1-0} = p_3 \\ q_1 &= (-1)^1 p_{2\times 2-1-1} = -p_2 \\ q_2 &= (-1)^2 p_{2\times 2-1-2} = p_1 \\ q_3 &= (-1)^3 p_{2\times 2-1-3} = -p_0 \end{aligned} \tag{6-25}$$

$$\{q_0, q_1, q_2, q_3\} = \left\{ \frac{1-\sqrt{3}}{4\sqrt{2}}, -\frac{3-\sqrt{3}}{4\sqrt{2}}, \frac{3+\sqrt{3}}{4\sqrt{2}}, -\frac{1+\sqrt{3}}{4\sqrt{2}} \right\} \tag{6-26}$$

となる．

〔第3節〕 多重解像度解析

第1章の解像度変換でみたように256×256画素の画像を上下左右2点おきに隣り合う4つの画素で平均すると解像度が減少する．すなわち画素数（データ数）を減らすと解像度が減少する．1次元で考えた場合，ハール関数を用いて解像度を1つ下げると

$$f_{-1}[k] = \frac{1}{2}(f_0[2k] + f_0[2k+1]) \qquad (k = 0, 1, 2, \cdots, N/2 - 1) \tag{6-27}$$

これは，2つの画素の平均を計算したことになる．レベルの最上位（解像度が最も高い）は0，それより1つ下のレベル（深さ）は-1，以下，-2，-3，-4などと表す．逆に1つ上のレベルの関数をレベルの下の関数から考え，変数を再びxに戻し$f_0(x)$を次式で表す．

$$f_0(x) = f_{-1}(x) + e_{-1}(x) \tag{6-28}$$

ここで

$$f_{-1}(x) = \sum_{k=0}^{2^{-1}N-1} f_{-1}[k] \varphi_{Haar}(2^{-1}x - k) \tag{6-29}$$

である．また，$e_{-1}(x)$は誤差を表し

$$e_{-1}(x) = \sum_{k=0}^{2^{-1}N-1} e_{-1}[k] \psi_{Haar}(2^{-1}x - k) \tag{6-30}$$

となり，$e_{-1}[k]$は平均からの差となるので

$$e_{-1}[k] = \frac{1}{2}(f_0[2k] - f_0[2k+1]) \tag{6-31}$$

となる．その様子を図6-14に示す．さらに解像度を下げると

$$f_{-2}[k] = \frac{1}{2}(f_{-1}[2k] + f_{-1}[2k+1]) \tag{6-32}$$

$$e_{-2}[k] = \frac{1}{2}(f_{-1}[2k] - f_{-1}[2k+1]) \tag{6-33}$$

$$f_{-2}(x) = \sum_{k=0}^{2^{-2}N-1} f_{-2}[k] \varphi_{Haar}(2^{-2}x - k) \tag{6-34}$$

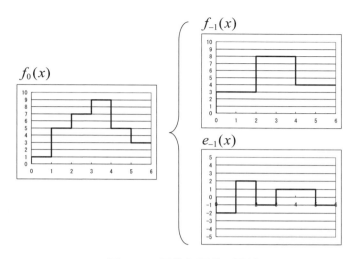

図 6-14　平均と誤差の関係

$$e_{-2}(x) = \sum_{k=0}^{2^{-2}N-1} e_{-2}[k]\psi_{Haar}(2^{-2}x - k) \tag{6-35}$$

となり，よって元の関数 $f_0(x)$ は次式で表される．

$$f_0(x) = f_{-2}(x) + e_{-2}(x) + e_{-1}(x) \tag{6-36}$$

ここで $e_{-2}(x)$ はさらに解像度を下げたときの誤差を表す．このように信号は，解像度を下げた関数とその誤差の関数で分解していくことができる．解像度をいろいろ変えながら信号の解析を行うことを多重解像度解析と呼んでいる．レベルを1つ下げるウェーブレット変換を行うと，平均の近似によって作成された低域成分（L成分）と元の関数との誤差から算出される高域成分（H成分）に分けられる．このような周波数帯域で分ける操作をサブバンド分解と呼んでいる．

レベルを1つ下げる操作を一般化すると次式となる．

$$f_j[m] = \sum_k g_k f_{j+1}[2m+k] \tag{6-37}$$

$$e_j[m] = \sum_k h_k f_{j+1}[2m+k] \tag{6-38}$$

ここで，$\{g_k\}$，$\{h_k\}$ は分解数列と呼ばれる．$f_j[m]$ はL成分，$e_j[m]$ はH成分に相当する．これらの式は畳み込み演算の形になっており，分解数列はフィルタ係数とみなすことができる．

レベルを下げたL成分とH成分はデータ数を半分にするダウンサンプリングが施されている．L成分とH成分のサブバンドからレベルを1つ上げて合成する操作を一般化すると次式で表される．

$$f_{j+1}[m] = \sum_k \{p_k f_j[m-k] + q_k e_j[m-k]\} \tag{6-39}$$

ここで，$\{p_k\}$ と $\{q_k\}$ はツースケール数列である．

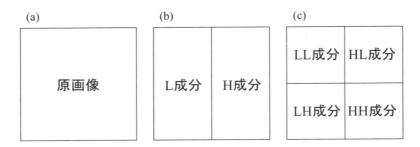

図 6-15　2次元画像の解像度を下げるウェーブレット変換

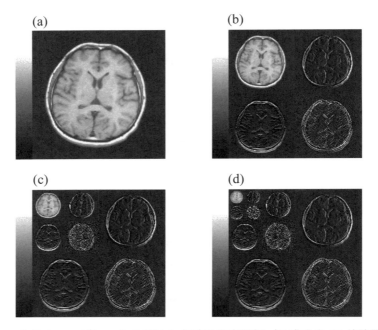

図 6-16　ハールのウェーブレットを用いた多重解像度解析（H成分を10倍強調して表示）
(a) 原画像，(b) 深さ－1（1/2の解像度），(c) 深さ－2（1/4の解像度），(d) 深さ－3（1/8の解像度）．

　2次元で多重解像度解析を行う場合は，横方向（x方向）にレベルを1つ下げる1次元ウェーブレット変換を行い，さらに縦方向（y方向）にレベルを1つ下げる1次元ウェーブレット変換を行う．その模式図を図6-15に示す．逆変換では，先に縦方向（y方向）のレベルを1つ上げる1次元ウェーブレット逆変換を行い，さらに横方向（x方向）にレベルを1つ上げる1次元ウェーブレット逆変換を行う．プログラムは，順番と変換関数を変えるだけで，順変換と同様にコーディングすることができる．2次元多重解像度解析において，解像度のレベルを順に下げる場合は，LL成分のみに2次元ウェーブレット変換の操作を行っていく．ハールのウェーブレットで2次元多重解像度解析を行った結果を図6-16に示す．ハールのウェーブレットで行った多重解像度解析は線形解像度変換と同じ結果になる．ドベシィの$N=2$（タップ数＝4）のウェーブレットで多重解像度解析を行った結果を図6-17に示す．ドベシィの解像度解析を行ったときの周波数特性は，Nが大きくなるにつれて遮断特性の優れたローパス

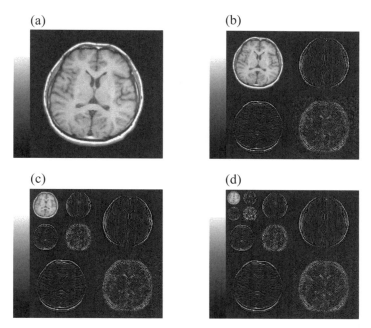

図6-17 ドベシィのウェーブレットを用いた多重解像度解析（H成分を10倍強調して表示）
(a) 〜 (d) 図6-16 参照.

フィルタのようになり，より高域成分が削除されるようになる．よって，ハールに比べてドベシィの低解像度では，高域成分が早めに遮断されるような画像になっている．

〔第4節〕 ハール関数を用いたウェーブレット変換

図6-18はハールのウェーブレットを用いた6-1 WAT_Shepp_128.xlsxの処理過程を示す．(a) は入力画面で128×128画素の画像をDisplayで表示後に貼り付ける．あるいはこの画面で数値ファントムを作成し原画像とする．はじめに (b) でx方向の解像度を1/2にする．セル範囲【C138:DZ138】には画像座標xの0から127が入っている．セル範囲【A140:A267】には画像座標yの0から127が入っている．なお，これまで画像座標を (j, i) で表したが，本節では便宜上，画像座標を (x, y) としている．

1) x方向（1次元ウェーブレット変換）レベル：－1

【C140】= (OFFSET($C6,0,2*C$138)+OFFSET($C6,0,2*C$138+1))/2

これはx方向に関し$x = 0$の画素と$x = 1$の画素の値を足し算し2で除す処理で2つの画素を平均している．【D140】は$x = 2$の画素と$x = 3$の画素を平均する．128画素について2組ごとに和をとっていくので最後は$x = 126$の画素と$x = 127$の画素の平均したものが処理画像の$x = 63$のセル【BN140】に入る．

【BN140】= (OFFSET($C6,0,2*BN$138)+OFFSET($C6,0,2*BN$138+1))/2

次に処理画像の【BO140】（画像座標で$x = 64$）から原画像をx方向に2組ごとに差をとる計算を次式で行う．

【BO140】= (OFFSET($C6,0,2*(BO$138-64))-OFFSET($C6,0,2*(BO$138-64)+1))/2

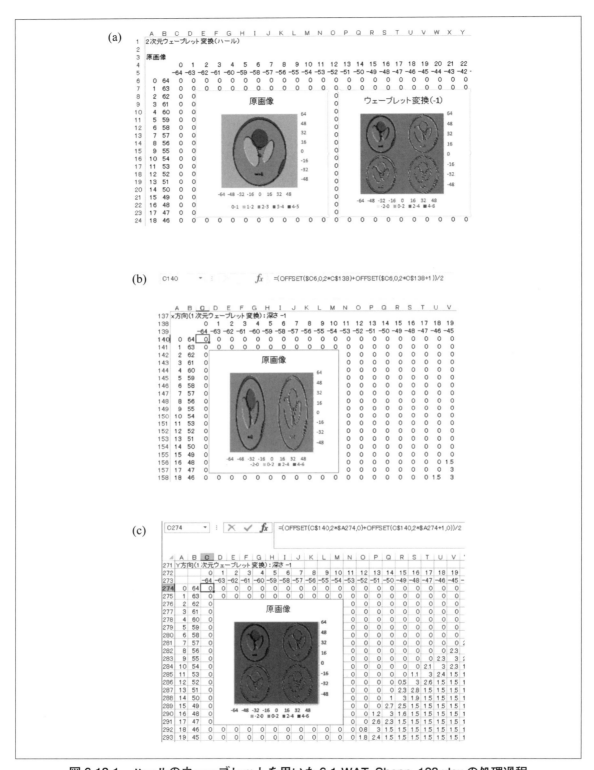

図 6-18-1 ハールのウェーブレットを用いた 6-1 WAT_Shepp_128.xlsx の処理過程
(a) 入力画面, (b) x 方向（1次元ウェーブレット変換）レベル: -1, (c) y 方向（1次元ウェーブレット変換）レベル: -1.

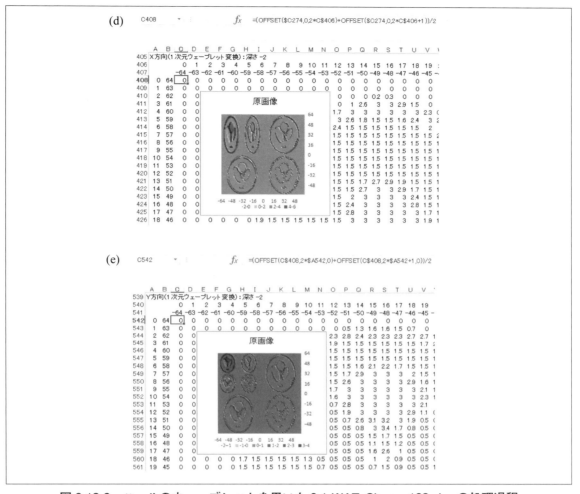

図 6-18-2 ハールのウェーブレットを用いた 6-1 WAT_Shepp_128.xlsx の処理過程
(d) x 方向（1 次元ウェーブレット変換）レベル：-2, (e) y 方向（1 次元ウェーブレット変換）レベル：-2.

【BO138】には x 座標の 64 が入っているので (BO$138-64) = 0 となり，これは原画像の x 座標の 0 を参照する．右辺第 2 項 (BO$138-64)+1 は x 座標の 1 を参照する．これらの処理を【C140:DZ267】の範囲で行うと（b）のように x 方向に解像度が 1/2 になった平均画像と差分画像が得られる．y 方向の解像度は 128 画素のままなので縦長の画像になる．

次に（b）について y 方向に足し算と減算を行い y 方向の解像度を（b）の 1/2 にする処理を行う．処理対象の画像は【C140:DZ267】となるので OFFSET 関数の第 1 引数は C6 から C140 に代わる．さらに y 方向に処理を行うので 140 を固定するため C$140 とする．

2) y 方向（1 次元ウェーブレット変換）レベル：-1

【C274:DZ337】では次式の足し算を行う．

【C274】 = (OFFSET(C$140,2*$A274,0)+OFFSET(C$140,2*$A274+1,0))/2

【C338:DZ401】では次式の差分処理を行う．

　　　　【C338】＝ (OFFSET(C$140,2*($A338-64),0)-OFFSET(C$140,2*($A338-64)+1,0))/2

　これらの処理を【C274:DZ401】の範囲で行うと（c）のようにy方向に解像度が1/2になった4つの画像が得られる．その4つの画像のうち1行1列はx方向とy方向に2画素ごとに足し算した画像，1行2列はx方向に減算した後y方向に足し算した画像，2行1列はx方向に足し算した後y方向に減算した画像，2行2列はx方向に減算した後y方向に減算した画像になる．（c）を深さ－1のハールのウェーブレット変換という．

　次に1行1列の画像に対しハールのウェーブレット変換を再度行う．1行1列以外の画像には処理を行わず現在のままにしておく．そのため，処理対象は（c）の1/4のセル範囲【C274:BN471】であり処理後の画像は全体の1/4のセル範囲【C408:BN471】に書き込まれる．残りの3/4のセル範囲には（c）の3/4のセル範囲を複写する．

3）x方向（1次元ウェーブレット変換）レベル：－2

　【C408:AH471】の64×32画素にはx方向に足し算する次式を複写する．
　　　　【C408】＝ (OFFSET($C274,0,2*C$406)+OFFSET($C274,0,2*C$406+1))/2
　【AI408:BN471】の64×32画素にはx方向に減算する次式を複写する．
　　　　【AI408】＝ (OFFSET($C274,0,2*(AI$406-32))-OFFSET($C274,0,2*(AI$406-32)+1))/2

以上の操作で（d）の1行1列の画像が得られる．続いてセル範囲【C408:BN471】の画像に対しy方向に足し算と減算処理を行う．

4）y方向（1次元ウェーブレット変換）レベル：－2

　【C542:AH573】の64×32画素にはy方向に足し算する次式を複写する．
　　　　【C542】＝ (OFFSET(C$408,2*$A542,0)+OFFSET(C$408,2*$A542+1,0))/2
　【C574:AH605】の64×32画素にはy方向に減算する次式を複写する．
　　　　【C574】＝ (OFFSET(C$408,2*($A574-32),0)-OFFSET(C$408,2*($A574-32)+1,0))/2

以上の処理で（e）の左上1/4の領域4つの画像が得られる．

〔第5節〕 ハール関数を用いたウェーブレット逆変換

　前節で作成したウェーブレット変換した画像（e）がウェーブレット逆変換によって原画像に戻ることを確認する．そこで，図6-19（a）のIWTシートで【C6】＝ WT!C542と入力し【DZ133】まで複写しウェーブレット変換した画像を準備する．ウェーブレット逆変換はウェーブレット変換と逆の順序で処理を行っていく．ウェーブレット変換した画像が入っているセル範囲【C6:DZ133】のうち，$x=0$から$x=63$，$y=0$から$y=63$の64×64のセル範囲【C6:BN69】を対象にする．

$$f_{-2}[k] = \frac{1}{2}(f_{-1}[2k] + f_{-1}[2k+1]) \tag{6-40}$$

$$e_{-2}[k] = \frac{1}{2}(f_{-1}[2k] - f_{-1}[2k+1]) \tag{6-41}$$

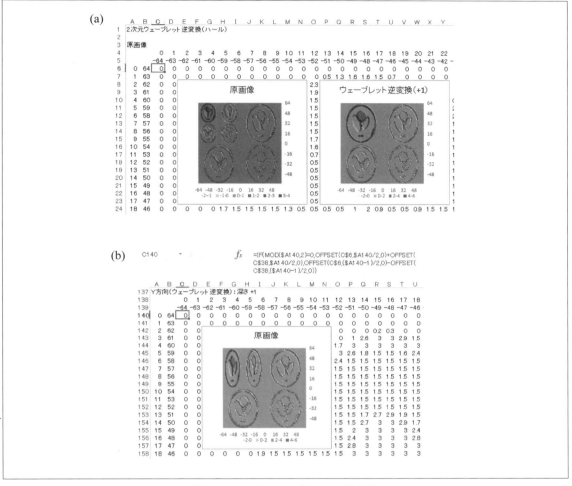

図 6-19-1 ウェーブレット逆変換
(a) ウェーブレット変換後の画像，(b) y 方向の 1 次元ウェーブレット逆変換（深さ + 1）．

から

$$f_{-1}[2k] = f_{-2}[k] + e_{-2}[k] \tag{6-42}$$

$$f_{-1}[2k+1] = f_{-2}[k] - e_{-2}[k] \tag{6-43}$$

となるので，画像座標が偶数のときには (6-42) 式，画素座標が奇数のときには (6-43) 式に対応する次式で計算する（図 6-19 (b)）．

図 6-19 (b)：y 方向にウェーブレット逆変換を行う．セル範囲【C140:BN203】に次式を複写する．
　【C140】 =IF(MOD($A140,2) = 0,OFFSET(C$6,$A140/2,0) + OFFSET(C$38,$A140/2,0),
　OFFSET(C$6,($A140-1)/2,0) - OFFSET(C$38,($A140-1)/2,0))

MOD 関数は第 1 引数を第 2 引数で除したときの余りを求める関数である．第 1 引数の画像座標を 2 で除したとき余りがゼロであれば偶数，余りがゼロでなければ奇数になる．

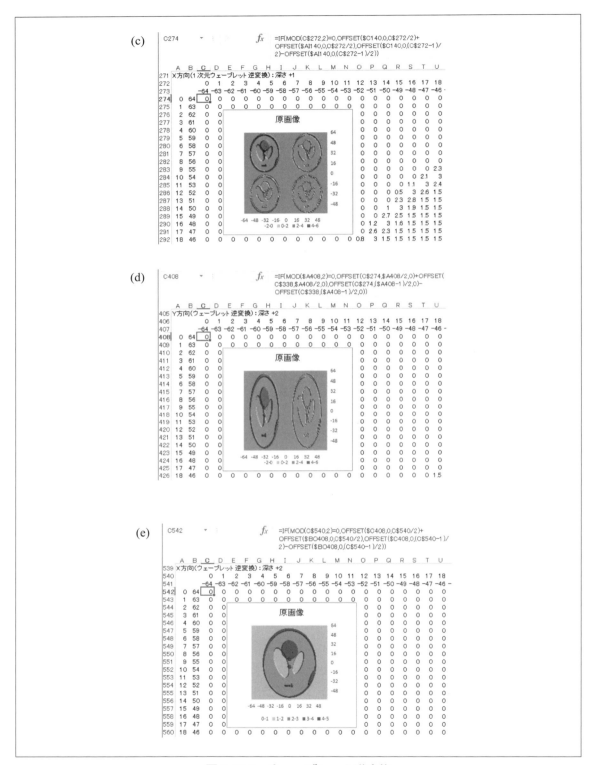

図 6-19-2　ウェーブレット逆変換
(c) x 方向の 1 次元ウェーブレット逆変換（深さ + 1），(d) y 方向の 1 次元ウェーブレット逆変換（深さ + 2），(e) x 方向の 1 次元ウェーブレット逆変換（深さ + 2）．

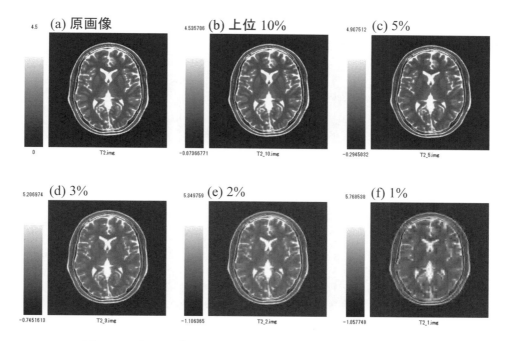

図 6-20 ウェーブレット変換の域値処理1（T2 強調画像）
（a）原画像，（b）ウェーブレット変換係数の上位 10% を残し他の係数をゼロにしてウェーブレット逆変換した画像，（c）5%，（d）3%，（e）2%，（f）1%，それぞれからウェーブレット逆変換した画像．

図 6-19（c）：x 方向にウェーブレット逆変換を行う．セル範囲【C274:BN337】に次式を複写する．
【C274】= IF(MOD(C\$272,2) = 0,OFFSET(\$C140,0,C\$272/2) + OFFSET(\$AI140,0,C\$272/2), OFFSET(\$C140,0,(C\$272-1)/2) - OFFSET(\$AI140,0,(C\$272-1)/2))

図 6-19（d）：y 方向にウェーブレット逆変換を行う．セル範囲【C408:DZ535】に次式を複写する．
【C408】= IF(MOD(\$A408,2) = 0,OFFSET(C\$274,\$A408/2,0) + OFFSET(C\$338,\$A408/2,0), OFFSET(C\$274,(\$A408-1)/2,0) - OFFSET(C\$338,(\$A408-1)/2,0))

図 6-19（e）：x 方向にウェーブレット逆変換を行う．セル範囲【C 542:DZ669】に次式を複写する．
【C542】= IF(MOD(C\$540,2) = 0,OFFSET(\$C408,0,C\$540/2) + OFFSET(\$BO408,0,C\$540/2), OFFSET(\$C408,0,(C\$540-1)/2) - OFFSET(\$BO408,0,(C\$540-1)/2))

こうしてウェーブレット変換した画像はウェーブレット逆変換によって原画像に戻る．

〔第 6 節〕 ウェーブレット変換の閾値処理

本節ではウェーブレット変換の係数に閾値処理を行い大きな値の係数のみを用いて復元実験を行う．プログラムは 128×128 画素と 256×256 画素について準備しているが，256 ×256 画素ではメモリを多く必要とするため，コンピュータの性能によっては動作が遅くなり実行に支障をきたす場合もある．そのような場合には 128×128 画素で実験していただきたい．図 6-20 は頭部 T2 強調画像で大きい方から 10% のウェーブレット係数のみから原画像とほとんど遜色ない画像が得られている．図 6-21 は Shepp-Logan ファントム，図 6-22 は Lena 画像を示す．6-2 WAT_Shepp_128_threshold.xlsx の閾値処理は

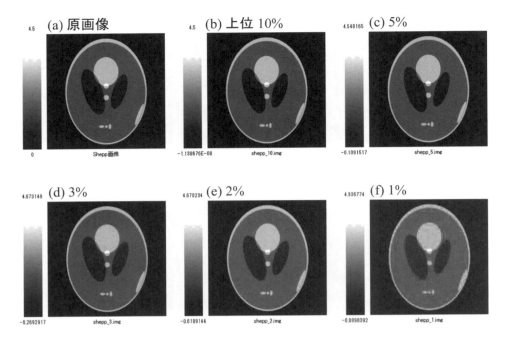

図 6-21　ウェーブレット変換の域値処理 2（Shepp-Logan 画像）
（a）〜（f）図 6-20 参照.

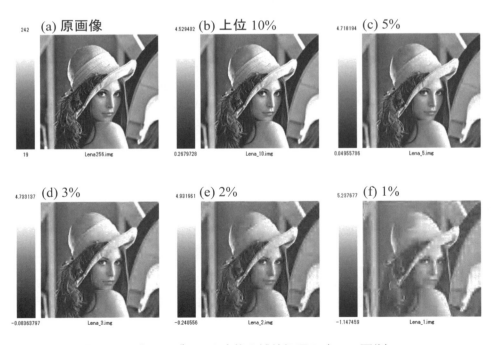

図 6-22　ウェーブレット変換の域値処理 3（Lena 画像）
（a）〜（f）図 6-20 参照.

ウェーブレット係数の最大値を求めそれに比率を掛けた値を閾値とし，それ以上のウェーブレット係数はそのままの値で残しそれ未満の値をゼロにする．この場合，低周波成分の LL から高周波成分対角項の HH まですべて同じ閾値にしている．最大値は【A673】に = MAX(C542:DZ669) として求めると 3.4 になる．比率を 0.03 としたとき閾値は 0.34×0.03 で約 0.1 になる．そこでウェーブレット係数が 0.1 以上になる画素数を COUNTIF 関数で調べる．

　　　【F673】 = COUNTIF($C$542:$DZ$669," >=0.1")

COUNTIF 関数の第 1 引数にはウェーブレット係数が保存されているセル範囲【$C$542:$DZ$669】を指定し，第 2 引数には数える数値を入れる．ここでは 0.1 以上にしている．第 2 引数に 0.1 が保存されている【D673】を用い," >= D673"と書けないため比率をいくつか変え全係数の 10% 程度になる閾値を決める必要がある．【J673】で閾値処理後に残す係数の比率を = F673/(128*128) で計算すると 0.07 になる．6-3 WAT_Shepp_128_threshold_high freq.xlsx は低周波成分の LL を除いた他の高周波成分にのみ閾値処理を行う．

　以上の域値処理は煩雑であるが，6-4 WAT_Shepp_128_threshold _LARGE.xlsx のように LARGE 関数を用いると上位 10% の閾値は【M673】に

　　　 = LARGE(C542:DZ669,128*128*0.1)

と入力すれば求められ 0 になる．この値を絶対参照にして【F673】に次式を代入し

　　　【F673】 = IF(ABS(C542)>=$M$673,C542,0)

【DZ$804】まで複写すれば域値処理を行える．0.1 を 0.075 にすると LARGE 関数の値は 0.09 となり，6-3 WAT_Shepp_128_threshold_high freq.xlsx の域値 0.1 に近くなる．

〈第7章〉
相互情報量

　MRIとPETなどイメージング手段の異なる画像間の位置合わせでは，画像の変形を伴わない剛体モデルを仮定した相互情報量（mutual information）[20)～24)]が臨床で用いられている．相互情報量は通信分野のエントロピーの考えを利用したものである．本章では画像における相互情報量の基本となる1次元ヒストグラムと2次元ヒストグラムの考え方を解説する．次に，2次元ヒストグラムから相互情報量を算出する方法を解説し，平行移動や回転移動した場合，2次元ヒストグラムと相互情報量の値がどのように変化するかを示す．その後，Excelによる相互情報量の計算過程を示す．

〔第1節〕　1次元ヒストグラムと2次元ヒストグラム

　相互情報量では2つの画像間の2次元ヒストグラムが重要な意味を持つ．本節でははじめに1次元ヒストグラムについて述べ，次に2次元ヒストグラムについて述べる．

（1）1次元ヒストグラム

　ヒストグラムは画像の濃度情報を表すもので，同じ濃度値の画素数を数えて度数を求め，濃度値とそれに対応する度数の関係をグラフで表す．一般的に，あるデータを値ごとに度数を数え，値と度数の関係を求めたものを度数分布と呼び棒グラフで表す．たとえば，**表7-1**に示すような20世帯の家族人数のデータがあるとき，これを度数分布にすると**表7-2**のようになり，度数分布の棒グラフは**図7-1**のようになる．医用画像のように濃度値が多い場合は，濃度値を等間隔の範囲に分けて適当な級を作り，その級の範囲内で画素数を数えて度数を求める．濃度値を等間隔に分けるのは，画像をある階調に分ける計算と等しくなる．n階調に分ける場合，画像の画素値の最大値をf_{max}，最小値をf_{min}，画素値を$f(i)$とすると，そのときの級$C_a(i)$は

$$C_a(i) = \text{int}\left(n \times \frac{f(i) - f_{min}}{f_{max} - f_{min}}\right) \tag{7-1}$$

で求まる．ここで，簡単のために画素の番号は1次元でi番目という形にする．nの値はヒストグラムを作成するときの級の総数となる．この級の総数はbin数とも呼ばれる．この計算をすべての画素値で行い，$C_a(i)$の値ごとに度数を求めると，級aごとの度数分布$h(a)$は

$$h(a) = \sum_{i=1}^{pix} \delta(C_a(i) - a) \tag{7-2}$$

と表せる．ここで，pixは画像の総画素数で，$\delta(x)$はクロネッカのデルタ関数を意味し

$$\delta(x) = \begin{cases} 1 & x = 0 \\ 0 & otherwise \end{cases} \tag{7-3}$$

表7-1 20世帯の家族人数のデータ

20世帯の家族人数	
世帯番号	家族人数
1	3人
2	1人
3	4人
4	2人
5	4人
6	3人
7	3人
8	2人
9	3人
10	2人
11	1人
12	2人
13	4人
14	2人
15	1人
16	5人
17	2人
18	3人
19	2人
20	4人

表7-2 表1の度数分布表

家族人数	度数
1	3
2	7
3	5
4	4
5	1

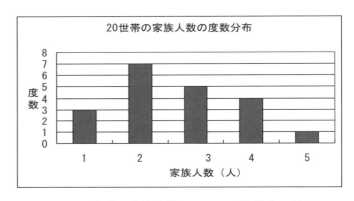

図7-1 20世帯の家族人数について度数分布のグラフ

とする.級の値 a に対する度数分布 $h(a)$ のグラフを作成すれば,1次元のヒストグラムとなる.図7-2で示す画像を128個の bin 数でヒストグラムにしたものを図7-3に示す.図7-3のグラフは,横軸が級で縦軸が度数になっている.

(2) 2次元ヒストグラム

2次元ヒストグラムは2つの画像からヒストグラムを作成する.1つ目の画像 $f(i)$ の i 番目の画素を n 階調に変換したものを $C_a(i)$ とする.また,2つ目の画像 $g(i)$ の i 番目の画素を n 階調に変換したものを $C_b(i)$ とする.$C_a(i)$ と $C_b(i)$ は,それぞれ1から n までの値をとる.2次元の度数分布

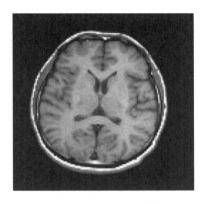

図7-2 MR画像(1)
(128 × 128画素)

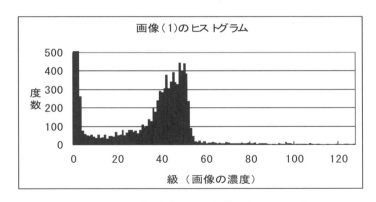

図7-3 MR画像(1)から作成したヒストグラム

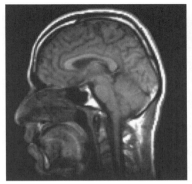

図7-4 MR画像(2)
(128 × 128画素)

図7-5 MR画像(1)とMR画像(2)から作成した2次元ヒストグラム
128 × 128画素の2次元ヒストグラムは画像全体に分布している．

図7-6 MR画像(1)を2つの画像として作成した2次元ヒストグラム(128 × 128画素)
ヒストグラムは45°の直線上に分布する．

$h(a, b)$ は

$$h(a,b) = \sum_{i=1}^{n} \delta(C_a(i)-a) \cdot \delta(C_b(i)-b) \tag{7-4}$$

となる．2次元の度数分布は，i番目の画素において2次元位置である $(C_a(i), C_b(i))$ ごとに度数を数えていくことになる．この2次元度数分布は横軸を a の級，縦軸を b の級とした2次元画像のヒストグラムとして表示することができる．2次元ヒストグラム画像の画素値が度数に相当する．**図7-2**と**図7-4**に示す画像から作成した2次元ヒストグラムの画像を**図7-5**に示す．値が2次元ヒストグラムのさまざまな場所に分布する．2つの画像が同じ場合は，$C_a(i) = C_b(i)$ となるので2次元ヒストグラムが45°の直線に分布する．**図7-2**の画像を2つの画像として2次元ヒストグラムを作成すると**図7-6**のようになり，45°の直線に分布しているのがわかる．

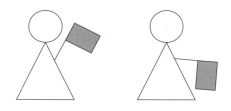

図 7-7　2つの事象を手旗信号で伝える様子
旗が1つあれば情報を伝えることができる．

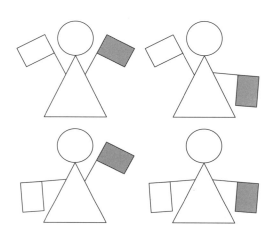

図 7-8　4つの事象を手旗信号で伝える様子
旗が2つあれば情報を伝えることができる．

〔第2節〕 相互情報量

　画像の位置合わせで使われる相互情報量は，2次元ヒストグラムから計算される．もともと，情報量や相互情報量という概念は，情報通信の分野で用いられているものである．ここでは，情報量や相互情報量がどのようなものであるかを解説する．

(1) 情報量

　情報という形のないものの量をどのように数値で表すかを考える．ある事柄を離れた相手に伝えるにはどのような手段があるかを考えると，たとえばのろしを上げたり，光を照らして知らせたりということがある．ある事象が起こったか起こっていないかは，2つの事象が同じ確率で起こると考えると，その確率は1/2となる．それを知らせるには，たとえば手旗信号で伝えるとすると，**図 7-7**のように旗を上げるか下げるかで伝えられる．このとき旗は1つあれば伝えることができる．このときの情報量が最も小さい場合で「1」と考える．

　では，確率が1/4の事象を伝えようとする場合は，どのようにすればよいだろうか．確率が1/4とい

うことは4つのうちの1つが起こったと考えればよい．それを伝える場合4つの事象を伝えられればよいことになる．手旗信号で考えると，図7-8のように旗を2つ持って，それぞれの旗を上げるか下げるかで4つの事象を伝えることができる．旗は2つ必要となるので，この場合の情報量は「2」と考える．

同様に考えていくと，確率がその半分の1/8のときは，8つの事象が考えられるので，旗は3つ必要となり，情報量は「3」となる．確率が1/16の場合は，旗は4つ必要となり，情報量は「4」となる．これを，確率をpとして一般式に直すと，情報量Hは

$$H = \log_2 \frac{1}{p} = -\log_2 p \tag{7-5}$$

と表すことができる．この式が情報量Hの定義となり，その単位は「bit」と呼ばれる．この式は，次の条件を満たす．

1) 情報量Hは発生確率pに対して単調減少する関数である．
2) 新しい情報の追加によって情報量が加算的に増加していく．

$$H(p_1 \times p_2) = H(p_1) + H(p_2) \tag{7-6}$$

3) 確率が半分（$p = 0.5$）の時に，1[bit]と定義できる．

(2) 平均情報量（エントロピー）

事象が次々と発生する場合，その事象が発生する確率によって情報量は変わってくる．その系列全体の情報量を考える場合は，情報量の平均値を求める．この値を平均情報量，あるいは，エントロピー（entropy）と呼ぶ．テレビのニュースや新聞を考えた場合，発生する確率の低いものを数多く伝えている．発生する確率が低いということは，情報量が大きくなり，情報量の大きいものほど数多く伝えているので，伝えている平均情報量も大きいと想像できる．

発生する事象Aをa_i（$i = 1 \sim m$）とし，個々の事象の確率を$p(a_i)$とする．それぞれの情報量を$H(a_i)$とすると，平均情報量$H(A)$は重み付け平均（期待値）で表される．式で表すと

$$H(A) = \sum_{i=1}^{m} p(a_i) H(a_i) = -\sum_{i=1}^{m} p(a_i) \log_2 p(a_i) \tag{7-7}$$

となる．この平均情報量は，その情報源がどれだけ情報を出しているかを測る尺度となる．

たとえば，2つのアルファベットA，Bがランダムに出力されるとする．それぞれの確率を$p(A)$，$p(B)$とすると，Aが出力されたことを知った場合，$-\log_2 p(A)$ビットの情報を得る．また，Bが出力されたことを知った場合，$-\log_2 p(B)$ビットの情報を得る．平均すると1アルファベットあたり

$$H = -p(A) \log_2 p(A) - p(B) \log_2 p(B) \tag{7-8}$$

の情報量を得ることになる．アルファベットのAが出る確率をpとするとBが出る確率は$1-p$となるので平均情報量$H(p)$は

$$H(p) = -p \log_2 p - (1-p) \log_2 (1-p) \tag{7-9}$$

となり，pの範囲を0から1でグラフにすると図7-9のようになる．確率pが0.5の場合が平均情報量は最も大きくなる．

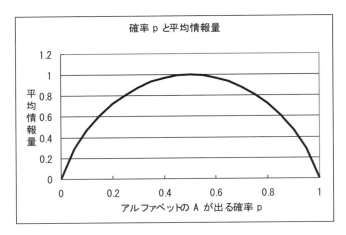

図7-9 2つのアルファベットが出る確率と平均情報量との関係

(3) 条件付き平均情報量

全く別系列で，なおかつ互いに関連している2つの事象（結合事象）A, Bを考える．事象Aがa_i $(i = 1 \sim m)$，事象Bがb_j $(j = 1 \sim n)$ としたとき，それぞれの確率を$p(a_i)$と$p(b_j)$とし，それらが同時に起こる確率である同時確率を$p(a_i, b_j)$で表すと，同時確率の平均情報量$H(A, B)$は，

$$H(A, B) = -\sum_{i=1}^{m}\sum_{j=1}^{n} p(a_i, b_j) \log_2 p(a_i, b_j) \tag{7-10}$$

と表される．これを結合エントロピーと呼び，2つの系列全体の平均情報量となる．

また，事象Bが起こった条件下で事象Aが起こる確率を考える．これを条件付き確率という．事象Bのb_jが起こった条件下で事象Aのa_iが起こる確率を$p(a_i | b_j)$と書くと，a_iとb_jが同時に起こる確率である同時確率$p(a_i, b_j)$は，事象Bが起こる確率に，事象Bが起こってから事象Aが起こる確率を掛け合わせて

$$p(a_i, b_j) = p(b_j) \cdot p(a_i | b_j) \tag{7-11}$$

と表すことができる．よって，条件付き確率$p(a_i | b_j)$は

$$p(a_i | b_j) = \frac{p(a_i, b_j)}{p(b_j)} \tag{7-12}$$

となる．これをもとに，条件付き平均情報量（条件付きエントロピー）を考えると，次のように導出される．まず事象Bがb_jであるとしたときの事象Aの平均情報量は，条件付き確率をもとに平均情報量を求めるので

$$H(A | b_j) = -\sum_{i=1}^{m} p(a_i | b_j) \log_2 p(a_i | b_j) \tag{7-13}$$

となる．今度は，事象B全体で考えると，その条件付き平均情報量は，この事象Bについての期待値を計算すればよいので

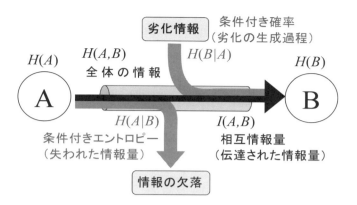

図7-10　情報の通信と相互情報量との関係

$$H(A \mid B) = \sum_{j=1}^{n} p(b_j) H(A \mid b_j) \tag{7-14}$$

となる．この（7-14）式に（7-13）式を代入すると

$$\begin{aligned}
H(A \mid B) &= -\sum_{j=1}^{n} p(b_j) \sum_{i=1}^{m} p(a_i \mid b_j) \log_2 p(a_i \mid b_j) \\
&= -\sum_{i=1}^{m} \sum_{j=1}^{n} p(a_i, b_j) \log_2 p(a_i \mid b_j)
\end{aligned} \tag{7-15}$$

と表すことができる．この条件付き平均情報量を

$$\begin{aligned}
H(A \mid B) &= -\sum_{i=1}^{m} \sum_{j=1}^{n} p(a_i, b_j) \log_2 \frac{p(a_i, b_j)}{p(b_j)} \\
&= -\sum_{i=1}^{m} \sum_{j=1}^{n} p(a_i, b_j) \log_2 p(a_i, b_j) + \sum_{i=1}^{m} \sum_{j=1}^{n} p(a_i, b_j) \log_2 p(b_j) \\
&= -\sum_{i=1}^{m} \sum_{j=1}^{n} p(a_i, b_j) \log_2 p(a_i, b_j) + \sum_{j=1}^{n} \left\{ \sum_{i=1}^{m} p(a_i, b_j) \right\} \log_2 p(b_j) \\
&= -\sum_{i=1}^{m} \sum_{j=1}^{n} p(a_i, b_j) \log_2 p(a_i, b_j) + \sum_{j=1}^{n} p(b_j) \log_2 p(b_j) \\
&= H(A, B) - H(B)
\end{aligned} \tag{7-16}$$

と変形して考えると，事象AとB全体の平均情報量$H(A, B)$から事象Bの平均情報量$H(B)$を引いているので，事象Aのみが知りえる情報の平均情報量を表している（(7-16) 式の3行目の｛｝内は後述の (7-22) 式で表される周辺確率$p(b_j)$になる．周辺確率は同時確率$p(a_i, b_j)$を一方の確率変数について総和したものである）．これは情報がAからBに伝達する時にその通信路において失われる平均情報量を表す．この関係について，情報通信論的な解釈で図示したものを図7-10に示す．

(4) 相互情報量

相互情報量は，情報量の平均値である平均情報量から計算されるので，平均相互情報量とも呼ばれる．2つの事象 A, B が共通に持っている平均情報量である相互情報量 $I(A, B)$ を考える．2つの事象 A, B が独立でない場合，それぞれの持っている平均情報量 $H(A)$ と $H(B)$ の和に対して，事象 A, B 全体の平均情報量 $H(A, B)$ は異なり，その差が共通に持つ平均情報量となる．よって，相互情報量 $I(A, B)$ は，それぞれの平均情報量の和から全体の平均情報量を引いて

$$I(A, B) = H(A) + H(B) - H(A, B) \tag{7-17}$$

と表される．この (7-17) 式と条件付き平均情報量の (7-16) 式から，相互情報量は

$$I(A, B) = H(A) - H(A \mid B) \tag{7-18}$$

と表すこともできる．図7-10 にこれらの関係も示されている．すなわち，送信側 A が元々持っていた平均情報量 $H(A)$ から，条件付き平均情報量 $H(A \mid B)$ 分だけ失われて $I(A, B)$ のみが B に到達するのである．それに，途中で情報の劣化による条件付き平均情報量 $H(B \mid A)$ が付加され，結局，$H(B)$ が B に受信される．

求めたい相互情報量は

$$\begin{aligned}
I(A, B) &= H(A) - H(A \mid B) \\
&= -\sum_{i=1}^{m} p(a_i) \log_2 p(a_i) + \sum_{i=1}^{m} \sum_{j=1}^{n} p(a_i, b_j) \log_2 p(a_i \mid b_j) \\
&= -\sum_{i=1}^{m} \left\{ \sum_{j=1}^{n} p(a_i, b_j) \right\} \sum_{j=1}^{n} \log_2 p(a_i) + \sum_{i=1}^{m} \sum_{j=1}^{n} p(a_i, b_j) \log_2 p(a_i \mid b_j) \\
&= -\sum_{i=1}^{m} \sum_{j=1}^{n} p(a_i, b_j) \log_2 p(a_i) + \sum_{i=1}^{m} \sum_{j=1}^{n} p(a_i, b_j) \log_2 p(a_i \mid b_j) \\
&= \sum_{i=1}^{m} \sum_{j=1}^{n} p(a_i, b_j) \log_2 \frac{p(a_i \mid b_j)}{p(a_i)} \\
&= \sum_{i=1}^{m} \sum_{j=1}^{n} p(a_i, b_j) \log_2 \frac{p(a_i, b_j)}{p(a_i) p(b_j)}
\end{aligned} \tag{7-19}$$

と導かれる（(7-19) 式の3行目の｛｝内は後述の (7-21) 式で表される周辺確率 $p(a_i)$ になる）．ここで事象 A, B のそれぞれで起こる確率 $p(a_i)$ と $p(b_j)$ は周辺確率（marginal probability）と呼ばれる．

〔第3節〕 相互情報量の画像への応用

相互情報量の画像への応用を考える．画像のある値が出現する確率はヒストグラムから計算できる．ヒストグラムは画像の値の度数分布に相当するので，それを総度数で割れば，画像のある値が出現する確率分布となる．次に2つの画像の結合事象を考える．2つの画像から2次元ヒストグラムを作成し2次元ヒストグラムを総度数で割ると，2つの画像のそれぞれの値が出現する同時確率となる．また，

2次元ヒストグラムから作成した同時確率分布をそれぞれ，縦方向，横方向に積分（加算）したものが，個々の画像の確率分布になる．これは，周辺確率分布に相当する．同時確率分布と周辺確率分布がわかれば，前述の式から相互情報量を求めることができる．

2次元ヒストグラムを $h(a_i, b_j)$ として相互情報量を計算する手順を以下に示す．ヒストグラムは，ある程度の値を束ねて級の度数を算出するので，そのときのヒストグラムの級の総数を bin とすると，同時確率分布 $p(a_i, b_j)$ は

$$p(a_i, b_j) = \frac{h(a_i, b_j)}{\sum_{i=1}^{bin}\sum_{j=1}^{bin} h(a_i, b_j)} \tag{7-20}$$

となる．周辺確率 $p(a_i)$ と $p(b_j)$ は，それぞれ

$$p(a_i) = \sum_{j=1}^{bin} p(a_i, b_j) \tag{7-21}$$

$$p(b_j) = \sum_{i=1}^{bin} p(a_i, b_j) \tag{7-22}$$

となる．これらの式と (7-19) 式から，相互情報量 $I(A, B)$ は次式で表される．

$$I(A, B) = \sum_{i=1}^{bin}\sum_{j=1}^{bin} p(a_i, b_j) \log_2 \frac{p(a_i, b_j)}{p(a_i)p(b_j)} \tag{7-23}$$

2つの画像が同じ場合，相互情報量が最も大きくなる．2つの画像が全く無関係（独立）な場合は，$p(a_i, b_j) = p(a_i) p(b_j)$ となり，相互情報量は 0 となる．情報論的な解釈では，2つの画像が同じということは双方で失われた情報はないということで，すべて情報が伝達され相互情報量は最大となる．また，2つの画像が無関係なときは伝達の過程ですべての情報が失われている状態であり相互情報量はなくなる．図 7-5 に示した異なる画像間の2次元ヒストグラムから求めた相互情報量の値は 0.743 となる．また，図 7-6 の同じ画像同士の2次元ヒストグラムから求めた相互情報量の値は 4.589 となる．同じ画像同士の2次元ヒストグラムから求めた後者の値のほうが相互情報量は大きくなる．

〔第4節〕 画像の平行移動と回転移動による相互情報量の変化

図 7-2 の原画像を x 方向に平行移動したものを観察画像として，原画像と観察画像間の2次元ヒストグラムと相互情報量を図 7-11 に示す．平行移動すると2次元ヒストグラムは 45° の直線から徐々に幅を持つように値が分布し，それに伴って相互情報量も小さくなる．図 7-2 の原画像を回転移動したものを観察画像として，原画像と観察画像間の2次元ヒストグラムと相互情報量を図 7-12 に示す．回転移動した場合も，2次元ヒストグラムは 45° の直線から徐々に幅を持つようになり，相互情報量も小さくなる．相互情報量が最も大きくなるときは，2つの画像の位置が一致したときであり，その結果を利用すれば相互情報量を画像の位置合わせの指標とすることができる．

2次元画像の場合，2つの画像の位置の違いは2次元の平行移動と1次元の角度の移動の3つの次元で表現される．画像が平行移動した場合と回転移動した場合の相互情報量の変化を改めて考える．平行移動のみの場合，2次元画像を $f(x,y)$ とし x 方向に dx, y 方向に dy だけ平行移動した2次元画像を

x方向の移動値	画像	2次元ヒストグラム	相互情報量
なし	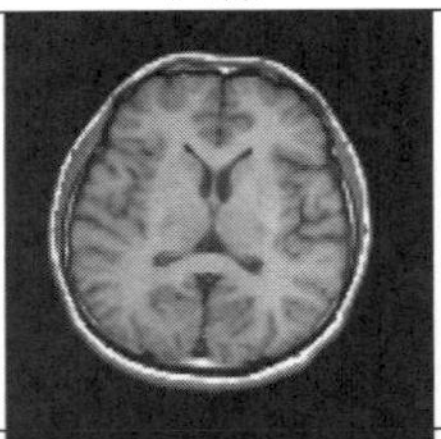	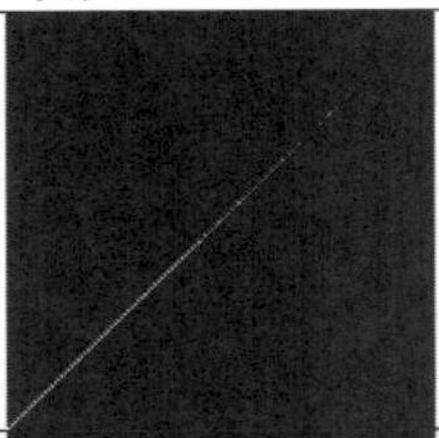	4.589
1画素	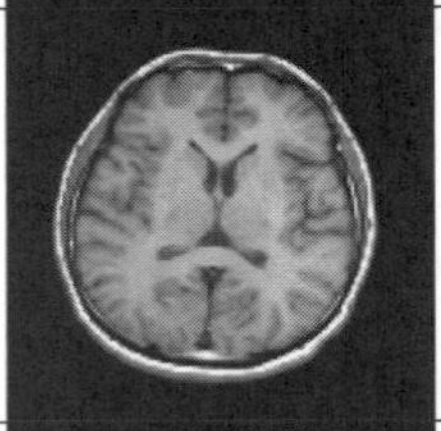	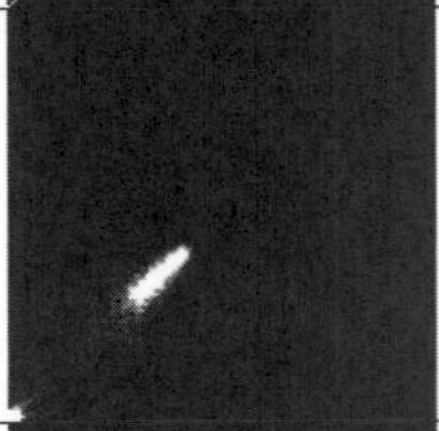	1.697
2画素	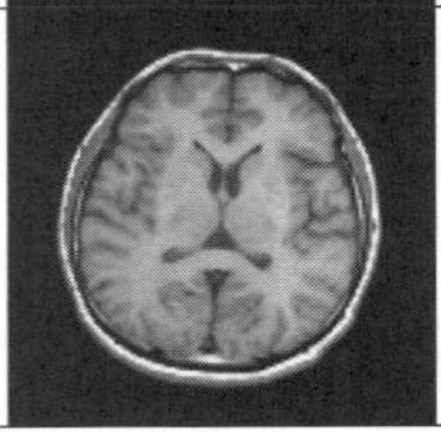	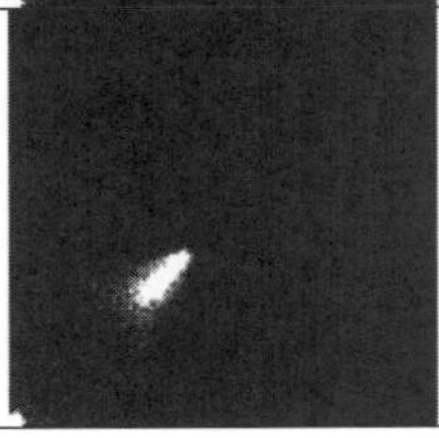	1.427

図7-11　画像を平行移動したときの2次元ヒストグラムと相互情報量

回転角度	画像	2次元ヒストグラム	相互情報量
0度	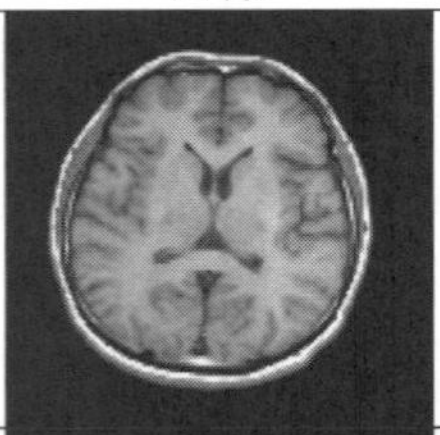	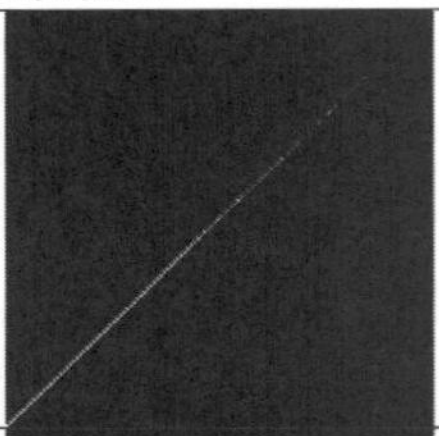	4.589
1度	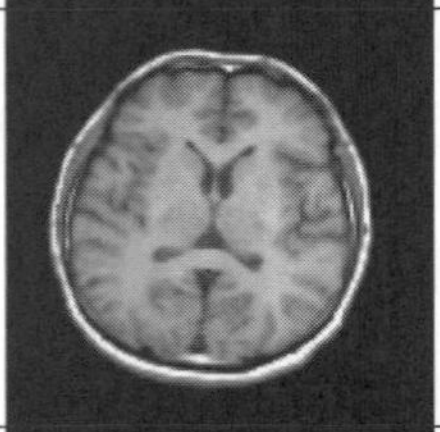	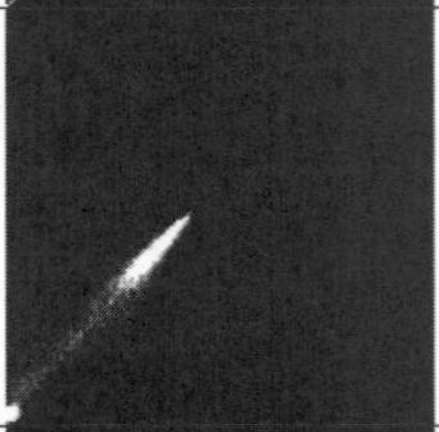	2.181
2度	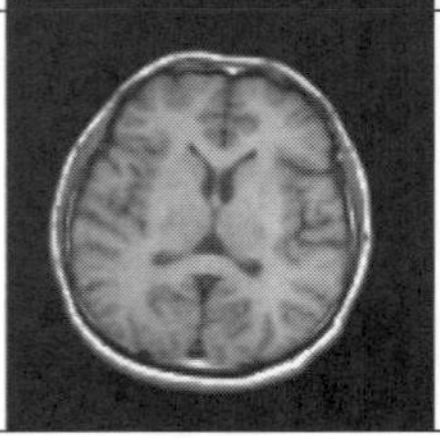	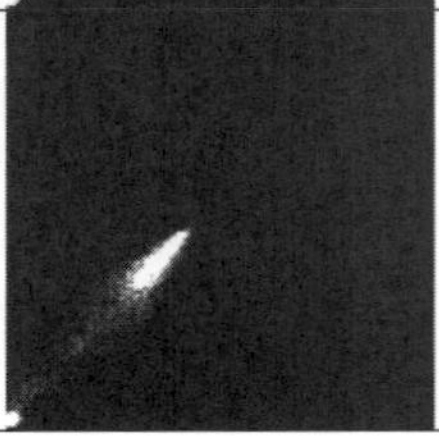	1.882

図7-12　画像を回転移動したときの2次元ヒストグラムと相互情報量

$f_m(x, y)$ とすると 2 つの画像の関係は次式で表される.

$$f_m(x, y) = f(x - dx, y - dy) \tag{7-24}$$

一方,回転移動のみの場合, 2 次元画像を $f(x, y)$ とし原点を中心に θ だけ時計回りに回転した 2 次元画像を $f_r(x, y)$ とすると

$$f_r(x, y) = f(x_1, y_1) \tag{7-25}$$

となり,ここで,x_1, y_1 は

$$\begin{pmatrix} x_1 \\ y_1 \end{pmatrix} = \begin{pmatrix} \cos\theta & \sin\theta \\ -\sin\theta & \cos\theta \end{pmatrix} \begin{pmatrix} x \\ y \end{pmatrix} \tag{7-26}$$

と表される.通常は,平行移動と回転移動が組み合わさっている. 2 次元画像の $f(x, y)$ を θ だけ回転して dx, dy だけ平行移動した画像を $f_{mr}(x, y)$ とすると

$$f_{mr}(x, y) = f(x_2, y_2) \tag{7-27}$$

となり,ここで,x_2, y_2 は

$$\begin{pmatrix} x_2 \\ y_2 \\ 1 \end{pmatrix} = \begin{pmatrix} \cos\theta & \sin\theta & -dx \\ -\sin\theta & \cos\theta & -dy \\ 0 & 0 & 1 \end{pmatrix} \begin{pmatrix} x \\ y \\ 1 \end{pmatrix} \tag{7-28}$$

と表される.原画像を回転平行移動させたものを観察画像として,原画像との相互情報量を求めるとずれた量に応じて相互情報量は小さくなる.一方,両者の位置が一致すると相互情報量は最大になる.そこで,観察画像を θ, dx, dy について変化させながら相互情報量を求めれば,ずれた 2 つの画像の位置を合わせることができる.

〔第 5 節〕 相互情報量の計算

本節では相互情報量の理解を深めることを目的に, 2 次元ヒストグラム,平均情報量,条件付き平均情報量などを Excel で求める. 7-1 相互情報量_32.xlsx は 32×32 画素の 2 次元ガウス関数を例に相互情報量の計算過程を示す.図 7-13-1 (a) はその入力画面である. (b) 画像 1 は半値幅 32 画素,中心 $(x, y) = (16, 16)$,最大値 10 の 2 次元ガウス関数とした. (c) 画像 2 は半値幅 32 画素,画像の中心 $(x, y) = (16, 16)$,最大値 20 の 2 次元ガウス関数とした.画像 1 と画像 2 の最大値は異なるが位置ずれはない.このときの 2 つの画像の相互情報量は【H5】に 3.872 と計算される. (a) の A 列は画像番号を表し 0 から 32×32−1 = 1023 までの通し番号を付けている. B 列は x 座標を表し, 32 画素ごとに 0 から 31 の値が入っている. C 列は y 座標を表し,はじめの 32 画素について 0,次の 32 画素について 1,最後の 32 画素については 31 の値が入っている. y を 0 に固定し x を 0 から 31 まで変化,次に y を 1 に固定し x を 0 から 32 まで変化,・・・,させることで, 32×32 画素の画像の座標を表すことができる. D 列は (b) の画像 1 を作成する.第 1 章の正規化 2 次元ガウス関数において

$$f(x, y) = \frac{4\ln 2}{\pi w^2} e^{-4\ln 2[(x-x_0)^2 + (y-y_0)^2]/w^2} \tag{7-29}$$

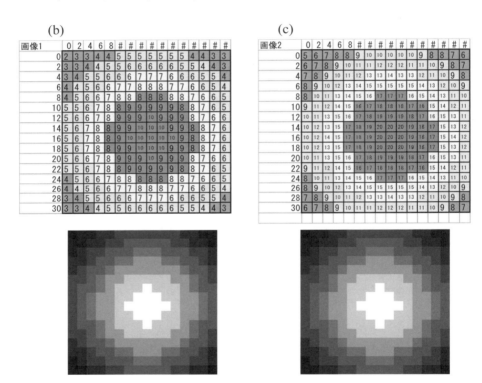

図 7-13-1　同一画像間の相互情報量（7-1 相互情報量_32.xlsx）
(a) 入力画面，(b) 画像 1，(c) 画像 2．

指数関数の最大値（前係数）を【C7】で与える．E 列は同様に（c）の画像 2 を 2 次元ガウス関数で作成する．F 列の 16 階調 1 は画像 1 の画素値を次式で 16 階調に変換する．

　　【F10】 = IF(INT(16*(D10-E$7)/(E$5-E$7))>15,15,INT(16*(D10-E$7)/(E$5-E$7)))

G 列の 16 階調 2 は画像 2 の画素値を 16 階調に変換する．2 次元ヒストグラムは画像 1 の階調を x 軸に画像 2 の階調を y 軸にとった画像上において，画像 1 の階調度 x と画像 2 の階調度 y の出現頻度を (x, y) 座標に表したものである．H 列は x 方向に画像 1 の階調を 0 から 15 の 16，y 方向に画像 2 の階

(d)

画像番号	0	1	2	3	4	5	6	7	8	9	#	#	#	#	#	#
15	15	31	47	63	79	95	111	127	143	159	175	191	207	223	239	255
14	14	30	46	62	78	94	110	126	142	158	174	190	206	222	238	254
13	13	29	45	61	77	93	109	125	141	157	173	189	205	221	237	253
12	12	28	44	60	76	92	108	124	140	156	172	188	204	220	236	252
11	11	27	43	59	75	91	107	123	139	155	171	187	203	219	235	251
10	10	26	42	58	74	90	106	122	138	154	170	186	202	218	234	250
9	9	25	41	57	73	89	105	121	137	153	169	185	201	217	233	249
8	8	24	40	56	72	88	104	120	136	152	168	184	200	216	232	248
7	7	23	39	55	71	87	103	119	135	151	167	183	199	215	231	247
6	6	22	38	54	70	86	102	118	134	150	166	182	198	214	230	246
5	5	21	37	53	69	85	101	117	133	149	165	181	197	213	229	245
4	4	20	36	52	68	84	100	116	132	148	164	180	196	212	228	244
3	3	19	35	51	67	83	99	115	131	147	163	179	195	211	227	243
2	2	18	34	50	66	82	98	114	130	146	162	178	194	210	226	242
1	1	17	33	49	65	81	97	113	129	145	161	177	193	209	225	241
0	0	16	32	48	64	80	96	112	128	144	160	176	192	208	224	240

(e)

ヒストグラム	0	1	2	3	4	5	6	7	8	9	10	11	12	13	14	15
15	0	0	0	0	0	0	0	0	0	0	0	0	0	0	0	57
14	0	0	0	0	0	0	0	0	0	0	0	0	0	0	56	0
13	0	0	0	0	0	0	0	0	0	0	0	0	0	64	0	0
12	0	0	0	0	0	0	0	0	0	0	0	0	64	0	0	0
11	0	0	0	0	0	0	0	0	0	0	0	64	0	0	0	0
10	0	0	0	0	0	0	0	0	0	0	72	0	0	0	0	0
9	0	0	0	0	0	0	0	0	0	88	0	0	0	0	0	0
8	0	0	0	0	0	0	0	0	88	0	0	0	0	0	0	0
7	0	0	0	0	0	0	0	88	0	0	0	0	0	0	0	0
6	0	0	0	0	0	0	100	0	0	0	0	0	0	0	0	0
5	0	0	0	0	0	90	0	0	0	0	0	0	0	0	0	0
4	0	0	0	0	68	0	0	0	0	0	0	0	0	0	0	0
3	0	0	0	60	0	0	0	0	0	0	0	0	0	0	0	0
2	0	0	36	0	0	0	0	0	0	0	0	0	0	0	0	0
1	0	16	0	0	0	0	0	0	0	0	0	0	0	0	0	0
0	13	0	0	0	0	0	0	0	0	0	0	0	0	0	0	0

(f)

	同時確率分布															
.06	.00	.00	.00	.00	.00	.00	.00	.00	.00	.00	.00	.00	.00	.00	.00	.06
.05	.00	.00	.00	.00	.00	.00	.00	.00	.00	.00	.00	.00	.00	.00	.05	.00
.06	.00	.00	.00	.00	.00	.00	.00	.00	.00	.00	.00	.00	.00	.06	.00	.00
.06	.00	.00	.00	.00	.00	.00	.00	.00	.00	.00	.00	.00	.06	.00	.00	.00
.06	.00	.00	.00	.00	.00	.00	.00	.00	.00	.00	.00	.06	.00	.00	.00	.00
.07	.00	.00	.00	.00	.00	.00	.00	.00	.00	.00	.07	.00	.00	.00	.00	.00
.09	.00	.00	.00	.00	.00	.00	.00	.00	.00	.09	.00	.00	.00	.00	.00	.00
.09	.00	.00	.00	.00	.00	.00	.00	.00	.09	.00	.00	.00	.00	.00	.00	.00
.09	.00	.00	.00	.00	.00	.00	.00	.09	.00	.00	.00	.00	.00	.00	.00	.00
.10	.00	.00	.00	.00	.00	.00	.10	.00	.00	.00	.00	.00	.00	.00	.00	.00
.09	.00	.00	.00	.00	.00	.09	.00	.00	.00	.00	.00	.00	.00	.00	.00	.00
.07	.00	.00	.00	.00	.07	.00	.00	.00	.00	.00	.00	.00	.00	.00	.00	.00
.06	.00	.00	.00	.06	.00	.00	.00	.00	.00	.00	.00	.00	.00	.00	.00	.00
.04	.00	.00	.04	.00	.00	.00	.00	.00	.00	.00	.00	.00	.00	.00	.00	.00
.02	.00	.02	.00	.00	.00	.00	.00	.00	.00	.00	.00	.00	.00	.00	.00	.00
.01	.01	.00	.00	.00	.00	.00	.00	.00	.00	.00	.00	.00	.00	.00	.00	.00
	.01	.02	.04	.06	.07	.09	.10	.09	.09	.09	.07	.06	.06	.06	.05	.06

(g)

	エントロピー															
	.00	.00	.00	.00	.00	.00	.00	.00	.00	.00	.00	.00	.00	.00	.00	.23
	.00	.00	.00	.00	.00	.00	.00	.00	.00	.00	.00	.00	.00	.00	.23	.00
	.00	.00	.00	.00	.00	.00	.00	.00	.00	.00	.00	.00	.00	.25	.00	.00
	.00	.00	.00	.00	.00	.00	.00	.00	.00	.00	.00	.00	.25	.00	.00	.00
	.00	.00	.00	.00	.00	.00	.00	.00	.00	.00	.00	.25	.00	.00	.00	.00
	.00	.00	.00	.00	.00	.00	.00	.00	.00	.00	.27	.00	.00	.00	.00	.00
	.00	.00	.00	.00	.00	.00	.00	.00	.00	.30	.00	.00	.00	.00	.00	.00
	.00	.00	.00	.00	.00	.00	.00	.00	.30	.00	.00	.00	.00	.00	.00	.00
	.00	.00	.00	.00	.00	.00	.00	.30	.00	.00	.00	.00	.00	.00	.00	.00
	.00	.00	.00	.00	.00	.00	.33	.00	.00	.00	.00	.00	.00	.00	.00	.00
	.00	.00	.00	.00	.00	.31	.00	.00	.00	.00	.00	.00	.00	.00	.00	.00
	.00	.00	.00	.00	.26	.00	.00	.00	.00	.00	.00	.00	.00	.00	.00	.00
	.00	.00	.00	.24	.00	.00	.00	.00	.00	.00	.00	.00	.00	.00	.00	.00
	.00	.00	.17	.00	.00	.00	.00	.00	.00	.00	.00	.00	.00	.00	.00	.00
	.00	.09	.00	.00	.00	.00	.00	.00	.00	.00	.00	.00	.00	.00	.00	.00
	.08	.00	.00	.00	.00	.00	.00	.00	.00	.00	.00	.00	.00	.00	.00	.00

図 7-13-2　同一画像間の相互情報量（7-1 相互情報量 _32.xlsx）

（d）画像番号，（e）2 次元ヒストグラム，（f）同時確率分布，（g）エントロピー．（b），（c）の 1 行の画像は Excel で表示，2 行は Display で表示．

調を 0 から 15 の 16 にとった 16×16 の 2 次元ヒストグラムを作成するため，2 次元ヒストグラム上の位置を画像番号（0 ～ 255）として次式で計算する．

【H10】= F10*16+G10

【H10】は画像 1 の階調 0，画像 2 の階調 0 なので（d）の画像番号で 0 になる．これは 2 次元ヒストグラムの座標で（0, 0）の位置になる．【H13】は

【H13】= F13*16+G13

画像 1 の階調 1，画像 2 の階調 1 なので画像番号は 17 になる．これは 2 次元ヒストグラムの座標で（1, 1）の位置になる．【H477】は

【H477】= F477*16+G477

画像 1 の階調 15，画像 2 の階調 15 なので画像番号は 255 になる．これは 2 次元ヒストグラムの座標で（15, 15）の位置になる．画像番号の作成には（d）で【L10】の計算式を【AA25】まで複写する．（e）は 2 次元ヒストグラムを表す．2 次元ヒストグラムの（0, 0）の値は【L43】に次式で求められる．

【L43】= COUNTIF($H$10:$H$1033,L25)

セル範囲「H10:H1033」は階調の 2 次元位置を示す．L25 は（d）の画像番号を示すセル【L25】の値 0 を参照する．COUNTIF 関数は第 1 引数のセル範囲で第 2 引数の値の出現頻度を計算する関数である．この場合，【L43】の値は 13 となる．すなわち，画像 1 の階調 0，画像 2 の階調 0 の組は 13 あることを

示す．画像番号 51 の 2 次元ヒストグラムの値は【O40】に次式で求められる．
　　　【O40】＝ COUNTIF($H$10:$H$1033,O22)
第 2 引数の O22 の【O22】には 51 が入っている．2 次元ヒストグラムの作成には【L28】＝ COUNTIF($H$10:$H$1033,L10) の計算式を【AA43】まで複写する．（f）の同時確率分布【L55:AA70】は 2 次元ヒストグラムの各値を【K52】にある 2 次元ヒストグラムの総和で除して得られる．【L55】に次式を書き【AA70】まで複写する．
　　　【L55】＝ L28/$K$52
画像 2 の周辺確率 $p(a_i)$ は同時確率分布 $p(a_i, b_j)$ を $x(j)$ 方向に足し算して得られる．

$$p(a_i) = \sum_{j=1}^{bin} p(a_i, b_j) \tag{7-30}$$

【K55】に次式を書き【K70】まで複写する．
　　　＝ SUM(L55:AA55)
画像 1 の周辺確率 $p(b_j)$ は同時確率分布 $p(a_i, b_j)$ を $y(i)$ 方向に足し算して得られる．

$$p(b_j) = \sum_{i=1}^{bin} p(a_i, b_j) \tag{7-31}$$

【L71】に次式を書き【AA71】まで複写する．
　　　＝ SUM(L55:L70)
（g）のエントロピーは同時確率分布と周辺確率から相互情報量を表す次式

$$I(A,B) = \sum_{i=1}^{bin} \sum_{j=1}^{bin} p(a_i, b_j) \log_2 \frac{p(a_i, b_j)}{p(a_i)p(b_j)} \tag{7-32}$$

で和記号の後に続く次式を計算して得られる．

$$p(a_i, b_j) \log_2 \frac{p(a_i, b_j)}{p(a_i)p(b_j)} \tag{7-33}$$

【L74】に次式を書き【AA89】まで複写する．
　　　【L74】＝ IF(L55=0,0,L55*LOG(L55/($K55*L$71),2))
LOG 関数は第 2 引数（この場合は 2）を底とする第 1 引数の対数を計算する関数である．L55 は【L55】にある同時確率分布の値で，これがゼロのときエントロピーをゼロ（真）にしゼロでないときには IF 関数の第 3 引数の値（偽）を返す．相互情報量はエントロピーの総和であり，【K92】にエントロピーのセル範囲【L74:AA89】を足し算する次式を書いて得られる．
　　　【K92】＝ SUM(L74:AA89)
2 つの画像の位置が一致するとき相互情報量は 3.873 ある．
　図 7-14 は画像 2 の中心を $x=12$ として x 軸の負の方向に 4 だけ推移させたときの（a）画像 1，（b）画像 2，（c）2 次元ヒストグラム，（d）同時確率分布，（e）エントロピーを示す．画像 2 は画像 1 から x 方向に中心が -4 推移しており，2 次元ヒストグラムは推移していないときの図 7-13-2（e）の 45°の直線から広がり，それとともに相互情報量は 1.236 に減少する．2 つの画像の位置が異なると相互情報量に変化をもたらすことがわかる．
　図 7-15（a）の楕円シートでは楕円を回転・平行移動したときの相互情報量の変化を実験できる．画

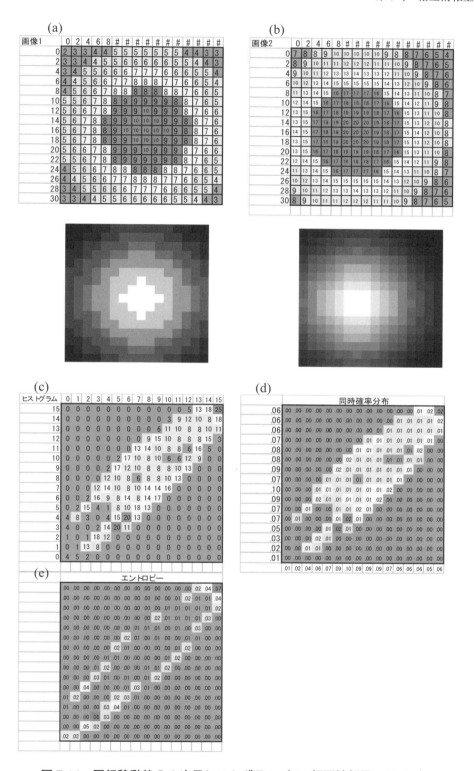

図 7-14 平行移動後の 2 次元ヒストグラム（7-1 相互情報量 _32.xlsx）
(a) 画像 1, (b) 画像 1 を x 方向に平行移動した画像（画像 2）, (c) 2 次元ヒストグラム, (d) 同時確率分布, (e) エントロピー.

(a)

D10 =IF((B10-$D$4)^2/$D$6^2+(C10-$D$5)^2/$D$7^2<=1,10,0)

	B	C	D	E	F	G	H	I	J	K
1	回転と平行移動による相互情報量の変化									
2										
3										
4		中心(x)	16	回転角	30	平行移動x		Max	Max	相互情報量
5		中心(y)	16	Rad	0.523599	0		10	10	0.3147132
6		短軸	6	Sin	0.5	平行移動y		Min	Min	
7		長軸	12	Cos	0.866025	0		0	0	
8										
9	x座標	y座標	画像1	x'座標	y'座標	回転座標着画像2		16階調1	16階調2	2次元位置
10	0	0	0	10	−6	0	0	0	0	0
11	1	0	0	11	−5	0	0	0	0	0
12	2	0	0	12	−5	0	0	0	0	0
13	3	0	0	13	−4	0	0	0	0	0
14	4	0	0	14	−4	0	0	0	0	0
15	5	0	0	14	−3	0	0	0	0	0

(b)

画像1	0	2	4	6	8	10	12	14	16	18	20	22	24	26	28	30
30	0	0	0	0	0	0	0	0	0	0	0	0	0	0	0	0
28	0	0	0	0	0	0	0	0	10	0	0	0	0	0	0	0
26	0	0	0	0	0	0	0	10	10	10	0	0	0	0	0	0
24	0	0	0	0	0	0	10	10	10	10	10	0	0	0	0	0
22	0	0	0	0	0	0	10	10	10	10	10	0	0	0	0	0
20	0	0	0	0	0	0	10	10	10	10	10	0	0	0	0	0
18	0	0	0	0	0	0	10	10	10	10	10	0	0	0	0	0
16	0	0	0	0	0	10	10	10	10	10	10	10	0	0	0	0
14	0	0	0	0	0	0	10	10	10	10	10	0	0	0	0	0
12	0	0	0	0	0	0	10	10	10	10	10	0	0	0	0	0
10	0	0	0	0	0	0	10	10	10	10	10	0	0	0	0	0
8	0	0	0	0	0	0	10	10	10	10	10	0	0	0	0	0
6	0	0	0	0	0	0	0	10	10	10	0	0	0	0	0	0
4	0	0	0	0	0	0	0	0	10	0	0	0	0	0	0	0
2	0	0	0	0	0	0	0	0	0	0	0	0	0	0	0	0
0	0	0	0	0	0	0	0	0	0	0	0	0	0	0	0	0

(c)

画像2	0	2	4	6	8	10	12	14	16	18	20	22	24	26	28	30
30	0	0	0	0	0	0	0	0	0	0	0	0	0	0	0	0
28	0	0	0	0	0	0	0	0	10	0	0	0	0	0	0	0
26	0	0	0	0	0	0	0	10	10	10	0	0	0	0	0	0
24	0	0	0	0	0	0	10	10	10	10	10	0	0	0	0	0
22	0	0	0	0	0	0	10	10	10	10	10	0	0	0	0	0
20	0	0	0	0	0	0	10	10	10	10	10	0	0	0	0	0
18	0	0	0	0	0	0	10	10	10	10	10	0	0	0	0	0
16	0	0	0	0	0	10	10	10	10	10	10	10	0	0	0	0
14	0	0	0	0	0	0	10	10	10	10	10	0	0	0	0	0
12	0	0	0	0	0	0	10	10	10	10	10	0	0	0	0	0
10	0	0	0	0	0	0	10	10	10	10	10	0	0	0	0	0
8	0	0	0	0	0	0	10	10	10	10	10	0	0	0	0	0
6	0	0	0	0	0	0	0	10	10	10	0	0	0	0	0	0
4	0	0	0	0	0	0	0	0	10	0	0	0	0	0	0	0
2	0	0	0	0	0	0	0	0	0	0	0	0	0	0	0	0
0	0	0	0	0	0	0	0	0	0	0	0	0	0	0	0	0

(d)

ヒストグラム	0	1	2	3	4	5	6	7	8	9	10	11	12	13	14	15
15	0	0	0	0	0	0	0	0	0	0	0	0	0	0	0	221
14	0	0	0	0	0	0	0	0	0	0	0	0	0	0	0	0
13	0	0	0	0	0	0	0	0	0	0	0	0	0	0	0	0
12	0	0	0	0	0	0	0	0	0	0	0	0	0	0	0	0
11	0	0	0	0	0	0	0	0	0	0	0	0	0	0	0	0
10	0	0	0	0	0	0	0	0	0	0	0	0	0	0	0	0
9	0	0	0	0	0	0	0	0	0	0	0	0	0	0	0	0
8	0	0	0	0	0	0	0	0	0	0	0	0	0	0	0	0
7	0	0	0	0	0	0	0	0	0	0	0	0	0	0	0	0
6	0	0	0	0	0	0	0	0	0	0	0	0	0	0	0	0
5	0	0	0	0	0	0	0	0	0	0	0	0	0	0	0	0
4	0	0	0	0	0	0	0	0	0	0	0	0	0	0	0	0
3	0	0	0	0	0	0	0	0	0	0	0	0	0	0	0	0
2	0	0	0	0	0	0	0	0	0	0	0	0	0	0	0	0
1	0	0	0	0	0	0	0	0	0	0	0	0	0	0	0	0
0	803	0	0	0	0	0	0	0	0	0	0	0	0	0	0	0

図 7-15　同一画像間の 2 次元ヒストグラム（7-1 相互情報量 _32.xlsx）
（a）入力画面，（b）画像 1，（c）画像 2，（d）2 次元ヒストグラム．

像 1 の楕円は次式で表される．

【D10】= IF((B10-$D$4)^2/$D$6^2+(C10-$D$5)^2/$D$7^2<=1,10,0)

画像 1 を回転・平行移動した画像 2 を作成するために画像 1 を参照するための x 座標

【E10】= INT((B10-16)*$F$7-(C10-16)*$F$6+16.5-$G$5)

と y 座標を

【F10】= INT((B10-16)*$F$6+(C10-16)*$F$7+16.5-$G$7)

(a)

画像1	0	2	4	6	8	10	12	14	16	18	20	22	24	26	28	30
30	0	0	0	0	0	0	0	0	0	0	0	0	0	0	0	0
28	0	0	0	0	0	0	0	0	10	0	0	0	0	0	0	0
26	0	0	0	0	0	0	0	10	10	10	0	0	0	0	0	0
24	0	0	0	0	0	0	10	10	10	10	10	0	0	0	0	0
22	0	0	0	0	0	0	10	10	10	10	10	0	0	0	0	0
20	0	0	0	0	0	0	10	10	10	10	10	0	0	0	0	0
18	0	0	0	0	0	0	10	10	10	10	10	0	0	0	0	0
16	0	0	0	0	0	10	10	10	10	10	10	10	0	0	0	0
14	0	0	0	0	0	0	10	10	10	10	10	0	0	0	0	0
12	0	0	0	0	0	0	10	10	10	10	10	0	0	0	0	0
10	0	0	0	0	0	0	10	10	10	10	10	0	0	0	0	0
8	0	0	0	0	0	0	10	10	10	10	10	0	0	0	0	0
6	0	0	0	0	0	0	0	10	10	10	0	0	0	0	0	0
4	0	0	0	0	0	0	0	0	10	0	0	0	0	0	0	0
2	0	0	0	0	0	0	0	0	0	0	0	0	0	0	0	0
0	0	0	0	0	0	0	0	0	0	0	0	0	0	0	0	0

(b)

画像2	0	2	4	6	8	10	12	14	16	18	20	22	24	26	28	30
30	0	0	0	0	0	0	0	0	0	0	0	0	0	0	0	0
28	0	0	0	0	0	0	0	0	0	0	0	0	0	0	0	0
26	0	0	0	0	0	0	0	0	0	10	10	10	0	0	0	0
24	0	0	0	0	0	0	0	0	10	10	10	10	0	0	0	0
22	0	0	0	0	0	0	0	10	10	10	10	10	0	0	0	0
20	0	0	0	0	0	0	10	10	10	10	10	10	0	0	0	0
18	0	0	0	0	0	0	10	10	10	10	10	10	0	0	0	0
16	0	0	0	0	0	10	10	10	10	10	10	10	0	0	0	0
14	0	0	0	0	0	10	10	10	10	10	10	0	0	0	0	0
12	0	0	0	0	0	10	10	10	10	10	10	0	0	0	0	0
10	0	0	0	0	0	10	10	10	10	10	0	0	0	0	0	0
8	0	0	0	0	0	10	10	10	10	0	0	0	0	0	0	0
6	0	0	0	0	0	10	10	10	0	0	0	0	0	0	0	0
4	0	0	0	0	0	0	0	0	0	0	0	0	0	0	0	0
2	0	0	0	0	0	0	0	0	0	0	0	0	0	0	0	0
0	0	0	0	0	0	0	0	0	0	0	0	0	0	0	0	0

(c)

ヒストグラム	0	1	2	3	4	5	6	7	8	9	10	11	12	13	14	15
15	52	0	0	0	0	0	0	0	0	0	0	0	0	0	0	170
14	0	0	0	0	0	0	0	0	0	0	0	0	0	0	0	0
13	0	0	0	0	0	0	0	0	0	0	0	0	0	0	0	0
12	0	0	0	0	0	0	0	0	0	0	0	0	0	0	0	0
11	0	0	0	0	0	0	0	0	0	0	0	0	0	0	0	0
10	0	0	0	0	0	0	0	0	0	0	0	0	0	0	0	0
9	0	0	0	0	0	0	0	0	0	0	0	0	0	0	0	0
8	0	0	0	0	0	0	0	0	0	0	0	0	0	0	0	0
7	0	0	0	0	0	0	0	0	0	0	0	0	0	0	0	0
6	0	0	0	0	0	0	0	0	0	0	0	0	0	0	0	0
5	0	0	0	0	0	0	0	0	0	0	0	0	0	0	0	0
4	0	0	0	0	0	0	0	0	0	0	0	0	0	0	0	0
3	0	0	0	0	0	0	0	0	0	0	0	0	0	0	0	0
2	0	0	0	0	0	0	0	0	0	0	0	0	0	0	0	0
1	0	0	0	0	0	0	0	0	0	0	0	0	0	0	0	0
0	751	0	0	0	0	0	0	0	0	0	0	0	0	0	0	51

図 7-16　回転移動後の 2 次元ヒストグラム（7-1 相互情報量 _32.xlsx）
（a）画像 1，（b）画像 2，（c）2 次元ヒストグラム．

求め，これら x，y 座標が画像 1 の範囲に収まっているかどうか確認し，真の場合には回転・平行移動したときの画像座標番号を計算する．

【G10】＝ IF(AND(E10>=0,E10<=31,F10>=0,F10<=31),E10+32*F10,0)

最後に VLOOKUP 関数を用い，画像 1 の値を参照し画像 2 を作成する．

【H10】＝VLOOKUP(G10,$A$10:$D$1033,4,0)

VLOOKUP 関数は第2引数のセル範囲【A10:D1033】において，第3引数が示す4番目に位置する列（A 列が 1 番目，B 列が 2 番目，C 列が 3 番目，D 列が 4 番目になる）すなわち画像 1 が入っている D 列から，第 1 引数の G10 が示す画像番号に該当する画像の値を参照する．これで画像 1 とそれを回転・平行移動した画像 2 が作成されたので，その後の処理は 2 次元ガウス関数の場合と同じである．（b）は原画像の楕円，（c）は回転・平行移動がゼロのときの画像を示す．このときの相互情報量は 0.752 である．楕円画像は楕円内で 10，楕円外で 0 の値を持つので 2 次元ガウス関数と異なり，回転・平行移動がゼロのとき 2 次元ヒストグラムは (0, 0) = 803, (15, 15) = 221 の 2 点においてのみ値を持つ．そのため，(d) では 45° 直線の左下と右上のみに値がある．平行回転移動シートは VLOOKUP 関数を用い画像 1 と画像 2 を表示している．y 座標の取り方が楕円シートと逆になっているので，楕円シートで時計回りに回転している楕円は平行回転移動シートでは反時計回りに回転している．

図 7-16 は楕円を 30° 回転させたときの（a）画像 1，（b）画像 2，（c）2 次元ヒストグラムを示す．相互情報量は 0.314 である．画像 2 が（b）のように回転すると，**図 7-15**（d）の 2 次元ヒストグラムと異なり，（c）のように 4 点で (0, 0) = 751，(0, 15) = 52，(15, 0) = 51，(15, 15) = 170 のゼロでない値を

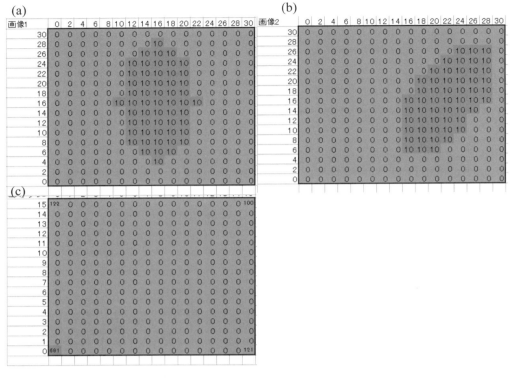

図 7-17 回転・平行移動後の 2 次元ヒストグラム（7-1 相互情報量 _32.xlsx）
(a) 画像 1，(b) 画像 2，(c) 2 次元ヒストグラム．

持つ．

図 7-17 は楕円を 30°回転させ x 方向に 5，y 方向に 3 だけ平行移動させたさせたときの（a）画像 1，(b) 画像 2，(c) 2 次元ヒストグラムを示す．このときの相互情報量は 0.0578 である．画像 2 が（c）のように回転・平行移動すると，**図 7-15**（d）の 2 次元ヒストグラムと異なり，(c) のように 4 点で $(0, 0)$ = 681，$(0, 15)$ = 122，$(15, 0)$ = 121，$(15, 15)$ = 100 のゼロでない値を持つ．

7-2 相互情報量 _128.xlsx は 7-1 相互情報量 _32.xlsx を 128×128 画素に拡張したものである．7-3 相互情報量 _ 回転 _mri2.xlsx，7-4 相互情報量 _ アフィン変換 _mri2.xlsx は MR 画像，7-5 相互情報量 _ アフィン変換 _psf64.xlsx は 2 次元ガウス関数について，7-1 相互情報量 _128.xlsx とは別のセル配置で 128×128 画素の画像を対象に相互情報量を計算するプログラムである．**図 7-18** に 7-4 相互情報量 _ アフィン変換 _mri2.xlsx の入力画面を示す．

①原画像（画像 1）のアフィン変換画像（画像 2）を計算するセル範囲

　【C6:DZ133】原画像

　【C138:DZ265】x 座標（画像座標）

　【C272:DZ399】y 座標（画像座標）

　【C406:DZ533】計算範囲の判定

　【C540:DZ667】x 座標の線形重み付けの値（dx0）

　【C674:DZ801】y 座標の線形重み付けの値（dy0）

　【C808:DZ935】処理画像

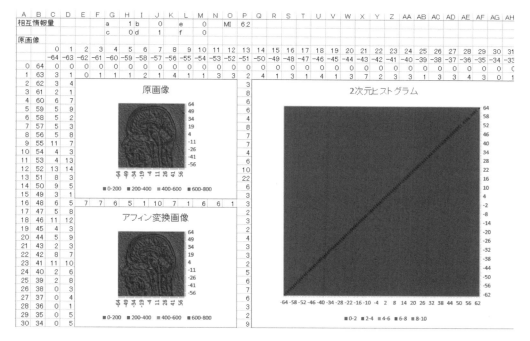

図7-18　相互情報量＿アフィン変換＿mri2.xlsx の入力画面

②原画像とアフィン変換画像の相互情報量を計算するセル範囲

【EE6:JB133】原画像（画像1）の階調度変換　【ED1】：最大値，【ED2】：最小値

【EE6】＝ IF(INT(128*(C6-$ED$2)/($ED$1-$ED$2))>127,127,IF(INT(128*(C6-$ED$2)/($ED$1-$ED$2))<0,0,INT(128*(C6-$ED$2)/($ED$1-$ED$2))))

【EE138:JB265】128×128 画素における位置の計算

【EE272:JB399】2 次元ヒストグラム

【EE406:JB533】エントロピー　　　【EQ403】：相互情報量

【JG6:OD133】処理画像（画像2）の階調度変換　【JF1】：最大値，【JF2】：最小値

【JG6】＝ IF(INT(128*(C808-$JF$2)/($JF$1-$JF$2))>127,127,IF(INT(128*(C808-$JF$2)/($JF$1-$JF$2))<0,0,INT(128*(C808-$JF$2)/($JF$1-$JF$2))))

【JG138:OD265】128×128 画素の通し番号

【JG272:OD399】同時確率　　【JF272:JF399】，【JG271:OD271】周辺確率

計算過程は 7-1 相互情報量 _32.xlsx と同じなのでご理解いただけると思う．7-3 相互情報量＿回転＿mri2.xlsx は回転角度を度数単位で入力するようにして，7-4 相互情報量＿アフィン変換＿mri2.xlsx と分けて回転のみを扱っている．7-4 相互情報量＿アフィン変換＿mri2.xlsx では回転・平行移動について行列で入力するようにしているので角度を度数単位で直接入力できないが，度数単位の角度を行列の係数（a 〜 d）に変換すれば，7-4 相互情報量＿アフィン変換＿mri2.xlsx を 7-3 相互情報量＿回転＿mri2.xlsx に統合でき別ファイルにする必要はない．これは読者の課題としたい．

シンプレックス法による繰り返し計算を用いた医用画像位置合わせについては C 言語の知識を必要とするが，相互情報量については本章での Excel による計算過程を理解していただければ十分である．

〈第8章〉
MR画像の成り立ち

本章ではスピンエコー(SE)法，インバージョンリカバリ法（IR）法，グラディエントエコー（GRE）法のコントラストと撮像パラメータの繰り返し時間（TR），エコー時間（TE），反転時間（TI），フリップ角（α）の関係を可視化するプログラムを作成する[1]．McGill 大学 Brain Web MRI データベース[25]では，頭部 MR 画像（181×256×181 画素）を構成する白質，灰白質，脳脊髄液，脂肪，筋肉，頭皮など9種類の組織にそれぞれ相対水素原子数（PD），縦緩和時間（T1値），横緩和時間（T2値）を設定した画像が公開されている．組織画像をダウンロード後，C 言語の簡単な知識は必要であるが利用者側で任意にそれらの値を変更することが可能である．組織画像を 256×256×256 画素の3次元画像に整え，3次元画像から横断面，矢状面，冠状面を抜き出し実験用の2次元画像とした．次にバイナリデータからテキストデータに変換後，相対水素原子数を Excel の 256×256 セルの PD シート，T1 緩和時間を T1 シート，T2 緩和時間を T2 シートに保存しておく．信号強度を計算する proc シートに撮像パラメータを設定し，SE 法，IR 法，GRE 法それぞれの画像を作成する．他の章の画像処理と同様，proc シートを参照する画像表示用のシートを別に作成し撮像条件を変更した画像を観察できる構成にする．

SE 法ではプロトン密度強調画像（PDWI），T1 強調画像（T1WI），T2 強調画像（T2WI）を作成する．IR 法では反転時間を脂肪，白質，灰白質，脳脊髄液それぞれの NULL 時間（TI = T1 緩和時間×0.693）に設定することで，それらの信号が抑制されることを確認する．こうして，脂肪を抑制する STIR（short TI inversion recovery）法，脳脊髄液を抑制する FLAIR（fluid-attenuated inversion recovery）法の画像の成り立ちを探る．GRE 法ではフリップ角の大小とコントラストの関係を調べる．なお，本文では数式の変数を対象にするときには数式と同じ下付イタリック体を用い，Excel のプログラムを対象にするときには，相対水素原子数を PD，縦緩和時間を T1，横緩和時間を T2，繰り返し時間を TR，エコー時間を TE，反転時間を TI のように大文字で記載している．

〔第1節〕 スピンエコー法

プロトン密度（相対水素原子数）を ρ，縦緩和時間を T_1，横緩和時間を T_2，繰り返し時間を T_R，エコー時間を T_E とすると，スピンエコー法の信号強度 S は次式で表される[26]．

$$S = \rho(1-e^{-T_R/T_1})e^{-T_E/T_2} \tag{8-1}$$

図 8-1 は頭部組織に関し Brain Web MRI data base に掲載されている相対水素原子数と緩和時間を示す．頭蓋骨の組織画像もあるが相対水素原子数と緩和時間はすべてゼロなので図から除いている．WM（白質）と Meat（Meat をどのように訳してよいか判断できなかった．その分布状況から皮下組織を指していると類推される），GM（灰白質）と Glial（グリア細胞のことと類推される），CSF（脳脊髄液）と

> ### MR画像について
>
> 1. Brain Web MRI Data Base ホームページに公表されているMR画像（バイナリデータ）を画像表示ソフトウエア Display でテキストデータに変換し，Excelシートに貼り付け実験用に使用させていただいている．
> 2. 各組織の緩和時間は Brain Web MRI Data Base の値を引用．
>
> | Tissue | WM | GM | CSF | FAT | Mus/Skin | Skin | Glial | Meat |
> |---|---|---|---|---|---|---|---|---|
> | T1 (ms) | 500 | 833 | 2569 | 350 | 900 | 2569 | 833 | 500 |
> | T2 (ms) | 70 | 83 | 329 | 70 | 47 | 329 | 83 | 70 |
> | T2* (ms) | 61 | 69 | 58 | 58 | 30 | 58 | 69 | 61 |
> | PD | 0.77 | 0.86 | 1 | 1 | 1 | 1 | 0.86 | 0.77 |
>
> Skull の4つの組織パラメータの値はすべてゼロなので表から除いている．WMとMeat，GMとGlial，CSFとSkin については，パラメータの値は同じなので2つの組織の信号値は等しい．その結果，頭部MR画像はそれら3つの組織に FAT, Mus/Skin の組織を加えた計5つの信号値から構成される．

図 8-1　Brain Web MRI Data Base の組織パラメータ

Skin（皮膚）については，相対水素原子数と緩和時間の値は同じに設定されているので2つの組織の信号値は等しい．その結果，頭部 MR 画像はそれら 3 つの組織に FAT（脂肪），筋肉／皮膚（Muscle / Skin；Mus / Skin と略）の組織を加えた計 5 つの信号値から構成される．図 8-2 は図 8-1 の数値を用い (8-1) 式の SE 法の信号強度 S を計算する 8-1 SE_TE10.xlsx の画面を示す．このプログラムは TE = 10 ms に固定し横座標の TR を変えている．各組織の相対水素原子数，緩和時間のセルと信号強度を計算するセルの列を揃えているので，【B12】の白質についての次式を【I12】まで複写すればすべての組織の信号強度を計算できる．

　　　【B12】＝ B$8*(1-EXP(-$A12/B$5))*EXP(-$L$5/B$6)

各セルは【A12】：TR，【B5】：T1，【B6】：T2，【B8】：PD，画面にはないが【L5】：TE である．図 8-3 の SE_TE10 は (a) TR を 3000 ms までと (b) 10000 ms まで変えたときを示す．(a) では T1 = 350 ms の脂肪の信号が最も大きい．脂肪や白質，灰白質の T2 値（70，70，83 ms）が短いため TE = 10 ms では横磁化の減衰が生じ (b) のように TR = 10000 にしても平衡時の 1 に戻らない．一方，脳脊髄液は T2 値が長いため（329 ms）TR を大きくしていくと信号強度は次第に平衡時の 1 に近づき，TR = 10000 ms のとき脳脊髄液の信号強度は 0.98 である．8-2 SE_TR1500.xlsx は【L5】にエコー時間 TE を保存しており，TR を固定し TE を変えたときの信号強度を計算する．(c) TR_1000 は 8-2 SE_TR1500.xlsx の TR を 1000 ms に固定し横座標の TE を 100 ms まで変えている．(d) TR_10000 は TR を 10000 ms に固定し TE を 100 まで変えている．

　8-3 SE_disk4.xlsx は 4 つの円画像（disk4 画像）を用い白質，灰白質，脳脊髄液，脂肪について SE 法の信号強度を模擬するプログラムである．頭部 MR 画像は 9 の組織からなるため，各組織の信号強度を観察するにはそれらの解剖学的形状を理解している必要がある．このプログラムは頭部 MR 画像についての知識を前提とせず，相対水素原子数と緩和時間が信号に与える影響を事前に簡単なモデルで

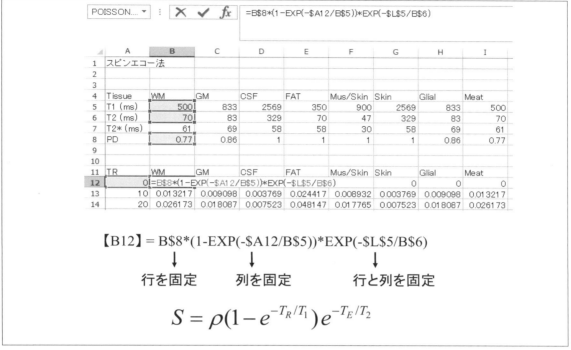

図 8-2　SE 法の信号強度（図 8-3）を計算する（8-1 SE_TE10.xlsx）の入力画面

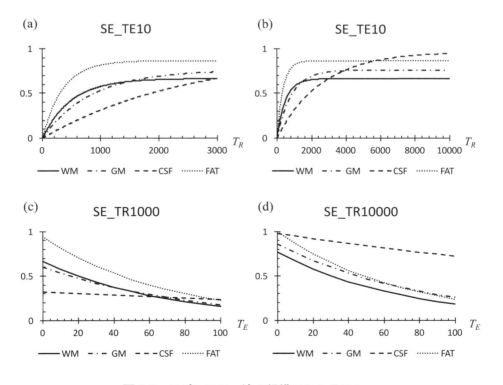

図 8-3　スピンエコー法の組織コントラスト

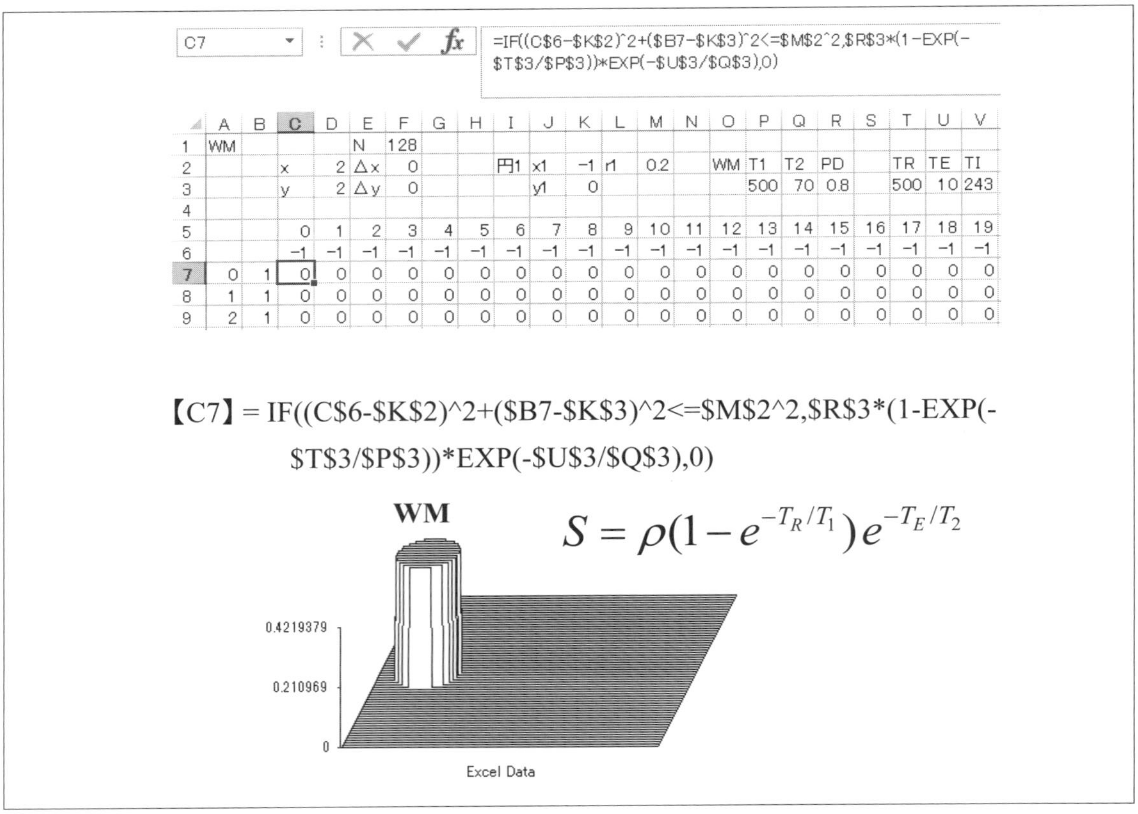

図8-4 スピンエコー法の入力画面（disk4 ファントム）

学習するために作成した．図8-4の白質については【C7】に以下のように入力し【DZ137】まで複写する．

　　= IF((C$6-$K$2)^2+($B7-$K$3)^2<=$M$2^2,$R$3*(1-EXP(-$T$3/$P$3))*EXP(-$U$3/$Q$3),0)

円画像の作成手順は第1章で述べた通りである．各セルには【P3】：PD，【Q3】：T1，【R3】：T2，【T3】：TR，【U3】：TE，【V3】：TIがそれぞれ保存されている．SE法のときには反転時間は関係ないが，プログラムはSE法，IR法，GRE法の3つで共通に使えるようにしている．図8-5は白質（WM），灰白質（GM），脳脊髄液（CSF），脂肪（FAT）の各シートで計算したそれぞれの信号を足し算するシート（Proc）である．

　　【C7】= WM!C7+GM!C7+CSF!C7+FAT!C7

撮像条件はTR = 500 ms，TE = 10 msに設定しておりT1強調画像となる．図8-6はProcシートで作成したグラフ（プロファイル曲線）の形式（縦軸の最大値，副目盛りの幅など）を保持したまま，各組織のグラフを作成する手順を示す．図8-6のグラフを各組織のシートに複写し，データの選択を

　　=proc!$C$6:$DZ$6,proc!$C$71:$DZ$71

から

　　=WM!$C$6:$DZ$6,WM!$C$71:$DZ$71

に変更すれば，図8-7のように縦軸の最大値をprocシートと同じにしてグラフを表示できる．あるいは図8-6のグラフを右クリックし，「テンプレートを保存」をクリック後に現れるグラフテンプレート

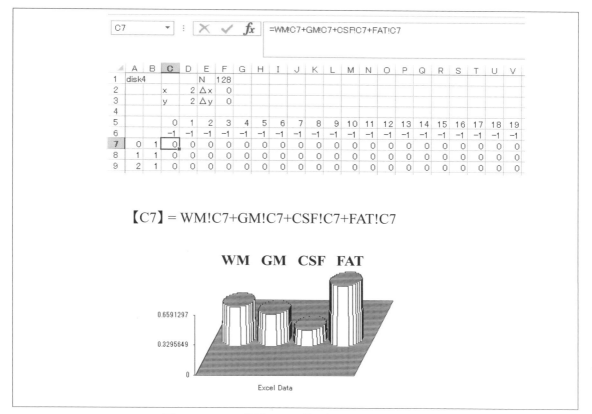

図 8-5　4 つの信号の足し算（disk4 ファントム）

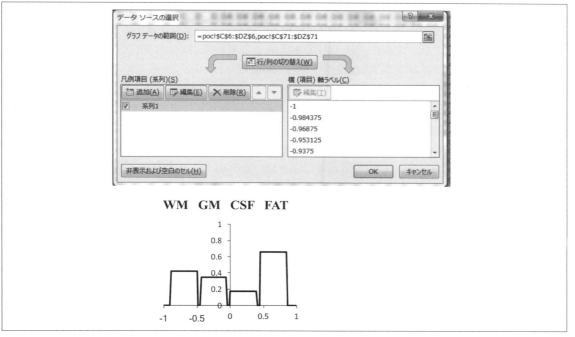

図 8-6　グラフの座標軸を合わせる手順 -1

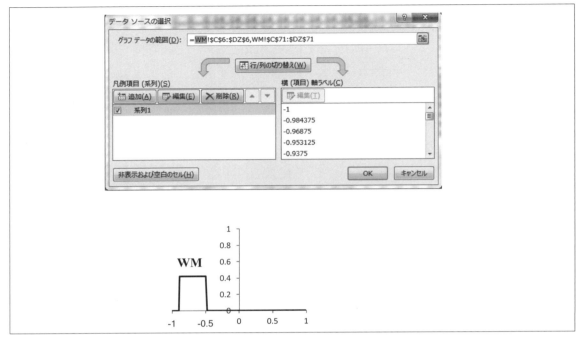

図8-7　グラフの座標軸を合わせる手順-2

フォルダに名前を付け保存すれば，そのグラフテンプレートは他のシートでも利用できる．

　図8-8はBrain Web MRIデータベースの頭部T1強調画像（1列）の横断面を構成する各組織画像（2-4列）を示す．それぞれの組織について最大値は255，最小値は0である．図8-9は冠状面，図8-10は矢状面である．図8-8～図8-10の1列の3断面を見やすくするためパワーポイント上で「図の書式設定，図の修正，20%明るく」を選択し原画像より明るく表示している．図8-8の各組織画像に図8-1の相対水素原子数を入力すれば図8-11（a）の相対水素原子数を表すPD-mapが得られる．PD-mapという語句は一般的でないが，以下でT1緩和時間を表す画像をT1画像，T2緩和時間を表す画像をT2画像と記載するとT1強調画像やT2強調画像と紛らわしいのでT1-map，T2-mapと記載している．これらとの関連でPD画像をPD-mapと記載している．3つのmap画像に共通し黒の領域は頭蓋骨である．図8-8の各組織画像に図8-1のT1緩和時間を入力すれば図8-11（b）のT1-map（ms単位），T2緩和時間を入力すればT2-map（ms単位）が得られる．これらの処理はC言語で行っている．図8-11の1行はそれらmap画像をDisplayによってExcelに貼り付けたもので2行はExcel上で表示しそれを画面キャプチャーした画像である．PD-map，T1-map，T2-mapをExcelで表示しそれを画面キャプチャーした画像はDisplayで表示したバイナリ画像とほとんど差がない．図8-12は冠状面，矢状面のPD-map，T1-map，T2-mapを示す．

　PD-mapは8-4 SE_trans100.xlsxの相対水素原子数を示すシート名PDのセル範囲【A11：IV266】に256×256画素で保存されている．T1-mapはシート名T1，T2-mapはシート名T2に保存されている．8-4 SE_trans100.xlsxの_trans100は3次元画像における $z = 100$ の横断面であることを示す．PDシートの次にdispPD_2-0.15という名称のシートがあり，これはPD画像を表示するシートで行の高さを2，列の幅を0.15に設定している．3番目のシートのdispPDは行の高さ13.5，列の幅2で画像を表示している．スライドバーを10%にするとdispPD_2-0.15シートと画像の大きさがほぼ同じになる．Imageシー

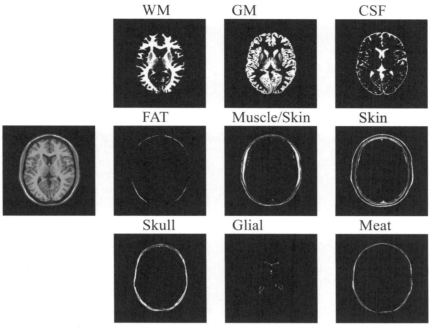

図 8-8 横断面の組織画像

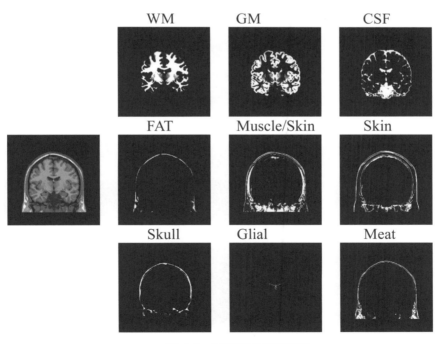

図 8-9 冠状面の組織画像

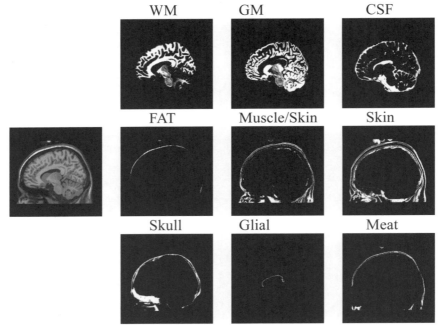

図 8-10　矢状面の組織画像

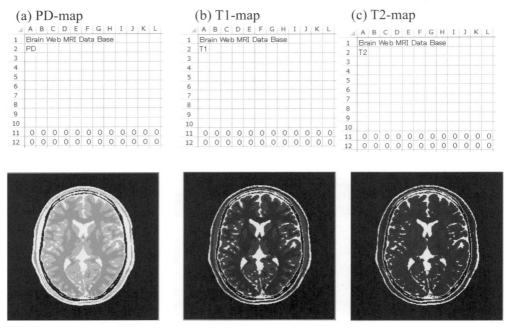

図 8-11　PD-map, T1-map, T2-map（横断面）

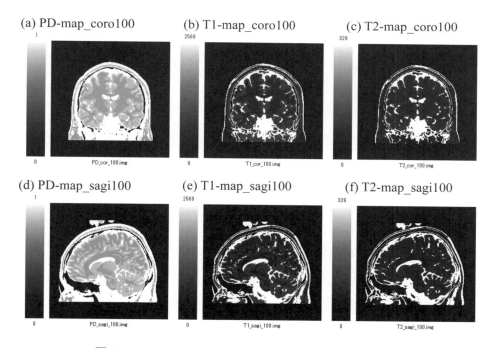

図 8-12　PD-map, T1-map, T2-map（冠状面, 矢状面）

トでは【H3】にTR,【H4】にTEを入力し, PD, T1, T2シートのそれぞれの値からSE法の信号強度を256×256画素について計算する. 図8-13は【H3】のTRと【H4】のTEを用い次式でセル範囲【A11：IV266】の信号強度を計算している.

= IF(AND('T1'!A11>0,'T2'!A11>0),PD!A11*(1-EXP(-$H$3/'T1'!A11))*EXP(-$H$4/'T2'!A11),0)

T1とT2は式の分母にあるのでゼロより大きいか判定し, 大きい場合には信号強度の式で計算を行い, IF関数の条件を満たさない場合は0としている.

図8-14はスピンエコー法でTE = 10 msに固定しTRを250 ms, 600 ms, 1000 msと変えたときのdisk4画像を示す (8-3 SE_disk4_TR500_TE10.xlsx). 各画像で最大値・最小値表示している. 下のグラフは 画像の最大値を1に統一し表示している. 画像についてもグラフに合わせ最大値を1に統一し表示すべきであるが, 信号の値が小さい領域は暗く見にくいため, 以降のdisk4画像とMR画像についても各画像での最大値と最小値で表示している. (a) TR250_TE10, (b) TR600_TE10はT1強調画像となっている. 全体的な信号強度は縦磁化の回復が進む (c) TR1000_TE10で一番大きいが白質と灰白質間のコントラストは減少する. 図8-15は図8-14と同じ撮像条件のときのMR画像を示す. 図8-8の各組織の解剖学的形状および図8-11のPD-map, T1-map, T2-mapを参照し図8-15を観察すると, 図8-15のMR画像に図8-14 disk4画像の特徴が反映されている様子を感じ取れる. 図8-16は (a) TR500_TE10, (b) TR5000_TE100, (c) TR10000_TE10の収集条件の画像で, (a) の信号強度は白質 > 灰白質 > 脳脊髄液の順となるT1強調画像, (b) の信号強度は脳脊髄液 > 灰白質 > 白質の順となるT2強調画像, (c) の信号強度は脳脊髄液 > 灰白質 > 白質の順となるPD強調画像を表している. (b) と (c) の信号強度の順番は同じであるが, (b) のT2強調画像では脳脊髄液の信号強度が白質, 灰白質の信号強度に比べ顕著に大きい. 一方, (c) のPD強調画像では脳脊髄液, 白質, 灰白質の信号強度が

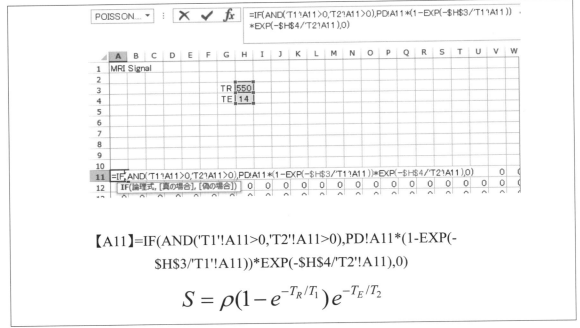

図 8-13　スピンエコー法の入力画面

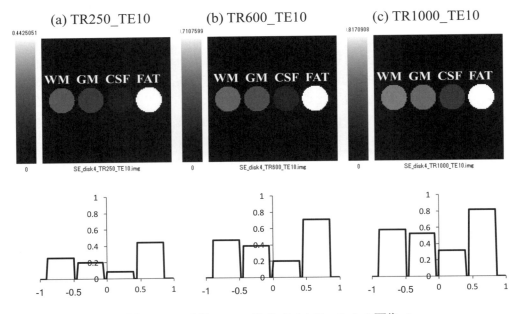

図 8-14　スピンエコー法の disk4 ファントム画像 -1

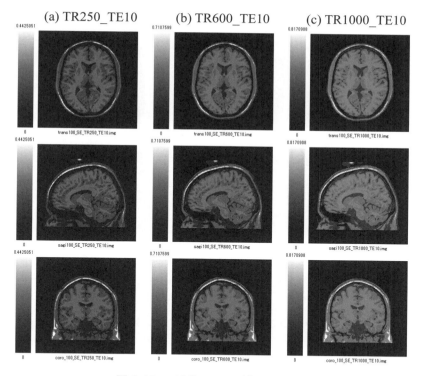

図 8-15　スピンエコー法の MR 画像 -1

相対水素原子数に近い．図 8-17 は図 8-16 と同じ撮像条件のときの MR 画像を示す．

　図 8-15 と図 8-8 はいずれも原画像の画素数は 256×256 であるが，図 8-15 の MR 画像と図 8-8 の各組織画像の対応を調べる目的には画像の大きさが小さい．それぞれの画像を選択し拡大すれば大きな画像となるので細部を観察しやすくなる．この方法とは別に，Excel 上の 256×256 画素の MR 画像を Display に「Excel からの貼り付け（P）」を選択し貼り付けた後，リサンプリング（R）で 256×256 画素の画像を 512×512 画素の画像あるいは 1024×1024 画素の画像にする方法で画像を大きくすることができる．図 8-18 はリサンプリングの条件で画素長を 0.5，画像サイズを 512 に設定し，表示（V）で原寸大を選択しそれをパワーポイントに貼り付けた画像で，縦横が通常の Display の 256×256 画素を 2 倍した大きさになる．画素長を 0.25，画像サイズを 1024 に設定すると縦横がそれぞれ 4 倍された大きさの画像となるが，パワーポイントの画面よりも大きくなるので縮小する必要がある．MR 画像と組織画像を大きくして観察すると解剖学的形状を把握しやすい．

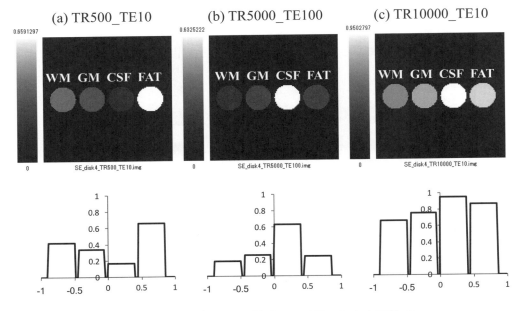

図8-16 スピンエコー法のdisk4ファントム画像-2

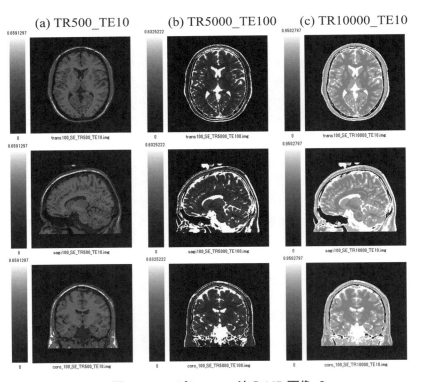

図8-17 スピンエコー法のMR画像-2

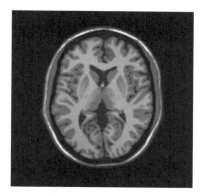

図 8-18　T1 強調画像の拡大（512 × 512 画素）

〔第 2 節〕　インバージョンリカバリ法

インバージョンリカバリ法の信号強度は T_I を反転時間として次式で表される[26]．

$$S = \rho(1 - 2e^{-T_I/T_1} + e^{-T_R/T_1})e^{-T_E/T_2} \tag{8-2}$$

IR 法は T1 緩和と T2 緩和の両方の影響を受けた画像を作れる．さらに，IR 法によって脂肪の信号を抑制した STIR 画像，脳脊髄液の信号を抑制した FLAIR 画像が得られる．(8-2) 式で信号がゼロになる T_I は

$$(1 - 2e^{-T_I/T_1} + e^{-T_R/T_1}) = 0 \tag{8-3}$$

から

$$T_I = T_1 \ln\left(\frac{2}{1 + e^{-T_R/T_1}}\right) \tag{8-4}$$

$T_R \gg T_1$ のとき (8-4) 式は

$$T_I = T_1 \ln 2 = 0.693 T_1 \tag{8-5}$$

となる．図 8-19 は 8-5 IR_信号強度.xlsx で TR を 5000 ms，TE を 10 ms に固定し (a) TI を 1000 ms まで変えたとき，(b) TI を 3000 ms まで変えたときの白質，灰白質，脳脊髄液，脂肪の信号強度を示す．(a) から脂肪，白質，灰白質の信号強度がおよそゼロになる TI はそれぞれ 243 ms，347 ms，577 ms である．一方，TI < 1000 ms では脳脊髄液の信号強度はゼロにならない．(b) から脳脊髄液の信号強度がゼロになる TI は 1450 ms である．(c) と (d) は白質と Meat，灰白質と Mus / Skin，脳脊髄液と Skin について相対水素原子数，緩和時間がそれぞれ等しく設定されていることを踏まえて，図 8-8 と図 8-19 を対比し観察する目的で Meat，Mus / Skin，Skin のグラフを載せている．図 8-20 は TR = 5000 ms，TE = 10 ms とし，TI を (a) 243 ms，(b) 347 ms，(c) 577 ms，(d) 1450 ms に設定したときの MR 画像を示す．(a) 脂肪，(c) 白質，(e) 灰白質，(g) 脳脊髄液の信号がゼロに近い値になる 1 行の画像では，各組織の信号がゼロに近い領域で黒くなる．これを見やすくするため，threshold シードで信号がゼロに近い領域を 1 にそれ以外を 0 に二値化し 2 行に示している．1 行の画像で黒の領域が

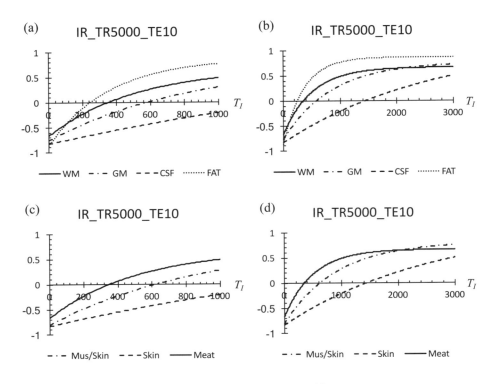

図 8-19　インバージョンリカバリ法の組織コントラスト

2行の画像で白領域に相当する．(a)と(b)を対比することで脂肪の信号が(a)では黒くなっていることがわかる．(c)と(d)を比べると白質とMeat(白質と同じ相対水素原子数，緩和時間)の信号が(c)で黒くなっている．(e)灰白質，(g)脳脊髄液についても同様に1行で黒い領域を(h)の画像から類推できる．

　T1強調画像では解剖学的形状が明瞭であり，T2強調画像では一般に病変は白く描出される．FLAIR画像はT2強調画像の一種であり，病変を検出しやすくするため脳脊髄液の信号をゼロあるいはゼロ近くに抑制することを目的にしている．図8-20 (g)ではTE = 10 msに設定しているので白質の信号強度は灰白質の信号強度よりも大きく，灰白質の信号強度が白質の信号強度よりも大きいT2強調画像になっていない．図8-21はTR = 8000 ms，TE = 100 msとし，この条件で(a)脳脊髄液の信号をゼロにするためTI = 1660 ms，(b)少しTIを大きくしたTI = 1780 ms，(c) TI = 1900 ms，それぞれに設定したときのMR画像を示す．脳脊髄液の信号は(a)のときが一番小さく(b)，(c)となるにつれゼロでない値を持つ．一方，(a)では白質と灰白質のコントラストが小さくそれに比べ(c)では少し両者の信号差が大きくなる．いずれもFLAIR画像の信号強度の順位を模擬しているが，設定するTIによって白質と灰白質のコントラストおよび脳脊髄液の信号強度が影響を受ける．図を掲載していないがdisk4画像については8-6 IR_disk4.xlsxのパラメータを変えると同様に実験できる．

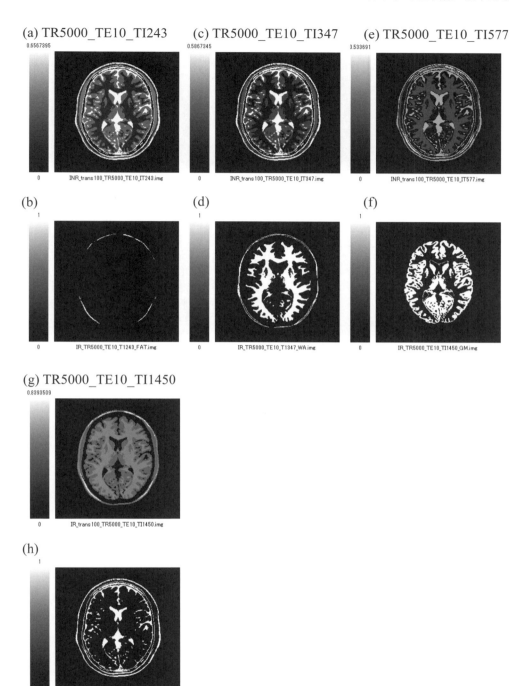

図 8-20　インバージョンリカバリ法の画像

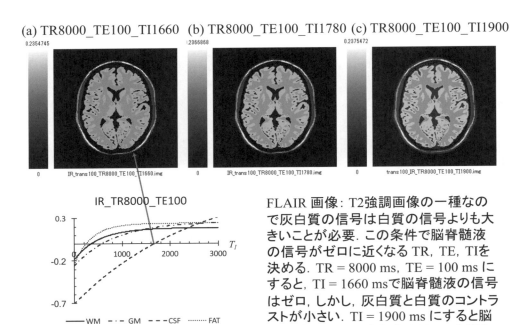

図 8-21 FLAIR 画像と反転時間の関係

FLAIR 画像：T2強調画像の一種なので灰白質の信号は白質の信号よりも大きいことが必要．この条件で脳脊髄液の信号がゼロに近くなる TR, TE, TI を決める．TR = 8000 ms, TE = 100 ms にすると，TI = 1660 ms で脳脊髄液の信号はゼロ．しかし，灰白質と白質のコントラストが小さい．TI = 1900 ms にすると脳脊髄液の黒さは減少するが，灰白質と白質のコントラストは多少改善する．

〔第3節〕　グラジェントエコー法

グラジェントエコー法の信号強度はフリップ角度を α，磁場不均一性による横緩和時間を T_2^* として次式で表される[26]．

$$S = \frac{\rho(1-e^{-T_R/T_1})}{1-\cos\alpha\, e^{-T_R/T_1}} \sin\alpha\, e^{-T_E/T_2^*} \tag{8-6}$$

図 8-22 は 8-7 GRE_信号強度.xlsx による GRE 法の信号強度を示す．各グラフの横座標はフリップ角 α であり 0°から 90°まで変えている．**図 8-23** の1行は T2-map, 2行は (8-6) 式による画像化に必要な T2*-map を示す．**図 8-24** は TR = 150 ms, TE = 4.6 ms に固定し，フリップ角 α を (a) $\alpha = 10°$, (b) $\alpha = 30°$, (c) $\alpha = 60°$, (d) $\alpha = 90°$ それぞれの MR 画像を示す．フリップ角を大きくすると T1 強調画像になる．図を掲載していないが disk4 画像については 8-8 GRE_disk4.xlsx のパラメータを変えると同様に実験できる．

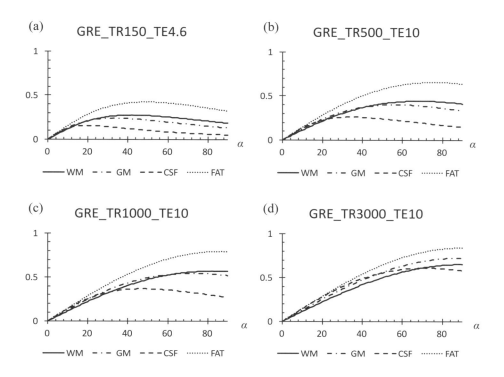

図 8-22　グラジェントエコー法の信号強度とフリップ角の関係

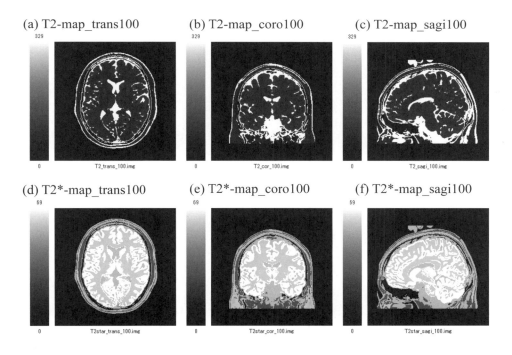

図 8-23　T2-map（時間）と T2*-map（時間）

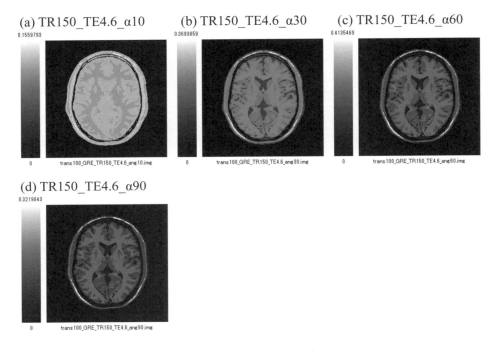

図 8-24　グラジェントエコー法の画像とフリップ角の関係

〔参考文献〕

1) 篠原広行, 橋本雄幸：テキストデータによる画像処理・画像表示一体型学習支援ツールの開発. 医学物理, 35: 194-210, 2015.
2) 篠原広行, 坂口和也, 橋本雄幸：Excelによる畳み込み計算法の考案. 日保健科学会誌, 8: 234-245, 2006.
3) 坂口和也, 篠原広行, 橋本雄幸：Excelによる解析的画像再構成法の実装. 日保健科学会誌, 8: 246-263, 2006.
4) 坂口和也, 篠原広行, 橋本雄幸：Excelによる統計的画像再構成法の実装. 日保健科学会誌, 8: 264-280, 2006.
5) 大崎洋充, 坂口和也, 篠原広行・他：Excelによる画像処理演習用プログラムの開発 1. 離散フーリエ変換. 日保健科学会誌, 9: 44-58, 2006.
6) 篠原広行, 坂口和也, 橋本雄幸：Excelによる画像再構成入門. 医療科学社, 42-58, 2007.
7) 篠原広行, 橋本雄幸：MRIとフーリエ変換. 医療科学社, 129-215, 2012.
8) Shepp LA, Logan BF: The Fourier reconstruction of a head section. IEEE Trans Nucl Sci, 21: 21-43, 1974.
9) Brigham EO: The Fast Fourier Transform and Its Applications. Prentice-Hall, 118-130, 1988.
10) 山田 恵, 赤澤健太郎, 西村恒彦・他：MRを用いた脳灌流画像の原理および限界. jpn. J Stroke. 32: 668-674, 2010.
11) 篠原広行, 小島慎也, 橋本雄幸・他：画像再構成：臨床医のための解説 第3回 MRIにおける灌流画像. 断層映像研究会誌, 41: 111-120, 2015.
12) Liang ZP, Lauterbur PC: Principles of Magnetic Resonance Imaging. A Signal Processing Perspective. IEEE Press Series in Biomedical Engineering and Biology. IEEE PRESS, 36-51, 2000.
13) Tong S, Alessio AM, Thielemans K: Properties and mitigation of edge artifacts in PSF-based PET reconstruction. IEEE Trans. Nucl. Sci. 58: 2264-2275, 2011.
14) Bndzuch P, Morhac M, Kristiak J: Study of the Van Cittert and Gold iterative methods of deconvolution and their application in the deconvolution of experimental spectra of positron annihilation. Nucl. Instr. and Meth. in Physics Research A 384 : 506-515, 1977.
15) Richardson HW: Bayesian-based iterative method of image restoration. J. Opt. Soc. Am. 62: 55-59, 1972.
16) 河田 聡, 南 茂夫：科学計測のための画像データ処理. CQ出版社, 210-220, 1994.
17) Kojima K, Hirata M, Shinohara H, et al.: Reproducibility of scan prescription in follow-up brain MRI: manual versus automatic determination. Radiol. Phys. Technol. 6: 375-384, 2013.
18) Wolfram Mathematica 10. Wolfram Research. Inc., 2014.
19) 酒井幸市：ディジタル画像処理入門. コロナ社, 213-234, 1997.
20) Maes F, Collignon A, Vandermeulen D, et al.: Multimodality image registration by maximization of mutual information. IEEE Trans. Med. Imag. 16: 187-198, 1997.
21) Yokoi T, Soma T, Shinohara H, et al.: Accuracy and reproducibility of co-registration techniques based on mutual information and normalized mutual information for MRI and SPECT brain images. Ann. Nucl. Med. 18: 659-667, 2004.

22) Itou T, Shinohara H, Sakaguchi K, et al.: Multimodal image registration using IECC as the similarity measure. Med. Phys. 38: 1103-1115, 2011.
23) 伊藤　猛，篠原広行，橋本雄幸：画像位置合わせの過程を視覚化する表示プログラムの開発．日保健科学会誌, 14: 32-39, 2011.
24) 篠原広行，伊藤　猛，橋本雄幸：医用画像位置合わせの基礎．医療科学社, 123-137, 2011.
25) Cocosco C. A, Kollokian V, Kwan R. K. –S, and Evans A. C: Brainweb: Online interface to a 3D MRI simulated brain database. NeuroImage 5:S425,1997, available at http://www.bic.mni.mcgill.ca/brainweb.
26) Liang ZP, Lauterbur PC: Principles of Magnetic Resonance Imaging. A Signal Processing Perspective. IEEE Press Series in Biomedical Engineering and Biology. IEEE PRESS, 217-230, 2000.

和文索引

〔あ〕

圧縮センシング ……………………………175
位相 …………………………………………132
位相回転因子 ………………………………137
位相限定相関 ………………………………170
位置不変性 ……………………………………68
移動平均フィルタ ……………………………86
インバージョンリカバリ法 ………………231
インパルス関数 ………………………………65
ウェーブレット関数 ………………………175
エントロピー ………………………………203

〔か〕

回転座標系 ……………………………………46
荷重平均フィルタ ……………………………87
逆フィルタ …………………………………153
虚数単位 ……………………………………131
グラジェントエコー法 ……………………234
クリアランス …………………………………98
高域通過フィルタ ……………………………82
ごま塩雑音 ……………………………………92

〔さ〕

最近傍補間 ……………………………………35
サブバンド分解 ……………………………187
自己吸収 ……………………………………116
指数関数 ……………………………………131
周辺確率 ……………………………………205
循環畳み込み …………………………………83
条件付き確率 ………………………………204
条件付き書式 …………………………………4
情報量 ………………………………………203
シングルクォーテーション …………………31
振幅 …………………………………………132
スケーリング関数 …………………………183
スパース変換 ………………………………175
スピンエコー法 ……………………………219
正規直交行列 …………………………………44
絶対参照 ………………………………………9
先鋭化フィルタ ………………………………92
線形位置不変システム ……………………132
線積分 ………………………………………108
線線源 …………………………………………65

線広がり関数 …………………………………67
相関定理 ……………………………………164
相互情報量 …………………………………206

〔た〕

ダウンサンプリング ………………………187
多重解像度解析 ……………………………187
畳み込み定理 ………………………………150
タップ数 ……………………………………184
逐次積分 ……………………………………134
中間域通過フィルタ …………………………82
中点法 ………………………………………113
直線畳み込み …………………………………82
ツースケール関係 …………………………184
ツースケール数列 …………………………184
低域通過フィルタ ……………………………82
点広がり関数 ………………………………150
投影 …………………………………………108
同時確率 ……………………………………205
ドベシィのウェーブレット ………………184

〔は〕

ハール関数 …………………………………183
パワースペクトル …………………………157
半値幅 …………………………………………69
非線形フィルタ ………………………………92
ファザーウェーブレット …………………183
フーリエ変換対 ……………………………131
複合参照 ………………………………………10
複素共役 ……………………………………169
複素指数関数 ………………………………131
プロトン密度強調画像 ……………………219
分解数列 ……………………………………187
分布容積 ………………………………………96
平滑化フィルタ ………………………………82
平均情報量 …………………………………203
べき乗 …………………………………………14

〔ま〕

マザーウェーブレット ……………………175
メディアンフィルタ …………………………92

〔ら〕

ラドン変換 …………………………………108
類似度 ………………………………………132

欧文索引

〔a〕
ABS ………………………………………… 12
AND ………………………………………… 12
AUC ………………………………………… 94

〔c〕
COLUMN( ) ……………………………… 62
COS ………………………………………… 25
COUNTIF ………………………………… 197

〔d〕
DSC ………………………………………… 94

〔e〕
EXP ………………………………………… 120

〔f〕
FLAIR 画像 ……………………………… 231

〔g〕
Gabor ウェーブレット ………………… 177
Gaussian ウェーブレット ……………… 176

〔h〕
H 成分 …………………………………… 187

〔i〕
IF …………………………………………… 12
INT ………………………………………… 29

〔l〕
Laplacian フィルタ ……………………… 92
LARGE …………………………………… 197
LL 成分 …………………………………… 188
LN ………………………………………… 120
LOG ……………………………………… 212
L 成分 …………………………………… 187

〔m〕
MAX ……………………………………… 28
MEDIAN ………………………………… 94
MexicanHat ウェーブレット ………… 176
MIN ……………………………………… 28
MMULT ………………………………… 172
MOD ……………………………………… 193
MTT ……………………………………… 94

〔n〕
NULL 時間 ……………………………… 219

〔o〕
OFFSET …………………………………… 37
OR ………………………………………… 12

〔p〕
PI( ) ……………………………………… 19
Prewitt フィルタ ………………………… 90

〔r〕
rCBF ……………………………………… 94
rCBV ……………………………………… 94
ROW( ) …………………………………… 28

〔s〕
Shepp-Logan ファントム ……………… 23
SIN ………………………………………… 25
Sobel フィルタ …………………………… 91
Stewart-Hamilton の法則 ……………… 97
STIR 画像 ………………………………… 231
SUM ……………………………………… 31
SUMPRODUCT ………………………… 142

〔t〕
T1 強調画像 ……………………………… 219
T2 強調画像 ……………………………… 219

〔v〕
VLOOKUP ……………………………… 215

〔数字〕
1 次元ガウス関数 ………………………… 19
1 次元線形補間 …………………………… 56
2 次元ガウス関数 ………………………… 18
2 次元線形補間 …………………………… 57
2 次元ヒストグラム …………………… 201
2 次元複素指数関数 …………………… 133
2 次元ラドン変換 ……………………… 128
3 次元ラドン変換 ……………………… 128

著者略歴

●**篠原　広行**（しのはら　ひろゆき）

1978 年	東京都立大学大学院理学研究科博士課程修了
1978 年	昭和大学藤が丘病院放射線科
1985 年	同　講師
1995 年	同　助教授
2000 年	東京都立保健科学大学教授
2005 年	首都大学東京教授
2007 年	昭和大学医学部客員教授
2012 年	首都大学東京名誉教授

理学博士　医学博士　第 1 種放射線取扱主任者　第 1 種作業環境測定士

【研究領域】コンピュータトモグラフィを用いた生体機能解析

【主な著書】SPECT 機能画像（分筆，メジカルビュー，1998），最新臨床核医学（分筆，金原出版，1999），SPECT 画像技術の基礎（分筆，日本放射線技術学会，2001），核医学検査技術学（分筆，Ohmsha，2002），核医学画像処理（分筆，日本核医学技術学会，2010）

●**橋本　雄幸**（はしもと　たけゆき）

1994 年	筑波大学大学院工学研究科博士課程修了
1994 年	横浜創英短期大学情報処理学科　専任講師
1999 年	同　助教授
2004 年	横浜創英短期大学情報学科助教授
2008 年	同　教授
2012 年	横浜創英大学こども教育学部教授
2016 年	杏林大学保健学部診療放射線技術学科教授

工学博士

【研究領域】コンピュータトモグラフィを用いた生体機能および材料の非破壊解析

【主な著書】非破壊検査ハンドブック（分筆，日本非破壊検査協会編，1993），SPECT 画像技術の基礎（分筆，日本放射線技術学会，2001），核医学検査技術学（分筆，Ohmsha，2002），C 言語による画像再構成の基礎（共著，医療科学社，2006），SPECT 画像再構成の基礎（共著，医療科学社，2006），MRI 画像再構成の基礎（共著，医療科学社，2007），Excel による画像再構成入門（共著，医療科学社，2007），核医学画像処理（分筆，日本核医学技術学会，2010），医用画像位置合わせの基礎（共著，医療科学社，2011），MRI とフーリエ変換（共著，医療科学社，2012），コーンビーム CT 画像再構成の基礎（共著，医療科学社，2013），C 言語による画像再構成入門－フーリエ変換の基礎と応用（共著，医療科学社，2014），C 言語による画像再構成入門－トモシンセシスから 3 次元ラドン逆変換まで（共著，医療科学社，2014），圧縮センシング MRI の基礎（共著，医療科学社，2016）

Excel による医用画像処理入門　　価格はカバーに
　　　　　　　　　　　　　　　表示してあります

2017 年 2 月 22 日　第一版 第 1 刷 発行

著　者　　篠原　広行・橋本　雄幸 ©
　　　　　しのはら ひろゆき　はしもと　たけゆき
発行人　　古屋敷　信一
発行所　　株式会社 医療科学社
　　　　　〒 113-0033　東京都文京区本郷 3 - 11 - 9
　　　　　TEL 03(3818)9821　　FAX 03(3818)9371
　　　　　ホームページ　http://www.iryokagaku.co.jp
　　　　　郵便振替　00170-7-656570

ISBN978-4-86003-483-2　　　　　　（乱丁・落丁はお取り替えいたします）

本書の複製権・翻訳権・上映権・譲渡権・公衆送信権（送信可能化権を含む）は（株）医療科学社が保有します。

JCOPY ＜（社）出版者著作権管理機構 委託出版物＞

本書の無断複写は著作権法上での例外を除き，禁じられています。
複写される場合は，そのつど事前に（社）出版者著作権管理機構
（電話 03-3513-6969，FAX 03-3513-6979，e-mail: info@jcopy.or.jp）の
許諾を得てください。